길잡이 시리즈

지은이 산드라 헴펠

영국의 의학 저널리스트이자 건강·사회 전문 저자이다. 《타임스》《가디언》《란셋》을 비롯한 여러 신문과 학술지에 글을 쓰고 있다. 저서 『의학 탐정(The Medical Detective)』으로 영국의학협회상을 수상했으며, 『상속자의 가루(The Inheritor's Powder)』는 BBC 라디오 4에서 '주간의 책'으로 연재되었다.

옮긴이 김아림

서울대학교 생물교육과를 졸업하고 같은 학교 대학원 과학사 및 과학철학 협동과정에서 석사 학위를 받았다. 현재 엔터스코리아에서 번역가로 활동 중이다. 옮긴 책으로 『고래: 고래와 돌고래에 관한 모든 것』『세상의 모든 딱정벌레』등 다수가 있다.

감수 한태희

서울대학교 의과대학을 졸업하고 미국 컬럼비아대학교에서 박사 학위를 받았다. 현재 성균관대학교 의과대학 교수이며 미생물학과 의학사를 가르치고 있다.

The Atlas of Disease by Sandra Hempel

© 2018, 2020 Quarto Publishing plc
First published in 2018 by White Lion Publishing, an imprint of The Quarto Group All rights reserved.
Korean translation copyright © 2021 Sungkyunkwan University Press
Korean translation rights are arranged with Quarto Publishing plc through AMO Agency, Korea.

질병의 지도
THE ATLAS OF DISEASE

1판 1쇄 인쇄 2021년 10월 30일
1판 1쇄 발행 2021년 11월 25일

지은이   산드라 헴펠
옮긴이   김아림
감 수   한태희
펴낸이   신동렬
책임편집   구남희
편집   현상철, 신철호
디자인   심심거리프레스
마케팅   박정수, 김지현

펴낸곳   성균관대학교 출판부
등록   1975년 5월 21일 제1975-9호
주소   03063 서울특별시 종로구 성균관로 25-2
전화   02)760-1253~4
팩스   02)760-7452
홈페이지   http://press.skku.edu/

ISBN   979-11-5550-484-0 03510

※ 잘못된 책은 구입한 곳에서 교환해 드립니다.

혼합
신뢰할 수 있는
원천의 종이
FSC
www.fsc.org FSC™ C007207

THE ATLAS OF
DISEASE

질병의 지도

흑사병에서 코로나바이러스까지
지도로 보는 유행병과 전염병의 모든 것

산드라 헴펠 지음
김아림 옮김
한태희 감수

사람의무늬

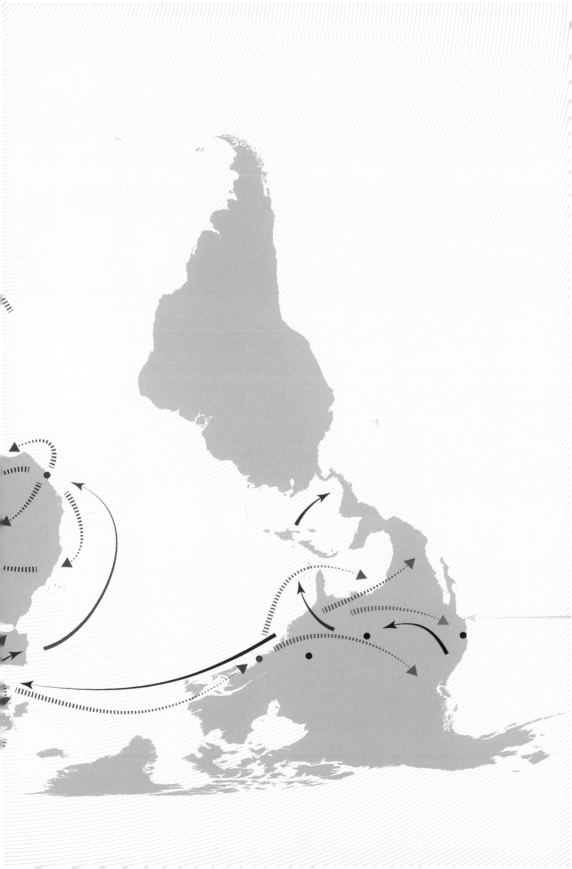

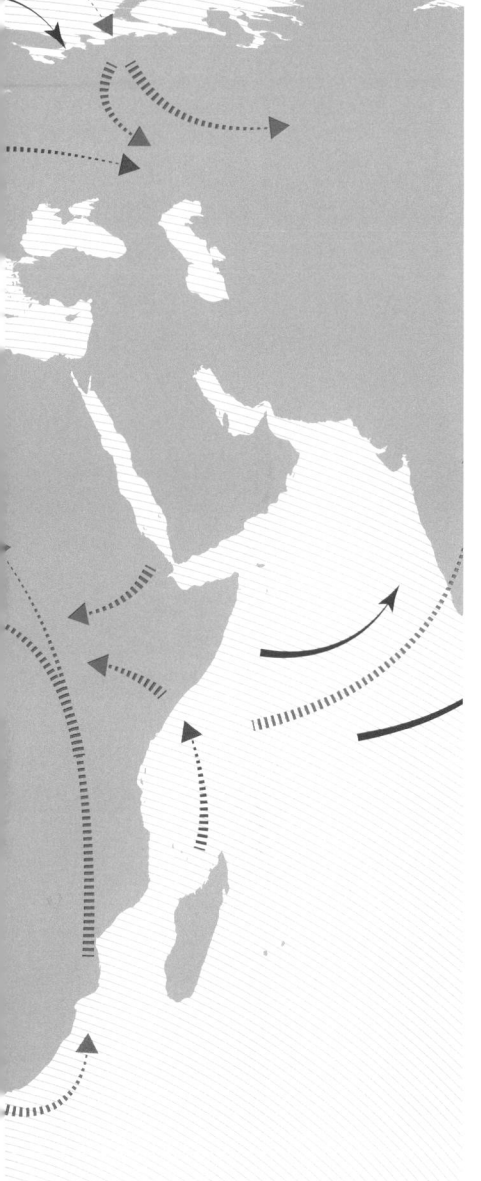

차례

들어가며

|||||||||||||||||

질병이 우리 세상에 얼마나 치명적인 영향을 끼치는지에 대한 이야기는 꽤나 매혹적이다. 페스트나 천연두, 매독 같은 골칫덩이가 인류 집단을 처음 강타했던 순간부터 펼쳐지는 이야기는 의학과 과학을 훨씬 넘어선 부분까지 아울렀다. 수 세기에 걸친 전염병의 전파 경로를 추적하다 보면, 인류가 처음 정착지에 모여 살고 가축을 키우는 것부터 시작해 국가와 문명 사이의 상호 작용이 증가하고 무역, 탐험, 정복이라는 이름으로 인구가 대규모로 이동하는 데 이르는 우리의 역사와 선명하게 겹쳐지는 것을 알 수 있다.

그뿐만 아니라 우리는 특정한 시기와 장소에서 전염병이 얼마나 끔찍한 결과를 초래하는지 알 수 있다. 그 결과는 개인에게 고통을 일으킬 뿐 아니라 사회적, 경제적인 측면까지 이르는데 특히 가장 가난한 사람들이 가장 큰 영향을 받는다.

이런 상황에서 19세기 중반부터 지도는 질병이 어떻게 퍼지는지에 관한 수수께끼를 푸는 데 중요한 역할을 했다. 전문가들은 지도를 활용해 앞으로 질병이 발생하지 않게 예방하거나 최소한 질병을 억제할 수 있는 최선의 방법을 찾았다. 이렇듯 질병에 대해 알아보는 데 지도를 활용하는 최초의 사례이자 가장 널리 알려진 사례는 1854년 런던의 소호에서 치명적인 콜레라의 발병에 대해 조사했던 의사 존 스노(John Snow) 박사의 연구였다. 당시 약 600명의 사람이 죽었고 이 가운데 200명은 하룻밤 만에 목숨을 잃었다.

당시 콜레라가 어떻게 전파되는지에 대해 이해하는 사람은 아무도 없었는데, 이것은 의사들도 이 병을 멈추는 방법을 알지 못했다는 의미였다. 지금껏 다른 어떤 질병도 콜레라 같은 모습을 보이지 않았다. 수 세기 동안 의료계는 며칠 만에 닥치는 대로 수백, 심지어 수천 명을 죽음에 이르게 하는 콜레라라는 병에 대해 당혹스러워했다. 콜레라는 인류라는 종을 가장 빠르게

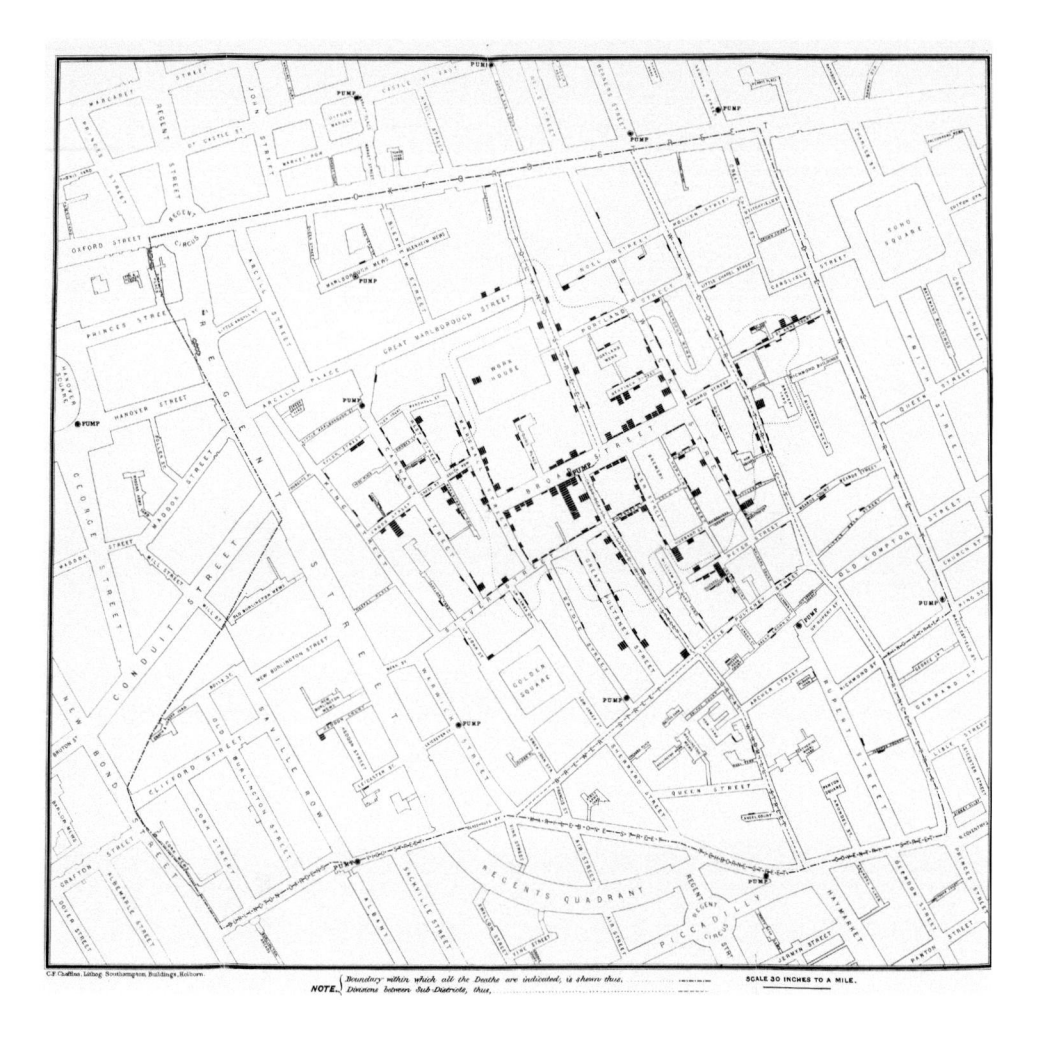

NOTE. *Boundary within which all the Deaths are included, is shewn thus.* ....
Divisions between Sub-Districts, thus. _ _ _ _ _ _

SCALE 30 INCHES TO A MILE.

죽이는 질병이었고 1800년대 이 병이 전 세계를 휩쓸고 전파되면서 수백만 명이 죽었다.

　스노는 콜레라가 오염된 식수를 통해 퍼지는 게 틀림없다고 믿었다. 하지만 이 이론은 겉으로 보이는 모순을 설명할 수 있다 해도 의료 당국이 받아들이기에는 지나치게 급진적이었다. 소호에서 전염병이 발생한 이후 스노는 자신의 이론을 증명하기 위해 거리로 나와 집집마다 사람이 얼마나 죽었는지 묻고 다녔다. 그런 다음 이렇게

위 1854년 영국 소호 브로드 가에서 발생한 콜레라의 전파 양상을 보여 주는 존 스노의 유명한 지도

얻은 데이터를 도로 지도에 표시했다. 오늘날 굉장히 유명해진 이 지도에 따르면, 사망자 대부분은 브로드 가의 우물 펌프 주변에 모여 있었다. 여기가 아닌 다른 펌프로 가는 게 더 편리한 동네에서는 사망자가 급격히 사라졌다.

　스노는 소호의 이 연구와 런던 남부에서 실

시한 비슷하지만 보다 대규모 연구를 통해 질병의 발생과 분포, 결정 요인을 연구하는 의학 분야인 '전염병학(역학)의 아버지'로 불리게 되었다. 전염병학자들은 개별 환자보다는 공중보건이라는 보다 넓은 그림에 관심을 가진다. 간단히 말하자면 이들은 누가 무슨 이유로 병에 걸리는지 살피고, 갑작스럽게 발생하는 질병을 조사하는 의학 탐정들이라 할 수 있다.

우리는 이 지도를 보며 통계학을 활용해 여러 세기 동안 발생한 가장 치명적인 질병의 대유행과 중요하고 파괴적인 전파 과정을 그릴 수 있다. 특별하게 제작된 지도를 통해 건조한 정보들이 생생하게 살아나고 있으며, 이것은 목록과 도표를 나열하는 방식으로는 불가능하다. 예컨대 1918년 스페인 독감의 유행을 보여 주는 지도(26~27쪽 참고)는 역사적인 거대한 전염병에 관해 설명하지만, 1875년 디도 호에서 피지 섬으로 홍역이 퍼졌던 사례처럼 특정 도시나 좁은 지역에서 발생하는 보다 국지적인 질병에 초점을 맞추는 지도도 있다(48쪽 참고). 그뿐만 아니라 역사적으로 서로 다른 시기에 관찰되었던 여러 질병이 어떻게 다르며, 시간이 흐르면서 보건 당국이 대중에게 자신을 지키려면 어떻게 해야 한다고 알려 주었는지 보여 주는 지도와 삽화들도 있다.

지도에 첨부된 해설은 질병이 퍼진 경로의 배경에 대해 알려 준다. 전쟁과 탐험, 착취, 혼란과 희생자에 대한 비난이다. 또 본문에서는 사람이 어떻게, 왜 병에 걸리는지 이해하고자 의사들이 고군분투했던 사연과 각기 다른 사회에서 급작스레 닥친 것처럼 보이는 재난을 어떻게 받아들였는지에 대한 의학적이고 사회적인 맥락도 살핀다. 사실 역학을 뜻하는 단어 'epide-miology'는 '~에'를 의미하는 그리스어 'epi'와 '사람들'을 의미하는 'demos'에서 왔다. 다시 말해 전염병은 많은 '사람들에게' 퍼지는 무언가다.

이 책에는 몇 가지 놀라운 이야기도 실렸다. 예컨대 15세기 말 매독이 처음 유럽에 퍼지자 각 나라는 다른 나라에 책임 소재를 돌렸다. 17세기에 노예선이 카리브 해에 도착하면서 배에 실린 인간 '화물'들이 이질에 걸려 숱하게 목숨을 잃었다는 가슴 아픈 보고도 있다. 18세기 뉴게이트 감옥에는 교수대에서 탈출하는 대가로 천연두 예방 접종을 받기로 약속한 죄수들이 있다. 20세기 초, 황열병을 통제하기 위한 싸움에서 스스로 기니피그 역할을 도맡은 한 젊은 미국 의사의 영웅담도 있다.

하지만 이 책에 과거의 엄청난 재난에 대한 이야기만 실린 것은 아니다. 20세기와 21세기 들어 미생물학과 의학이 놀랄 만큼 발전했음에도 인류는 여전히 치명적인 병원균에 대항해 고된 투쟁을 벌이는 중이다. 오늘날 인류는 온갖 군대와 무기를 갖췄는데도 병원균에게 한 걸음은 뒤처져 있는 경우가 많다.

1970년대에 전염병 연구를 업으로 삼으려던 한 젊은 학생은 주변의 만류를 받았다. 교수가 전염병은 이제 거의 정복되었으니 더 이상 할 일이 남아 있지 않다고 조언했던 것이다.

하지만 불행히도 이 교수의 예측은 틀린 것으로 밝혀졌지만 당시만 해도 전혀 문제없는 견해였다. 백신과 항생제 덕분에 수 세기 동안 전 세계를 휩쓸고 황폐화하며 전 세계 인구를 공포에 떨게 했던 질병들이 마침내 사라지는 것처럼 보였다. 1979년에 천연두가 지구상에서 박멸되었다고 공식적으로 선언되었고, 많은 사람들은 다른 질병들도 곧 천연두의 뒤를 따라 사라질 것이라 믿었다.

하지만 그로부터 40년이 지난 지금도 천연두는 인류가 박멸한 유일한 질병으로 손꼽힌다. 다른 질병들은 정복당하기 직전이지만 엄청나게 끈질기게 남아 있다든지 심지어는 없어졌다가도 다시 돌아온다. 그러다가 새로운 질병들이 아무런 경고 없이 나타나 해외 운송을 통해 몇 시간 만에 지구를 횡단한다. 더욱 우려스러운 것은 항생제에 대한 내성이 커진다는 점이다. 항생제는 지금까지 우리가 갖고 있던 치료 수단 가운데 가장 효과적이다.

2002년에는 중국에서 이전까지 나타난 적 없었던 종류의 폐렴이 등장했다. 중증급성호흡기증후군(SARS, 사스)이라고 불리는 이 병은 북아메리카와 남아메리카, 유럽, 아시아 전역에 걸쳐 700명 이상의 목숨을 빼앗았다. 이 새로운 병원균은 지난 몇 세기 동안 우리 곁에 머물며 가벼운 증상만 일으켰던 감기와 관련이 있는 것으로 드러났다.

한편 에볼라 출혈열은 1976년에 발견되었지만 처음에는 거의 관심을 끌지 못했고 중앙아프리카에서 소규모로 전파되는 데 그쳤다. 그러다가 2014년에 갑자기 기존의 경계를 허물고 예전에는 이 병이 발생하지 않았던 서아프리카를 맨 처음 공격한 다음 유럽과 미국을 포함한 전 세계 여러 지역에 나타났다.

다행히 앞서 등장한 (전염병 연구를 하려던) 학생 페터 피오트(Peter Piot)는 공중보건을 공부하겠다는 핑계로 지도교수의 조언을 무시하고 감염병을 연구하며 경력을 쌓았다. 그리고 인류에게는 불행한 일이었지만 그 후 40년 동안 감염병은 연구자들이 머물기에 아주 비옥한 땅이라

는 사실이 드러났다. 피오트는 열심히 노력해 세계 최고의 임상 미생물학자가 되었고, 에볼라 바이러스의 정체를 처음으로 밝혔을 뿐만 아니라 HIV가 일으키는 또 다른 치명적인 새로운 감염병인 에이즈의 수수께끼를 밝히는 선구적인 학자로 거듭났다.

2016년까지 HIV에 의한 에이즈의 대유행은 최소한 3,500만 명을 죽음에 이르게 했다. 그뿐만 아니라 수백만 명이 추가로 이 바이러스를 퍼뜨리고 있다는 사실이 알려졌는데 대다수는 생명을 구할 약물을 구할 수 없었다. 비슷한 사례를 찾자면 14세기로 거슬러 올라가 페스트(흑사병)에 대해 살펴야 한다. 이 병으로 당시 유럽 인구 8,000만 명 가운데 60%가 사망했고 전 세계적으로 7,500만 명에서 2억 명이 목숨을 잃었다고 추정된다.

14세기에는 미생물학에 대한 지식이 없었던 데다 종교가 사람들의 삶에서 중심적인 역할을 했기 때문에 페스트는 나병과 같은 다른 질병들이 그랬던 것처럼 신이 내린 벌로 여겨졌다. 하지만 오늘날에도 사정은 크게 다르지 않다. 비록 우리가 고대와 중세의 선조들보다 더 계몽되고 교육을 많이 받았다고 생각하는데도 에이즈의 희생자들은 사람들에게 배척당했고 몇몇 사람들은 이 질병이 방탕한 생활에 대한 신의 응보라고 주장했다. 마찬가지로 오늘날 한센병이라고도 불리는 나병 환자들 역시 세계 일부 지역에서 여전히 차별을 받고 있다.

이 책에 실린 각각의 지도 뒤에는 사람들의 두려움과 고통이 있지만 질병에 대한 지식을 얻으려는 끈질긴 노력도 있다. 이런 지식은 인류의 치명적인 적, 질병과 맞서 싸우도록 계속 도와줄 것이다.

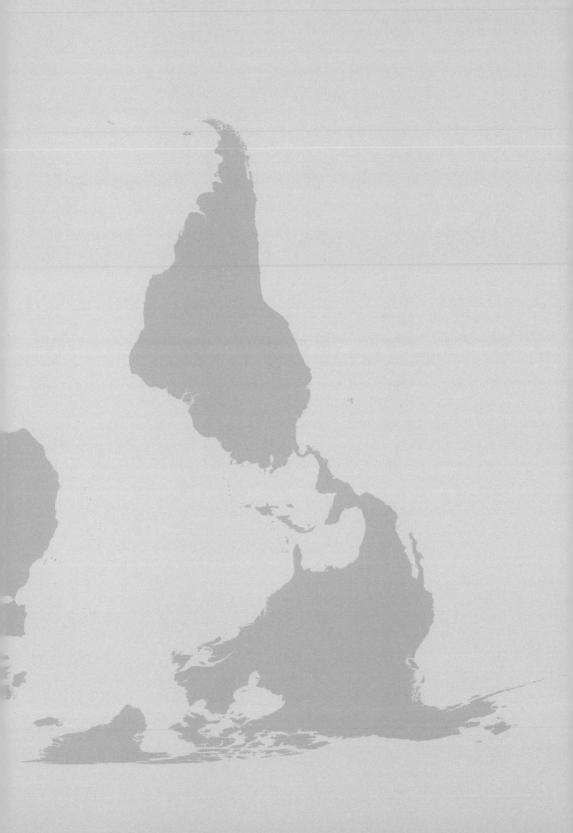

제1장

공기로 전파되다

디프테리아

IIIIIIIIIIIIIIIIIIII

병원체	디프테리아균(*Corynebacterium diphtheriae*)
전파	호흡기를 통한 전파 또는 직접적인 접촉
증상	전신 쇠약, 인후통, 열, 목 분비샘 부어오름, 목이나 콧속에 두터운 회색 점막이 생김
발병률과 사망률	전 세계적으로 1년에 약 5,000건 발생. 5~10%에서 목숨이 위험함
발생 지역	아시아, 남태평양, 중동, 동유럽, 아이티, 도미니카공화국을 비롯한 여러 국가에서 유행함. 선진국에서는 드물게 발생함
예방	백신
치료	항독소, 항생제
국제적 대응 전략	어린 시절 백신을 맞아 대응할 수 있음. 하지만 세계보건기구(WHO)는 디프테리아를 '잊힌' 질병으로 규정함

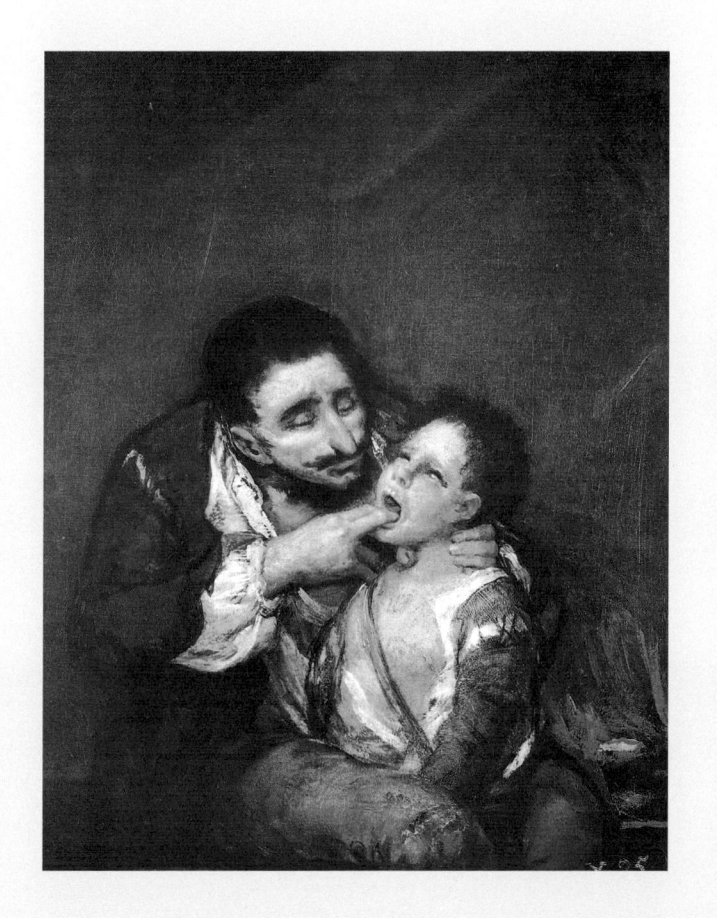

〈라사리요 데 토르메스의 생애(El Lazarillo de Tormes)〉,
프란시스코 고야, 1808~1810년 작.
〈디프테리아(El garrotillo)〉라고도 불림.

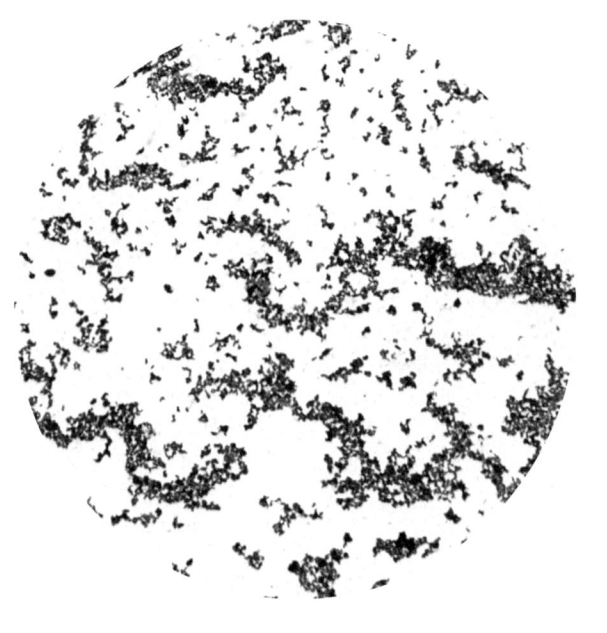

위쪽 디프테리아균의 현미경 사진

1859년 《란셋》에 '기묘한 질병'의 갑작스러운 출현에 대한 보고서가 발표되었다. 웨스트 런던 병원에서 외과 의사로 일하던 어니스트 하트(Ernest Hart)는 지금까지 알려지지 않은 이 병에 대해 "증상이 환자에게 고통을 주며 진행 속도가 빠른 데다 다루기 힘들고 감염과 전염에 의해 퍼질 수 있다"라는 기록을 남겼다. 그뿐만 아니라 이 병은 "인구가 밀집된 지역에서 더 심해졌으며 지나가는 곳에 끔찍한 흔적을 남겼다."

하트는 이 질병이 세상에 처음 나타난 것인지, 아니면 외국이나 과거에 발생한 적이 있는지 알아내는 것이 중요하다고 생각했다. 한 가지 분명한 사실은 "가장 경험이 많은 외과 의사들이 미지의 적과 싸우기 위해 전투에 돌입했으며 적의 공격 방식이 새롭다는 사실을 알게 되었다"는 점이었다.

옛 질병의 귀환

디프테리아의 기원이나 어떻게 해서 유럽으로 이동했는지 그 경로는 알 수 없지만, 1850년대 영국에서 이 병이 새로운 것은 아니었다. 이전 세기의 여러 의학 보고서들이 이 병의 증상에 대해 설명하고 있으며 1821년 프랑스의 의사 피에르 브르토노(Pierre Bretonneau) 역시 디프테리아를 어린 시절의 다른 질병들과 구별되는 별개의 질병으로 여겼다.

1884년 디프테리아균을 이 병의 원인으로 지목한 독일의 과학자 프리드리히 뢰플러(Friedrich Loeffler)는 위대한 고대 그리스 의사들의 저술에는 디프테리아에 대한 설명이 없었다고 주장했다. 그러나 '서양 의학의 아버지'인 히포크라테스가 기원전 5세기에 이 병을 언급했다고 믿는 사람들도 있다. 어쨌든 뢰플러를 포함한 많은 전문가들은 이 감염병이 고대 이집트, 시리아, 팔레스타인에서 잘 알려져 있었다는 사실을 인정한다.

서양에서 디프테리아로 보이는 질병에 대한 최근의 설명은 6세기 프랑스, 856년과 1004년 로마, 1039년 비잔틴 제국의 일부로 거슬러 올라간다. 또한 뢰플러는 1389년 영국에서 발생했던 이 질병이라 추정되는 사례를 언급하며, 이 병이 많은 아이들의 목숨을 빼앗았다고 언급했다. 흔히 혼동되는 성홍열과 마찬가지로 디프테리아는 나이가 어릴수록 걸리기 쉽다.

목을 조이는 병

1562~1598년 가톨릭과 위그노 교도들 사이에 종교 전쟁이 벌어졌던 프랑스에서 디프테리아에 대한 최초의 대규모 전염 사례가 기록되었다. 1576년, 이 병은 파리에 도착했다. 이후 1583년부터 1618년까지는 스페인에서 악명 높은 대유행이 일어났다. 1613년은 '목을 조이는 병의 해'라는 뜻인 '안노 데 가로티요'라 불릴 정도였다.

디프테리아는 환자를 질식시키는 위험한 특성 때문에 '목을 조이는 병'으로 알려졌다. 디프테리아균은 기관지의 내벽을 파괴하는데, 그러면 죽은 조직과 고름이 합쳐져서 위막이라 불리는 질긴 가죽 같은 막을 형성한다. 위막을 제거하려면 아래에 있는 살아 있는 조직도 같이 찢어져서 대량 출혈을 일으키지만 위막을 제거하지 않고 그대로 두면 환자의 기도를 막는다. 환자가 위막의 영향에서 가까스로 살아남는다고

해도 독소가 몸을 침범해 장기와 신경을 손상시킬 수 있다.

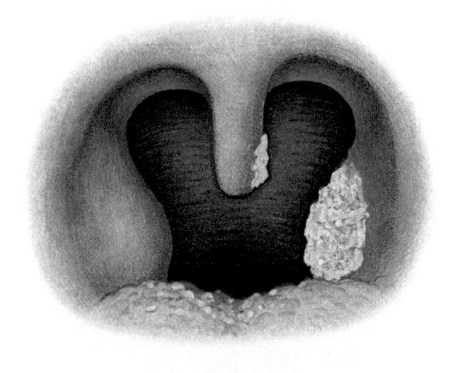

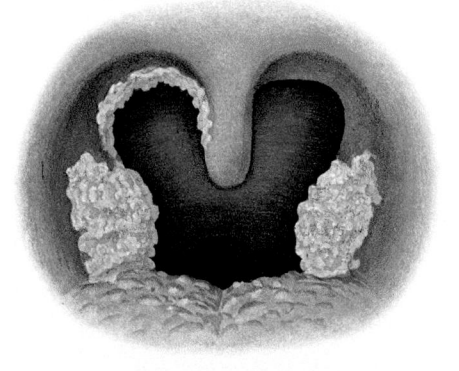

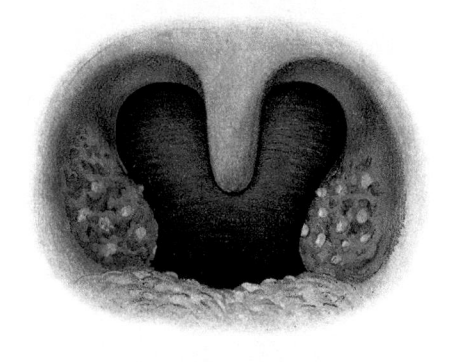

위쪽 환자의 구강에서 바라본 디프테리아의 증상

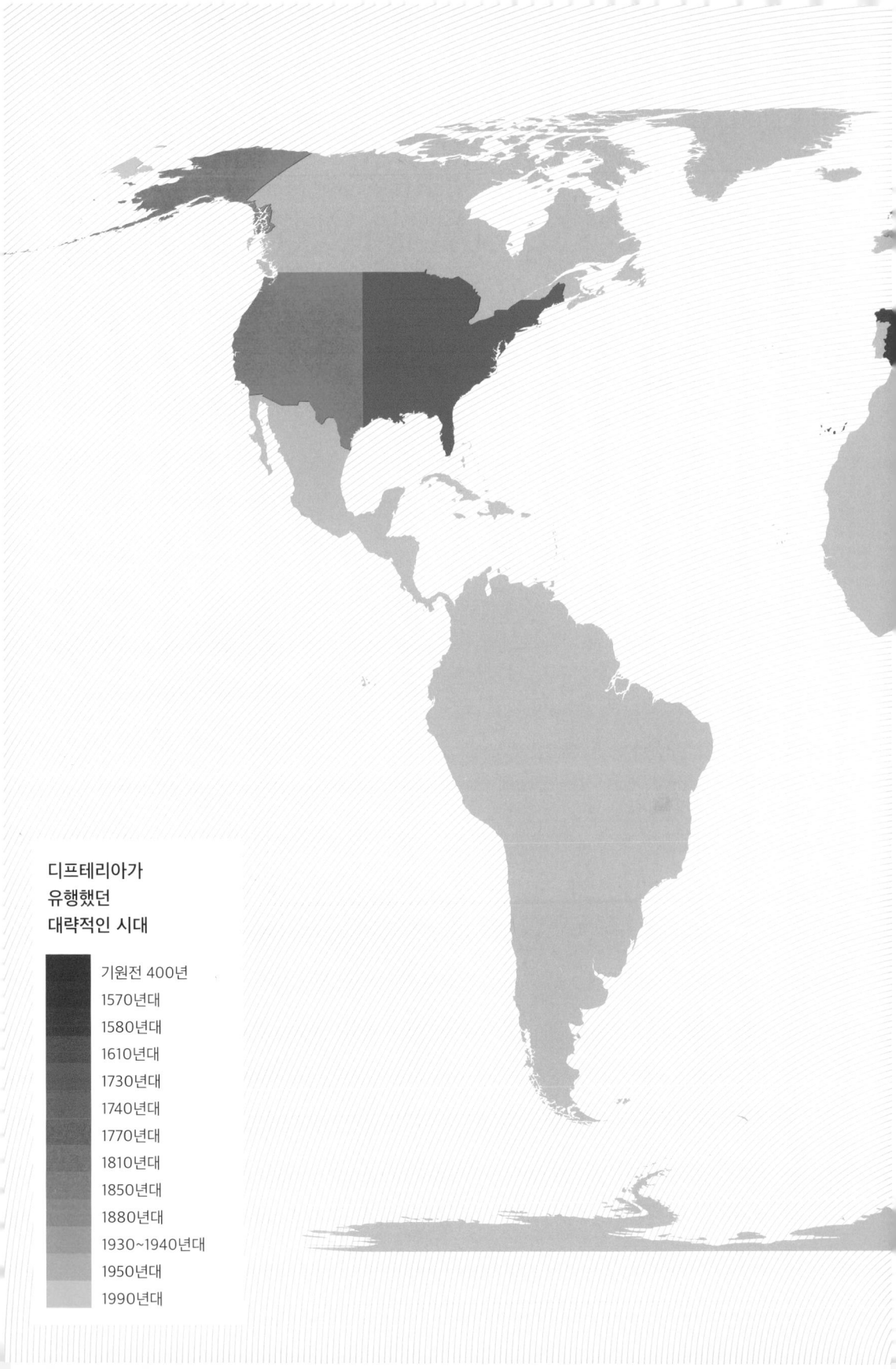

디프테리아가
유행했던
대략적인 시대

기원전 400년
1570년대
1580년대
1610년대
1730년대
1740년대
1770년대
1810년대
1850년대
1880년대
1930~1940년대
1950년대
1990년대

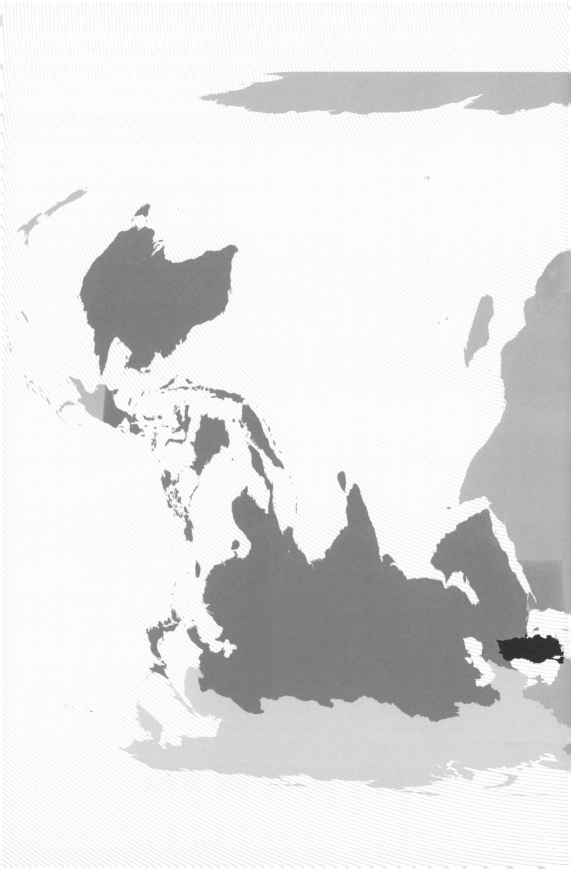

공기 중에 떠다니는 세균

19세기 후반 들어 의학이 엄청나게 발전하면서 의사들은 세균이 전염병을 퍼뜨리는 역할을 한다는 사실을 알아차렸다. 1800년대 후반과 1900년대 초반, 뢰플러를 비롯한 세균학자들은 질병의 원인이 되는 여러 병원체와 감염을 일으키는 다양한 전파 방식을 빠르게 알아내고 있었다. 전염성이 강한 디프테리아는 주로 감염된 사람의 기침이나 재채기에 의해 공기 중으로 방출된 작은 물방울을 흡입해 감염된다. 또한 점액이나 사물의 표면에서 세균과 직접 접촉해 전염될 수도 있었다.

하지만 1850년대로 돌아가면, 아직 정체가 밝혀지지 않은 이 전염병이 영국을 강타했던 당시에도 여전히 지난 수백 년에 걸친 독기론이 지배하고 있었다. 썩어 가는 유기물질, 질 나쁜 음식, 부패한 사체, 배설물, 습지와 고인 물에서 나오는 독기가 질병을 일으키는 독소를 포함하는 것으로 여겨졌다. 그 밖에도 기후가 어떤 지역에서 특정 질병이 유행하도록 결정한다고 생각했다.

1859년 어니스트 하트가 주변 날씨와 환경에서 단서를 찾으려 했던 이유도 그런 탓이었다. 하지만 하트는 아무것도 찾을 수 없었으며 그가 남긴 서정적인 글 속에는 당혹스러움이 배어났다. 그 질병은 "에식스의 습한 저지대와 요크셔의 황량한 황무지를 휩쓸었다." 다른 지역에 대해서 하트는 다음과 같이 썼다.

그 병은 데본의 꽃이 핀 오솔길과 바닷바람이 부는 콘월의 야생 평지를 가로질렀다. 그리고 템스 강둑에 자리 잡고 웨일스 북부의 낭만적인 구릉에 올랐으며 코니시 광산에 내려가기도 했다. 봄에 시작되어 여름까지 이어진 이 병은 극단적인 기온이 되어도 활력을 잃지 않는 것처럼 보였다. 한여름의 무더위, 혹한의 서리와 진눈깨비 속에서도 이 병은 힘을 키웠고 온난한 기온 속에서도 영향력은 크게 꺾이지 않아 사계절 내내 이곳저곳에 타격을 입혔다.

1908년 런던 남부 크로이던의 보건 담당자는 결함이 생긴 배수관이 디프테리아와 관련이 있을지도 모른다고 여겼고 이 병에 영향을 받은 담당 구역 내 310채의 집을 검사해야 한다고 생각했다. 하지만 둘 사이의 연관성은 찾을 수 없었다.

사망자가 점점 늘어나다

19세기까지는 이 질병이 아주 작은 마을이나 학교, 가정 같은 제한된 구역에서만 발생했다. 비록 이런 작은 경계 안에서는 끔찍한 결과를 일으킬 수 있었지만 그래도 더 이상 확산하지는 않는 편이었다.

하지만 19세기 영국에서 산업 혁명이 일어나면서 사람들이 일자리를 찾아 도시로 몰려들고 빈민가 주택이 미어터지면서 모든 상황이 바뀌었다. 이 질병은 여전히 지역사회나 특정 구역 안에서만 국소적으로 발생했지만 이제는 셀 수도 없을 만큼 널리 퍼졌고 여러 지역에 동시에 영향을 미쳤다. 19세기 후반에서 20세기 무렵, 때때로 일어나는 비극이었던 디프테리아는 사람들의 목숨을 빼앗는 엄청난 요인으로 변모했다. 질병이 폭발적으로 증가하면서 해외에서 들여온 것이 아니냐는 주장까지 이어졌다. 그래서 한동안 '불로뉴(프랑스 서북쪽의 항구 도시) 인후염'으로 불리기도 했다.

게다가 사람들의 생활환경이 바뀌면서 더욱

치명적인 변종이 발생했다. 19세기 디프테리아에 걸린 어린이들 가운데 30~50%가 사망했다. 1885년 런던 중심부에 자리한 하노버 광장의 의료 담당자는 다음과 같이 보고했다. "디프테리아는 35명 이상의 사망자를 발생시켰는데 이 숫자는 이 구역에서 그동안 기록된 것 가운데 가장 큰 수치이며 지난 10년 동안 평균치의 거의 2배였다. 1884년 이래로 10배나 증가했다." 디프테리아는 1883년 이래로 런던 전역에서 "엄청나게 널리 퍼졌다."

이듬해 켄싱턴에 있는 세인트 메리 애보트 병원의 담당자는 디프테리아에 따른 사망자가 30명으로 지난 10년 동안 가장 많았다고 보고했다. 이렇게 사망자가 증가한 이유가 병이 실질적으로 많이 발생했기 때문인지 진단 기술이 나아졌기 때문인지는 알 수 없다고 덧붙였다. 아마 두 가지 요인이 전부 작용했을 것이다.

새로운 돌파구

19세기 후반부터 20세기까지 디프테리아의 치료와 예방에서 큰 진전이 있었다. 첫 번째 발전은 세균의 독을 중화시키려는 인체의 기능을 활용하는 항독소를 개발한 것이었다. 그에 따라 이 질병이 목숨을 빼앗는 경우가 훨씬 줄었고 많은 경우 치료도 가능해졌다. 또 다른 중요한 이득도 있었다. 항독소를 대량 생산해야 할 필요성이 생기면서 약제 생산과 연구가 통합되도록 큰 역할을 했다. 그러다가 1923년 프랑스에서 백신이 도착했다. 1921~1925년 미국에서 유행한 전염병으로 약 1만 5,500명이 사망했으며 1921년에는 20만 6,000명이 목숨을 잃었다. 하지만 1920년대 중반에 미국 정부가 백신 사용을 허가하면서 환자 수는 급감했다.

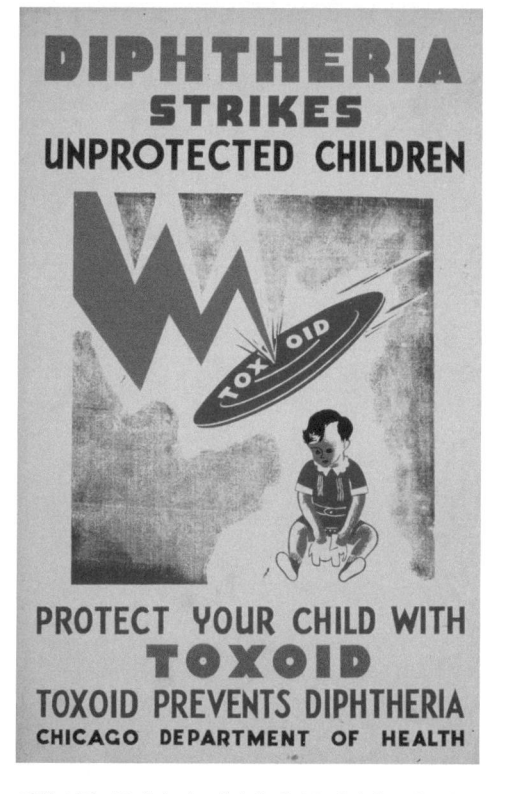

위쪽 어린이들에게 디프테리아 백신을 맞히라고 광고하는 1930년대 후반 시카고 보건청의 포스터

디프테리아는 이제 산업화된 국가에서는 희귀하며 어린이들은 정기적으로 디프테리아-파상풍-백일해 백신을 맞는다. 하지만 1990년대에 구소련 붕괴 이후 등장한 국가에서 이 전염병이 발생했고 오늘날에도 전 세계적으로 발생하고 있다. 2017년 WHO 전문가 패널은 디프테리아를 이제 꽤 많은 지역에서 '잊힌 질병'이라 표현하며 세계적인 관심이 필요하다고 지적했다. 디프테리아에 대한 연구는 꽤 진전을 보여 지난 5년간 1년에 약 5,000건으로 감소세가 정체된 상태다.

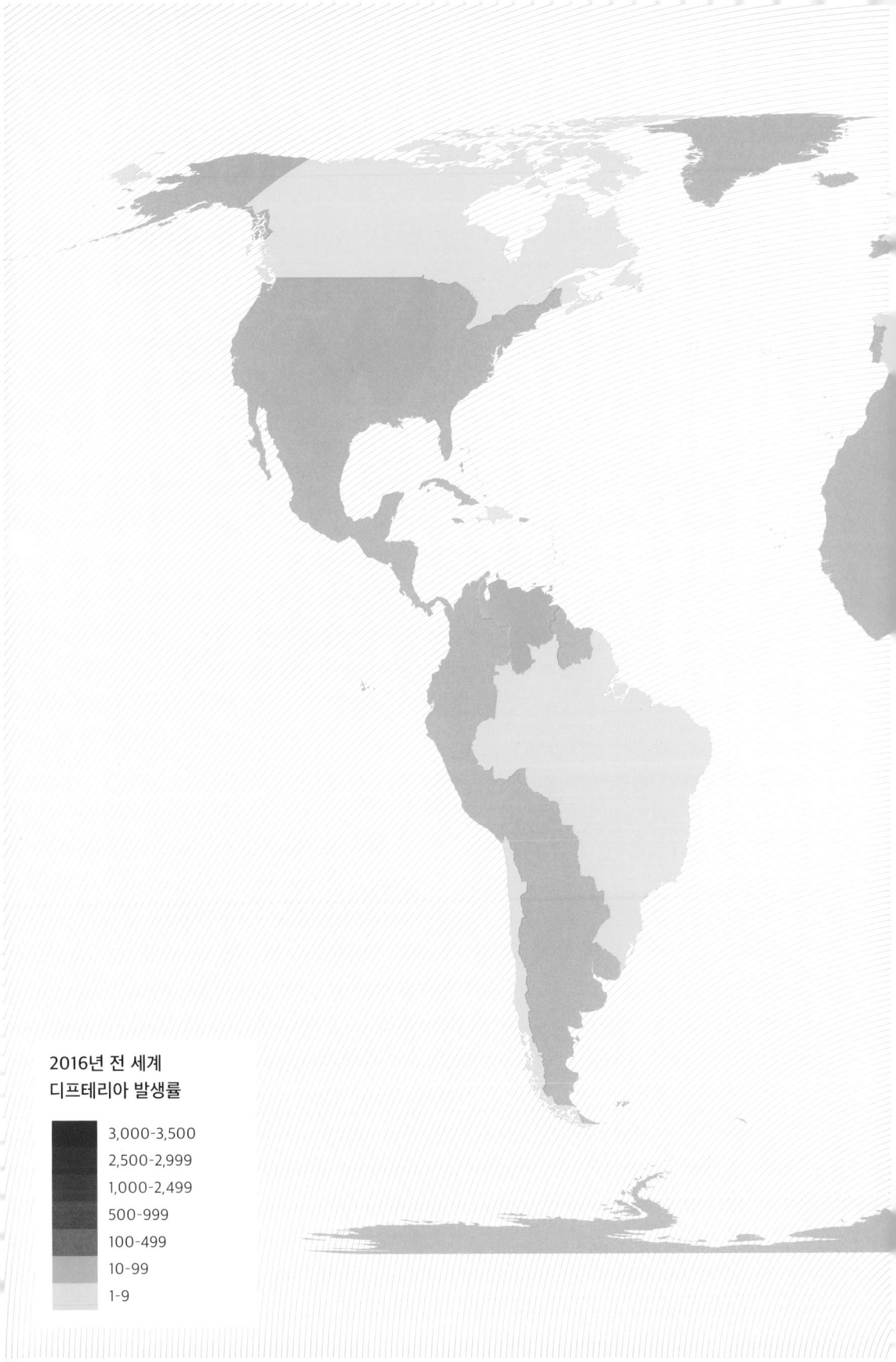

2016년 전 세계
디프테리아 발생률

3,000-3,500
2,500-2,999
1,000-2,499
500-999
100-499
10-99
1-9

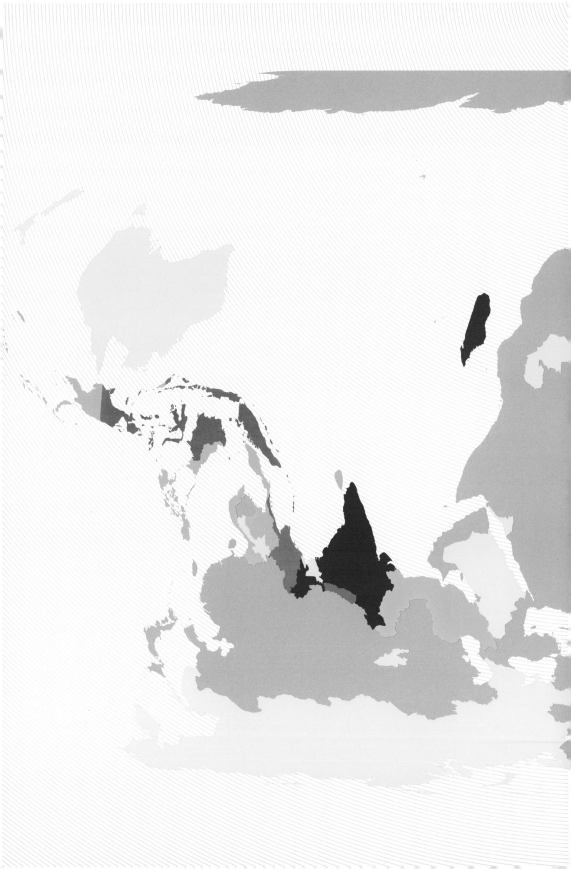

독감

||||||||||||||||

병원체	인플루엔자바이러스, 새로운 변종들이 발생
전파	주로 호흡기로 퍼지지만 물건이나 무언가의 표면에 직접 접촉해서 옮기도 함
증상	열, 기침, 인후통, 콧물, 근육통, 두통, 피로감
발병률과 사망률	계절성 독감과 연관된 호흡기 질환으로 매년 전 세계적으로 최대 65만 명이 사망함
발생 지역	전 세계적으로 발생하며 새로운 범유행이 발생할 위험이 꾸준히 존재함
예방	백신으로 예방할 수 있지만 항상 효과를 보이지는 않으며 면역 기간도 짧음. 일찍 발견해서 감염된 사람들을 분리하는 것도 하나의 방법임. 병이 유행하는 동안 감염을 피하기 위해 일반 대중의 주의가 필요함
치료	항바이러스제
국제적 대응 전략	주의를 기울이다가 범유행의 첫 번째 조짐을 감지하면 그 영향을 줄이기 위해 빠르게 대응하는 등 다차원적인 전략이 필요함

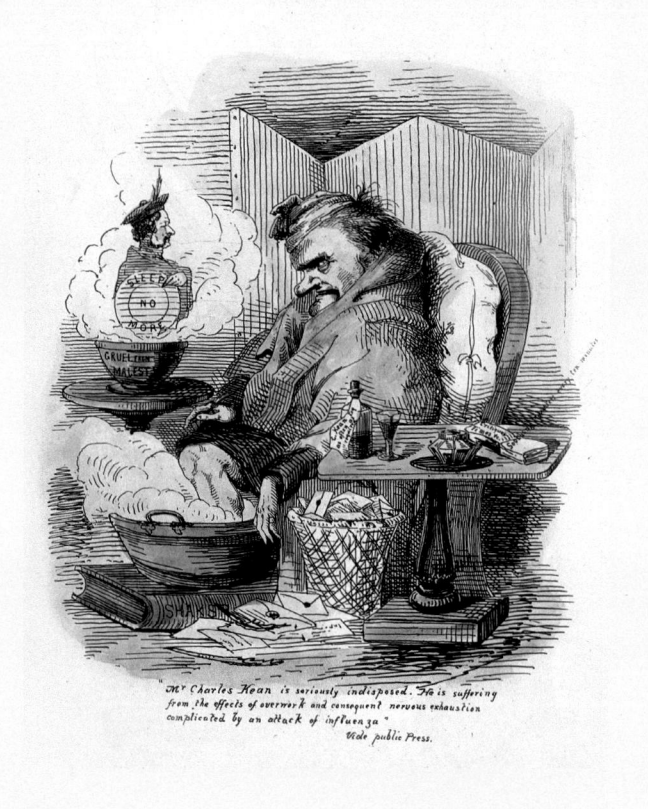

"Mr Charles Kean is seriously indisposed. He is suffering
from the effects of overwork and consequent nervous exhaustion
complicated by an attack of influenza"

Vide public Press.

독감에 걸려 고생하는 영국의 배우
찰스 킨(Charles Kean)을 그린 19세기의 삽화.

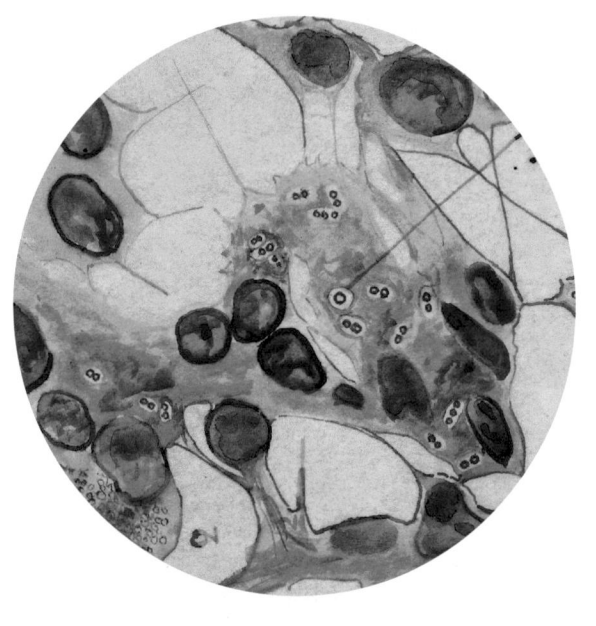

위쪽 1918년 독감 유행 당시 환자의 림프동을 나타낸 그림

1918년 가을에 세계를 휩쓴 유행성 독감은 1차 세계대전보다 더 많은 목숨을 빼앗았다. 추정에 따르면 사망자 수는 5,000만 명에 이른다.

이 사태는 너무나 뜻밖의 원천에서 비롯했다는 점에서 특별했다. 그때까지 독감은 무섭다기보다는 불편하고 성가신 병으로 여겨졌다. 독감에 걸려봤자 죽는 경우는 거의 없었고 사망자는 아주 어린 아기나 노인들, 면역력이 약한 사람들뿐이었다. 하지만 1918년 이 모든 상식은 갑자기 뒤집혔다. 처음으로 건강한 젊은이들이 독감으로 떼죽음을 당한 것이다.

0번 환자가 누구인가

몇몇 역사가들은 세계적인 거대한 재앙을 일으킨 것이 불운한 어느 한 사람 때문이라 주장한다. 캔자스에 자리한 미군 기지에서 요리사로 일하던 앨버트 기첼(Albert Gitchell) 일병이 '0번 환자', 이 전염병에 걸린 최초의 인물이라는 것이다. 기첼이 처음 어떻게 감염되었는지에 대해서 단언할 수는 없지만 말이다.

1918년 3월 11일, 기첼 일병은 인후통과 두통, 열을 호소했고 몇 시간 만에 의무실은 같은 증상을 보이는 군인들로 가득 찼다. 한 달이 지나자 군의관은 환자 전체를 따로 수용하기 위한 항공기 격납고 사용을 요청했다. 그러는 동안 병에 걸리지 않은 것처럼 보이는 군인들은 유럽으로 파견되었는데 그 가운데 일부에 독감이 잠복하고 있었을 것이라 추정된다.

사실 이 기첼 일병 가설은 설명하기에는 좋지만, 모든 전문가가 납득하는 것은 아니다. 독감 범유행이 1917년 프랑스 북부 에타플에 자리한 영국 파견군의 임시 수용소에서 시작되었을 것이라는 가설도 있다. 그동안 이 수용소는 신종 독감 바이러스를 생산하는 이상적인 가마솥 같은 환경으로 묘사되었다. 많은 사람과 돼지, 새들이 가까이 살고 있었기 때문이다.

비록 사람이 바이러스를 담는 주요 저장고이기는 하지만 돼지(돼지독감)나 닭(조류독감) 같은 다른 포유동물도 사람에게 옮는 일부 독감의 원천이다. 독감은 밀폐된 공간에 사람들이 모여 있을 때 주로 공기를 통해 전파되며, 바이러스는 숙주 밖에서 며칠 동안 생존할 수 있고 문손잡이 같은 감염된 물체 표면에 접촉해도 옮을 수 있다. 이런 특성은 오늘날 사무실에서 일하거나 대중교통을 자주 이용하는 사람들이 독감에 더 잘 걸리는 것과 유사하다.

1918년에 독감이 처음 어떻게 시작되었던 간에, 곧 범유행이 지구상의 모든 대륙에서 수백만 명의 목숨을 빼앗았으며 그 폭력성과 공격 속도는 공포를 일으켰다. 당시 런던 콜리세움 극장에서 공연하던 러시아의 무용수 레오니드 마신(Léonide Massine)은 아랫도리만 가리는 옷을 입고 '추위가 뼛속까지 스미는 동안' 무대에 누워 있어야 했기 때문에 독감에 걸릴까 봐 무척 두려웠다고 회고했다. 다행히 마신은 그 시련에서 살아남아 다음 날 아침 건강한 몸으로 깨어났지만 극장에 도착하자 입구에 서 있던 덩치 큰 경찰관이 밤새 사망했다는 소식을 들었다.

독감은 '교활하고 민첩하며 기만적인 질병'으로 묘사된다. 교활하다고 하는 이유는 아주 많은 인원을 감염시키기 때문에 비록 그 가운데 얼마 안 되는 비율이 사망하더라도 숫자상으로는 꽤 많은 데다, 다른 여러 전염병과는 달리 희생자들도 단기적인 면역만 갖기 때문이다. 한창 유행할 무렵 세계 인구의 대부분이 감염되었고 일부는 준임상 상태였는데 다시 말하자면 이들은 감염되었어도 아무런 증상이 없었다.

초기의 독감

독감은 아마 기원전 5,000년경 인류 집단에 성공적으로 정착했을 것이다. 중국이나 중동 같은 일부 지역 사람들이 모여 살면서 가축을 기르기 시작하던 무렵이었다.

그리스의 의사 히포크라테스가 기원전 5세기에 독감에 대해 묘사한 적이 있지만 이후에는 별다른 기록이 없다가 15세기, 16세기에 이르러서야 유럽에서 이 질병에 대해 보고하기 시작했다. 이 기록에 따르면 1510년 여름 이탈리아 모데나에서 독감이 발생했다. 기록자는 이런 글을 남겼다.

이 병에 걸리면 심한 열과 두통이 3일간 이어지며 이 기간이 지나면 환자들은 병상에서 일어난다. 하지만 기침은 그 뒤로 8일은 지속되며 조금씩 몸이 회복되고 목숨을 잃지는 않는다.

그리고 얼마 지나지 않아 독감이 아프리카, 아시아, 유럽, 북아메리카로 퍼지면서 1580년에 범유행이 처음 시작된 이후 대규모 유행이 대륙을 강타했다. 18세기 유럽에는 적어도 3번의 범유행이 일어났고 여러 번의 소규모 유행이 있었는데 그 가운데 2번은 꽤 광범위했다. 1781~1782년 독감이 유행하면서 이탈리아 중부에서 인구의 3분의 2와 영국에서 인구의 4분의 3을 덮친 것으로 추정된다. 독감은 북아메리카, 라틴 아메리카, 카리브해 지역에도 퍼졌다.

이런 패턴은 19세기까지도 계속되었다. 1889년 러시아 독감이라는 별명을 얻은 독감이

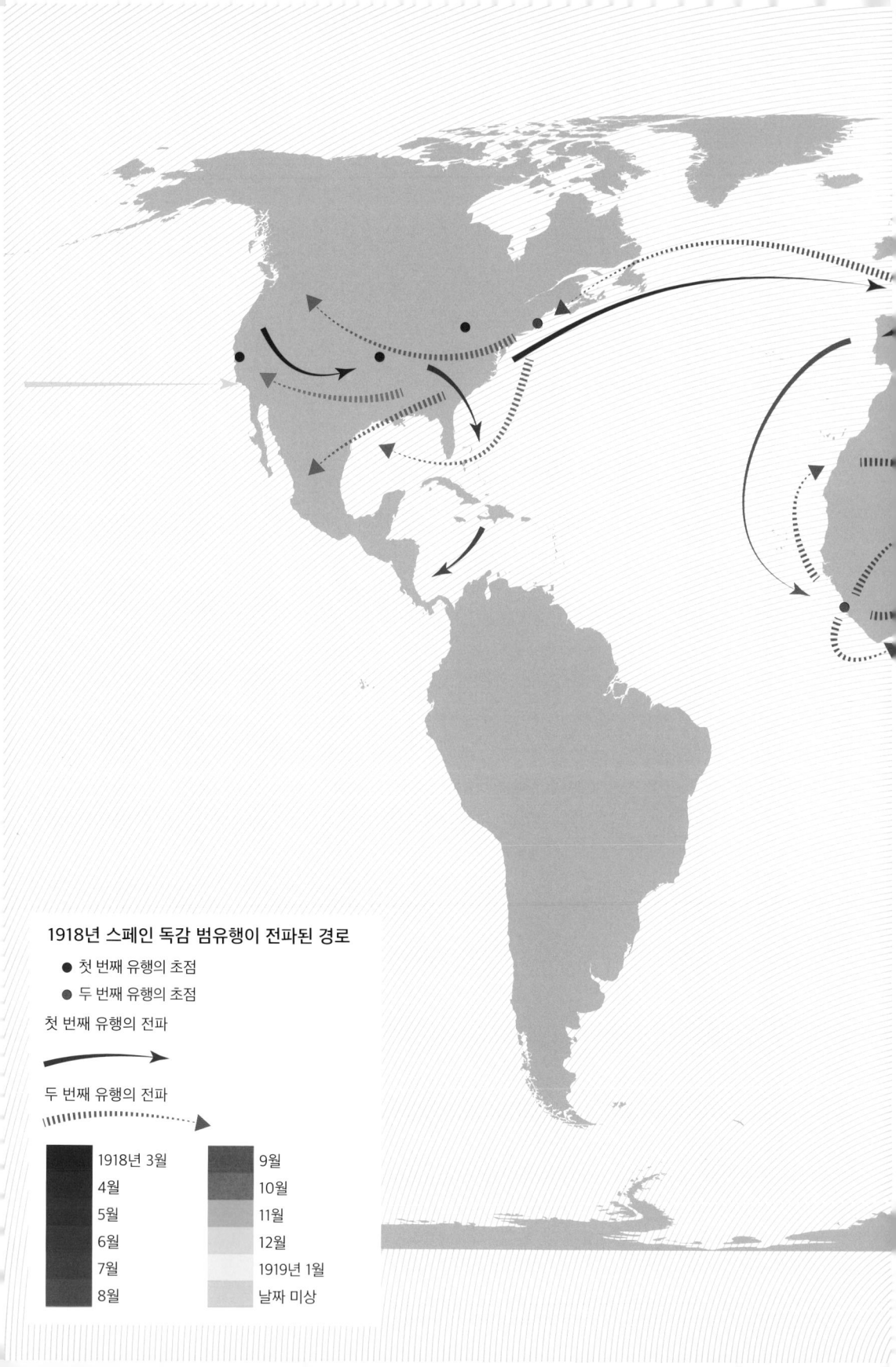

1918년 스페인 독감 범유행이 전파된 경로

- ● 첫 번째 유행의 초점
- ● 두 번째 유행의 초점

첫 번째 유행의 전파

두 번째 유행의 전파

1918년 3월		9월
4월		10월
5월		11월
6월		12월
7월		1919년 1월
8월		날짜 미상

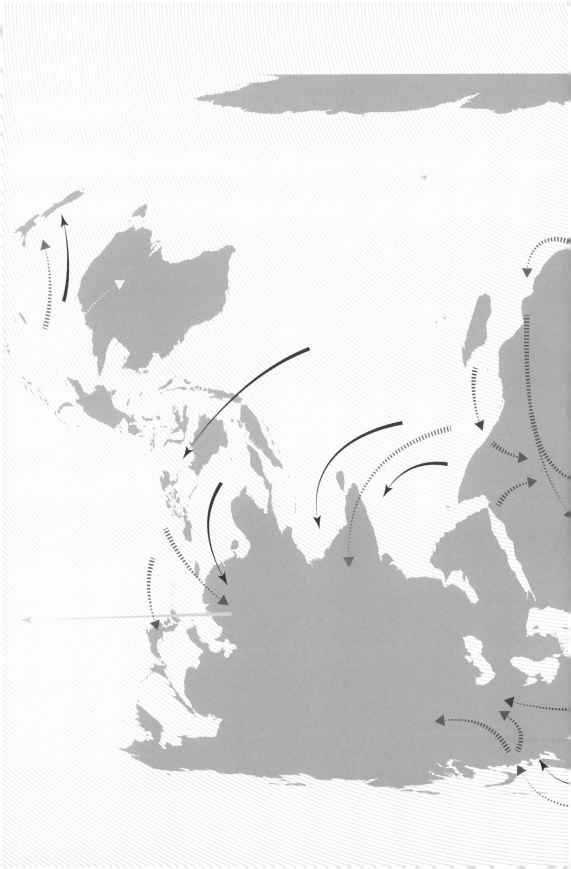

가 많았기 때문에 총사망자 수는 더 많아졌다. 유럽에서만 최소 25만 명이 목숨을 잃었고 세계적으로 그보다 2배 더 많은 사람이 사망했다.

스페인 독감

1918년의 유행은 스페인 독감으로 알려져 있다. 하지만 실제로 유행이 스페인에서 시작되었다거나 스페인이 더욱 심각한 피해를 입었기 때문이 아니라 시기 때문이었다. 당시 군인들의 머릿속에는 1차 세계대전뿐이었으며 사람들은 이들의 사기를 저해하거나 자국을 취약하게 보이게 하는 뉴스를 보도하지 못하게 제한했다. 다만 세계대전에서 중립을 지켰던 스페인에서는 그런 제약이 없었다.

처음에 이 독감은 유병률(특정 발생 사건이나 특정 기간의 감염자 수)이 높은 반면 사망률은 꽤 낮은 일반적인 패턴을 따르는 것처럼 보였다. 하지만 가을로 접어들면서 이런 흐름이 바뀌었다. 두 번째 유행이 일면서 독감이 수억 명의 사람들을 강타했고 수백만 명의 목숨을 앗아갔다. 그리고 연말 즈음 가라앉았다가 그다음 겨울과 봄에 다시 돌아왔다. 이때쯤에는 사망자의 절반가량이 20대부터 40대 사이의 사람들이었다.

한편 남반구에서는 유행 시기가 약간 달랐고 사망률도 차이가 있었다. 따로 떨어진 대륙인 호주는 격리가 된 셈이었고 정부도 엄격한 검역을 시행했다. 이런 요인이 실제로 어떤 영향을 끼쳤는지 정확히 알 수 없지만 2002년의 한 계산에 따르면 호주보다 남아프리카의 독감 사망률이 15배 높았고, 미국은 호주보다 2.5배 더 높았다.

1920년이 되어 독감은 전 세계적으로 다시 유행했다. 이때도 사망률은 높았지만, 1918~1919년처럼 심하지는 않았다.

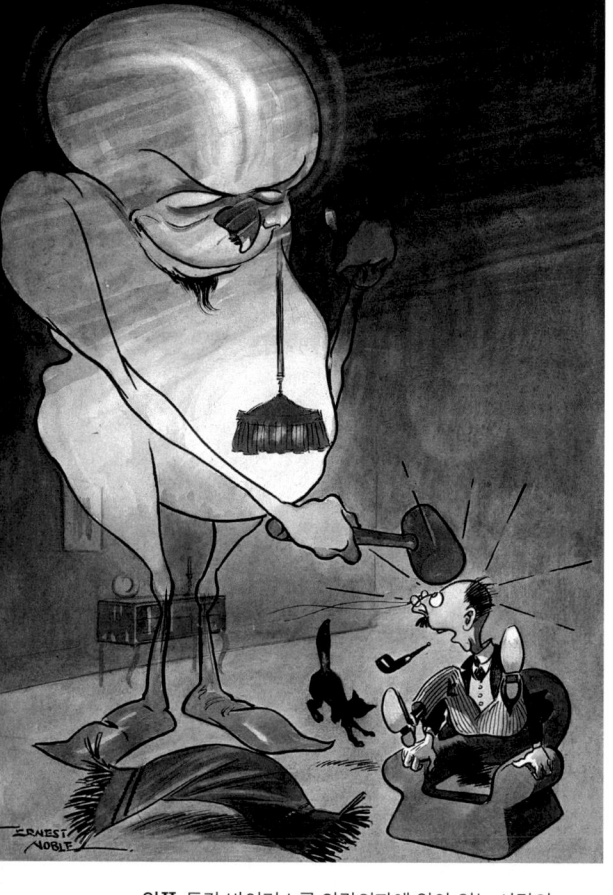

위쪽 독감 바이러스를 안락의자에 앉아 있는 사람의 머리를 때리는 괴물로 묘사한 1918년경의 그림

동유럽을 공격했다. 이곳에서부터 선박이 대서양을 가로질러 독감을 미국으로 운송했다. 2달이 지나자 독감은 캐나다, 브라질, 아르헨티나, 우루과이에 퍼졌고 이후 싱가포르, 호주, 뉴질랜드에 이르렀다. 곧 아시아와 아프리카까지 널리 퍼졌다. 아프리카 일부 지역에서는 '백인들의 질환'으로 알려졌다. 이 시기에 독감의 사망률(특정한 발생 사건이나 특정 기간의 사망자 수)은 이전의 유행 때처럼 매우 낮았다. 하지만 환자 수

공기로 전파되다

현미경으로 들여다보기

1920년대에는 현미경이 너무 단순한 도구라 여겨졌고 독감은 인간의 병이라고 간주되어 실험 동물로 연구를 하지 않았기 때문에 감염에 대한 이해가 거의 이뤄지지 않았다. 하지만 1930년대에 이르러 돼지나 페럿 같은 동물도 독감에 걸릴 수 있다는 사실이 알려졌고 새로 개발된 전자 현미경을 통해 과학자들을 독감 바이러스를 관찰할 수 있게 되었다. 그 결과 바이러스의 외부 표면이 1세기 동안 여러 번에 걸쳐 급격하게 바뀐다는 사실이 발견되었다. 이렇게 등장한 새로운 유형의 바이러스에 대항할 수 있는 사람은 거의 없고 그에 따라 대유행이 폭발한다.

1930년대 독감의 원인이 되는 3가지 바이러스가 확인되었으며 A형 바이러스가 대규모 유행을 일으켰다. 비록 이러한 유행병이 이런 바이러스의 변이에 의해 발생하기는 해도 무엇이 이런 변화를 촉발하는지는 여전히 수수께끼다. 호흡기 계통에 영향을 미치는 여러 바이러스 감염증처럼 독감은 주로 겨울에 발생한다. 또한 매년 소규모 유행병이 발생하고 10년에서 40년마다 범유행이 발생하는 경향이 있다.

21세기에도 과학자들은 1918~1919년에 이 전염병이 왜 그렇게 살인적이었나 계속 토론했다. 한 가지 이론은 발병 과정에서 바이러스가 종종 치명적인 종류의 폐렴 감염과 결합했다는 것이다. 또 다른 가설은 이 바이러스가 인체에 엄청난 과민반응을 일으켜 염증과 붓기가 생기는 바람에 희생자들이 질식했을 가능성이다.

최근의 발생 사례

1957년 새로운 바이러스 균주가 중국에서 출현해 아시아 독감이라고 알려진 범유행을 일으켰다. 감염은 세계적으로 빠르게 퍼졌고 서쪽으로는 시베리아 횡단 철도를 통해 유럽 쪽 러시아로, 바다를 통해 홍콩에서 싱가포르와 일본까지 퍼졌다. 5월에는 인도, 6월에는 서유럽, 7월에는 호주와 아프리카, 9월에는 영국에 이르렀다. 잉글랜드와 웨일스는 첫 12주 동안 약 600만 명의 감염 사례를 보였다. 감염은 처음에 잉글랜드 북부에 집중되었지만 이후로 더 남쪽으로 이동했고 2주 안에 잉글랜드 남부와 웨일스 전역까지 확산되었다.

브래드퍼드에서는 큰 유행의 흐름이 닥치기 전 한 파키스탄 이민자 사회에서 소규모 발병 사례가 보고되었는데 아마 파키스탄에서 온 감염된 방문객 때문이었을 것이다. 지역 보건의들은 이 질병이 빠르게 퍼졌던 것이 환자를 방문하는 파키스탄의 관습 때문이라 여겼다. 이와 같은 환자 수의 '이중 봉우리'는 셰필드의 철강 노동자들이나 밴슬리의 광부들 같은 특정 공동체 내부에서도 큰 유행 전에 소규모 발병이 먼저 일어났다.

오늘날 유병률과 사망률은 1918년 이전 수준으로 되돌아갔고 젊고 건강한 성인이라면 위험성은 훨씬 더 낮다. 그런데도 독감은 여전히 전 세계적으로 발생하는 질병이며 A형 바이러스는 여전히 1918~1919년과 비슷한 범유행을 일으킬 잠재력을 지니고 있다. 아무도 다음 위험한 변종 바이러스가 언제 어디에서 나타날지 모른다. 이렇듯 예측이 어려운 이유는 인간이 야생이나 가축 포유류, 조류와 독감 바이러스를 주고받기 때문이다. 예컨대 중국에서는 국가 전역의 수많은 마을에서 사람과 돼지가 나란히 생활하기 때문에 새로운 변종이 언제나 생겨난다고 보고된다.

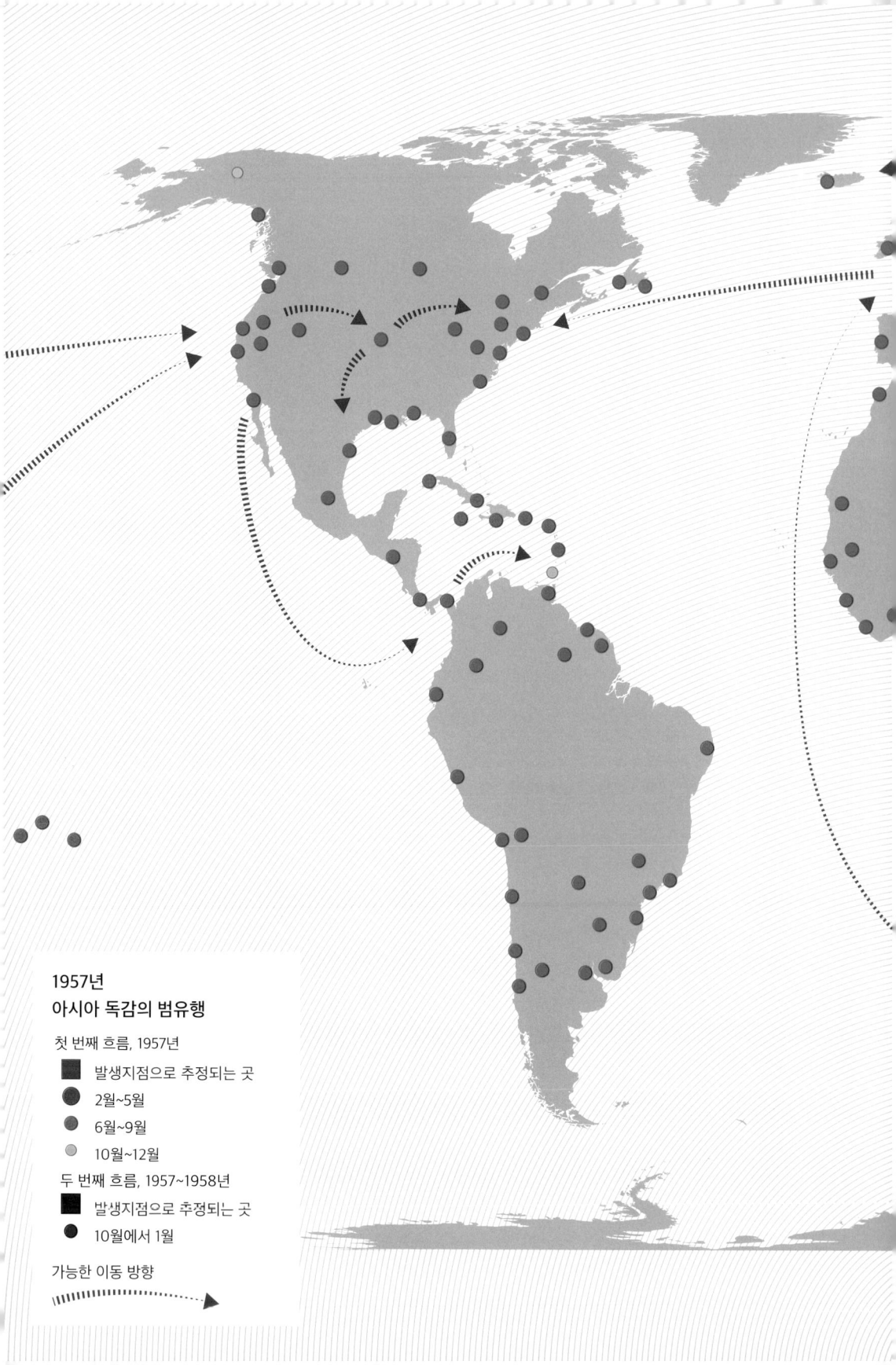

**1957년
아시아 독감의 범유행**

첫 번째 흐름, 1957년

■ 발생지점으로 추정되는 곳

● 2월~5월

● 6월~9월

● 10월~12월

두 번째 흐름, 1957~1958년

■ 발생지점으로 추정되는 곳

● 10월에서 1월

가능한 이동 방향

▶

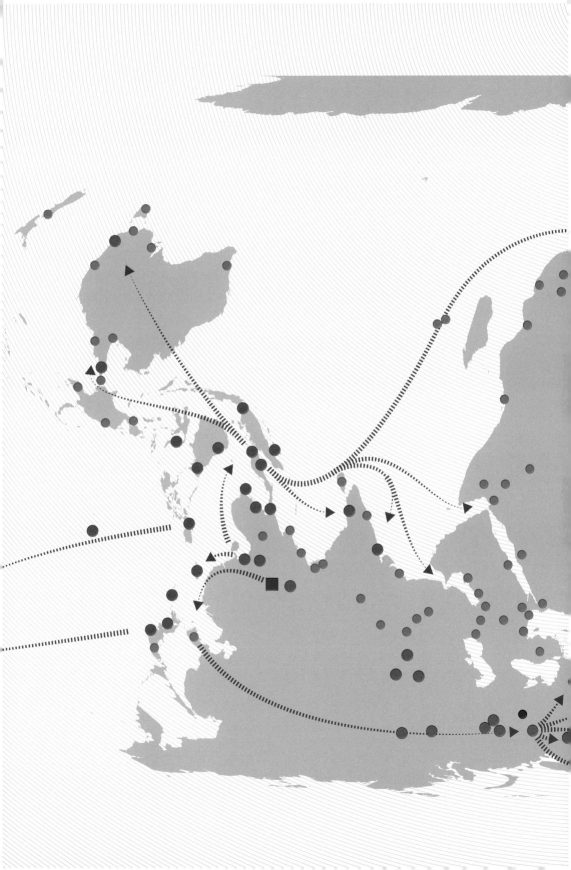

나병

⫶⫶⫶⫶⫶⫶⫶⫶⫶⫶⫶⫶⫶

병원체	나병균(*Mycobacterium leprae*)
전파	오랫동안 환자와의 직접적인 접촉으로 옮겨진다고 알려졌지만 오늘날에는 호흡 계통을 통한 전파가 더 가능성이 높다고 여겨짐
증상	피부의 작은 혹, 궤양, 피부가 두껍고 건조해지며 뻣뻣해지는 증상, 눈썹이나 속눈썹이 빠지거나 마비, 근육과 시력 약화
발병률	2017년 약 25만 명이 진단받음
발생 지역	전 세계 일부 지역에서 발생하는 풍토병으로 주로 아프리카, 아시아에서 나타남
예방	백신은 없지만 감염이 잘 일어나지 않는 편임
치료	여러 항생제를 조합해서 투여함
국제적 대응 전략	WHO는 2020년까지 새로운 아동 감염자를 0명으로 줄여 이 병을 박멸하는 것이 목표임. 환자들을 더 빠르게 발견하고 소외된 인구 집단이 더 나은 보건 서비스를 받도록 해야 함

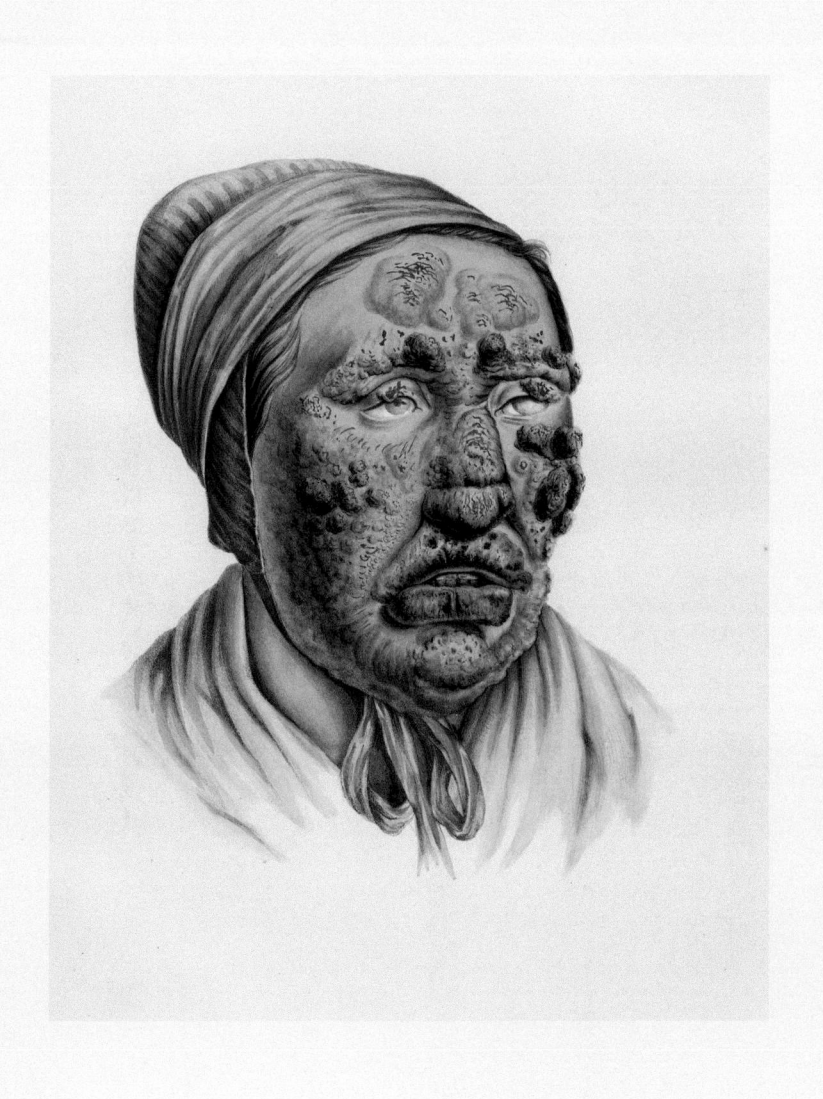

19세기에 발행된 노르웨이의
한 질병 관련 서적에서
나병에 걸린 여성을 묘사한 그림.

우리는 '나병 환자'라는 단어를 들으면 머릿속에 끔찍한 이미지를 떠올린다. 한 가련하고 불쌍한 환자가 청결하지 않은 상태에서 종을 흔들며 거리를 배회하고 사람들은 그를 피하며 길거리를 지나간다. 당연하게도 나병 환자, 또는 보다 속된 말로 문둥이는 그동안 사회적으로 기피되고 배척당하는 대상이었다.

저주받은 질병

오랫동안 유행병은 신의 응징으로 여겨졌다. HIV가 일으키는 에이즈는 그러한 질병의 현대적인 사례다. 하지만 나병(한센병)은 처벌로 여

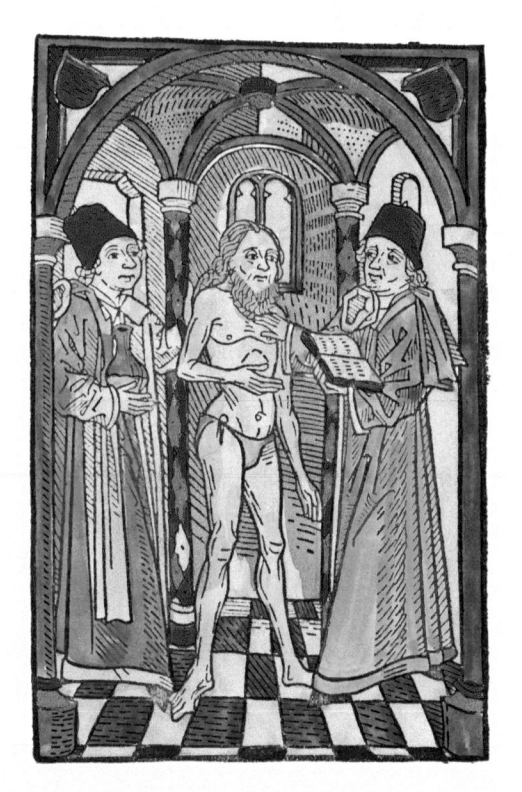

위쪽 〈나병에 걸린 남자〉, 『자연의 책』에 실린 목판화, 1482년

겨진 이런 병들 가운데서도 특별한 위치를 차지한다. 히브리 성경에는 신이 나병으로 추정되는 병으로 개인을 처벌하는 여러 사례가 실려 있으며, 어떤 경우에는 심지어 범죄자에게 그 질병이 '너의 몸과 너의 씨앗에 영원히 달라붙어 있을 것'이라 말하기도 한다.

하지만 나병이 유전적으로 후대에 전해지는 질병은 아니다. 나병은 느리게 진행되며 주로 열대 국가에서 발견되는 나병균이라는 세균에 의해 발생한다. 이 병원균은 최대 20년 동안 아무런 증상 없이 인체 내에서 머물 수 있기 때문에 개인이 이 세균에 어떻게 감염되었는지 밝혀내기는 쉽지 않다.

수 세기 동안 나병은 의학적 상태라기보다는 저주로 여겨졌기 때문에 환자들은 의사가 아닌 성직자에게 맡겨졌다. 성경의 「레위기」에는 나병 환자를 어떻게 다루어야 하는지 자세히 다루고 있는데 이 내용이 수백 년 동안 지침이 되었다.

> 그의 옷을 찢고 머리를 깎은 다음 윗입술에 덮개를 씌우고 '나는 부정하다, 부정하다'라고 부르짖어야 한다. 몸에 병이 있는 동안 그는 더럽혀지고 부정한 존재다. 천막을 치지 않고 홀로 살아야 한다.

얼버무릴 여지도 없이 명확한 입장이다.

하지만 중세 영국은 결혼과 상속 같은 문제에서 다른 여러 나라처럼 나병 환자들에게 불리하게 권리를 빼앗는 법은 없었다. 영국 법 가운데 환자들에게 불리한 부분이 있다면 1346년 제정된 런던에서 나병 환자를 추방하는 법령이었다. 그 배경은 확실하지 않지만 아마 특정 사건이나 상황에 대한 대응일지도 모른다. 이 법

공기로 전파되다

령은 나병 환자들이 동료 시민에게 가할 수 있는 위험에 무관심한 데다 최악의 경우에는 "이들 가운데 일부가 다른 사람에게 병을 옮겨 끔찍한 흠집과 고통을 전달해 형편없는 위안을 받으려 한다"라고 비난한다.

이 법령에 따르면 나병 환자들은 다음과 같은 짓을 저지른다.

이들은 서로 간의 의사소통과 오염된 입김, 매음굴을 비롯한 비밀 장소에서 여성들과 육체적인 교제를 통해 혐오스러울 정도로 자주 비슷한 행동을 하며 도시에 거주하는 건전한 시민들을 더럽혀 큰 피해를 준다.

하지만 나병 환자들이 항상 잔인하게 다뤄지지는 않았다. 몇몇 사람들은 환자들의 고통이 그리스도가 겪는 고통과 비슷하다고 생각했는데, 나병 환자들이 신과 더 가깝다는 의미였다. 예컨대 12세기 영국에서 나병 환자들은 종교적인 지침에 의해 보살핌을 받거나 나병원이라는 의료 기관에서 치료를 받았다. 그러다가 14세기 들어 런던에서 환자에 대한 태도가 바뀌었는데, 흑사병에 대한 공포가 그 부분적인 이유였다. 하지만 이때쯤에는 유럽에서 집단적으로 면역력을 얻었기 때문인지 병의 전파가 약화되는 추세였다.

시간을 거슬러 올라가다
역사적으로 질병을 추적하기란 언제나 힘들다. 기록이 일부분만 남아 있고 증상에 대한 설명이 모호하기 때문에 어떤 상태를 묘사하고 있는지 알기 어려운 경우가 많다. 특히 나병의 경우에는 증상 가운데 상당수가 황선처럼 피부에 변형을 일으키는 곰팡이 감염증의 증세와 비슷해서

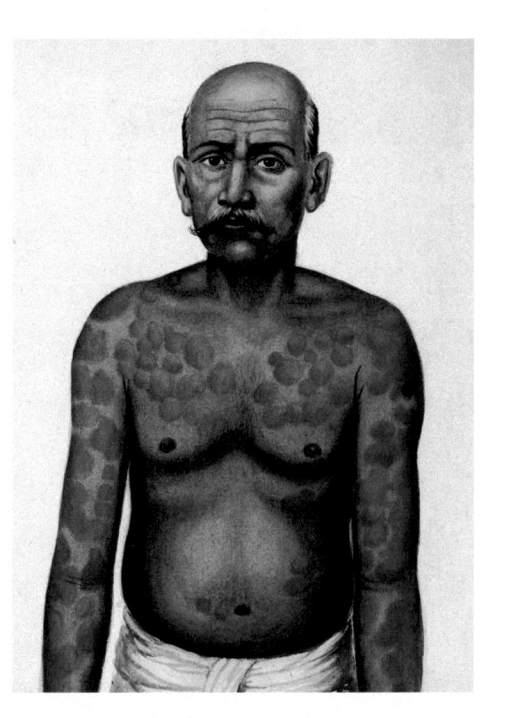

위쪽 병의 반응 단계에서 피부에 나병의 초기 증상이 나타난 한 남성을 묘사한 그림

혼란이 가중된다.

19세기의 피부과 의사였던 조지 신(George Thin)은 나병에 대해 다음과 같은 기록을 남겼다.

유대인 저술가들이나 이집트인들이 이 눈에 띄는 질병을 인식하고 있다는 사실은 지금과 마찬가지로 그 병이 다른 모든 질병과 비교해 두드러지는 특별한 존재였다는 뜻이다. 증상의 심각성이라든지 몸을 심하게 손상시키는 불치병이라는 섬에서 그렇다.

하지만 '눈에 띄는 질병'을 설명하는 유대인과 이집트인들의 기록에 대한 신의 주장은 다소 의심스럽다. 이 고대의 기록에는 나병을 특정

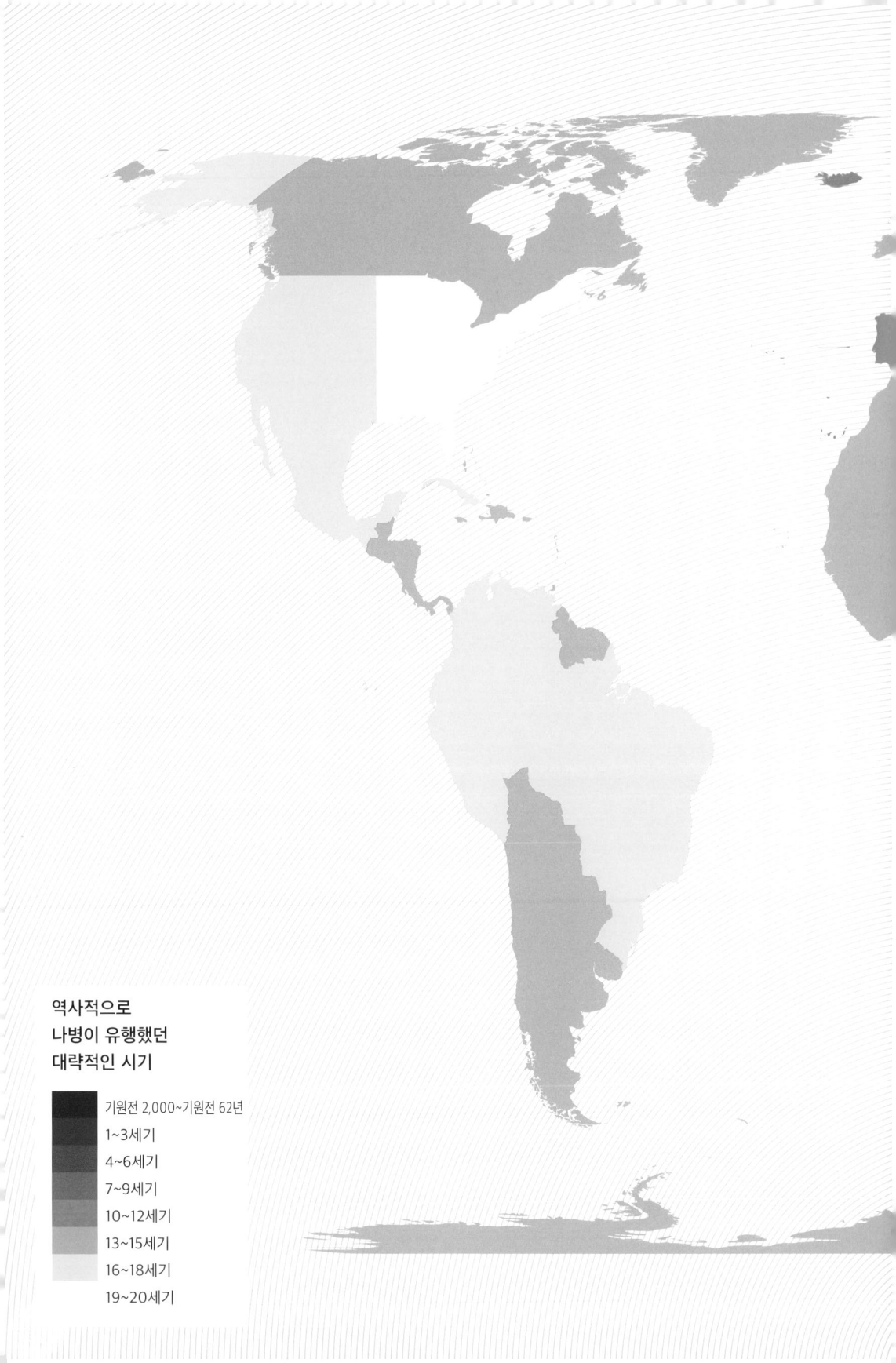

역사적으로
나병이 유행했던
대략적인 시기

기원전 2,000~기원전 62년
1~3세기
4~6세기
7~9세기
10~12세기
13~15세기
16~18세기
19~20세기

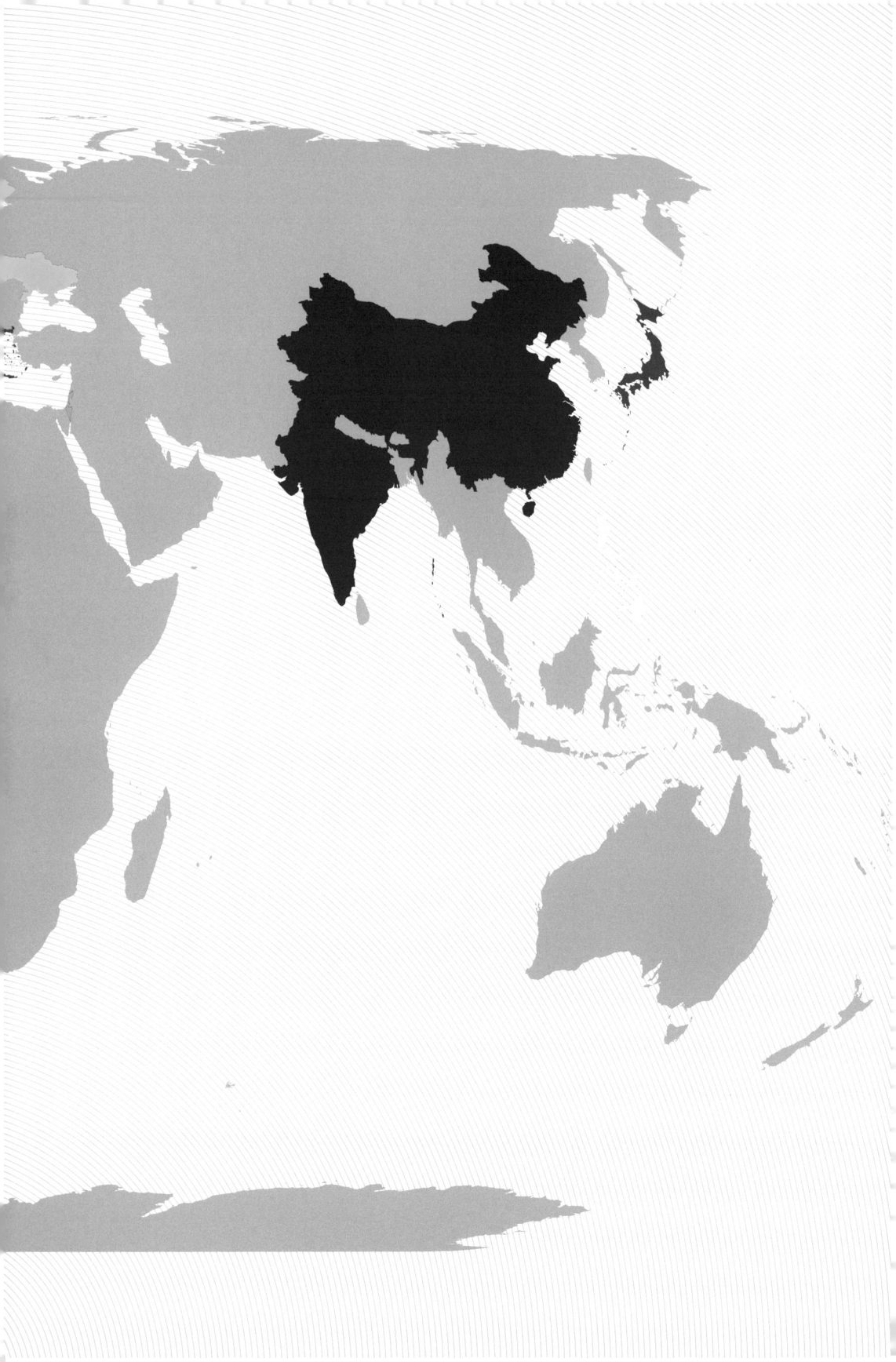

지을 만한 특징이 나타나지 않기 때문이다.

몇몇 역사학자들은 히포크라테스가 기원전 5세기에 나병에 대해 묘사했으며 중동, 인도, 중국, 로마의 고대 기록에도 언급되었다고 주장한다. 기원전 3세기의 한 중국 문서에도 나병에 따른 피부 질환을 비롯해 이 병의 특징인 비중격(콧구멍 사이의 벽) 손상에 대해 기술되어 있다.

10세기 페르시아 의사 이븐시나(Ibn Sina)가 이 병에 대해 기술했다는 사실에 대해서는 역사학자들이 어느 정도 동의한다. 하지만 성경의 「레위기」에 등장하는 나병 환자에 대한 치료 지침에서 이 병에 대한 언급은 상당수가 사실 다른 피부 질환을 가리킨다고 여겨진다.

2005년 연구자들은 나병균의 전파 경로를 거슬러 올라가는 탐색 끝에, 이 질병이 식민지 개척자와 탐험가, 상인들에 의해 동아프리카나 근동에서 서아프리카와 아메리카 대륙에 도입되었다고 결론지었다. 나병은 18세기 노예무역에 의해 카리브해 지역, 브라질을 비롯해 어쩌면 남아메리카의 여러 지역에까지 전파되었으리라 추정된다. 연구에 따르면 18, 19세기에 미국 중서부에서 나병 환자가 많이 발생했는데 이시기는 노르웨이에서 이 병이 주로 전파되던 무렵 스칸디나비아 정착민들이 아메리카 대륙에 건너온 시점과 일치했다.

또한 미국 루이지애나주의 야생 아르마딜로는 자연적으로 나병균에 감염되지만, 이 동물이 유럽과 북아프리카에서 온 세균을 보유하고 있다는 연구 결과가 밝혀졌는데, 이것은 사람에게 전염되었다는 의미다. 아르마딜로가 사람에게 병을 전파할 가능성도 있지만 위험성은 무척 낮다. 이 연구에 따르면 사람이 먼 옛날 동물에서 나병균이 옮았을 가능성도 있지만 어쩌면 곤

충에게 물려 옮았을지도 모른다.

2009년 더 많은 증거가 나타났다. 예루살렘 구시가지 근처에 묻힌 유골을 조사한 결과 연대가 기원후 1년에서 50년 사이로 유골의 주인공은 나병을 앓던 환자였다고 밝혀졌다. 같은 해에 또 다른 연구팀은 기원전 2,000년까지 거슬러 올라가는 인도 중년 남성의 뼈에서도 이 병을 발견했다고 보고했다. 나병균이 아프리카에서 진화했을 경우 인더스 계곡(아프가니스탄 북동부, 파키스탄 북서부, 인도 북서부) 근처와 메소포타미아(티그리스-유프라테스 강 주변의 서아시아 지역), 이집트 사이에 상당한 접촉이 일어나던 기원전 3,000년경에 인도로 전파되었을 가능성이 있다.

나병을 퇴치하기 위한 전략

19세기 하와이의 여러 섬 가운데 가장 작고 인구도 얼마 되지 않는 섬에 나환자촌이 세워졌다. 기록이 확실하지는 않지만, 1860년대부터 1960년대까지 적어도 8,000명이 이곳에 강제로 격리되었을 것이다. 이들은 거의 하와이 원주민들이었다.

2015년에는 이곳에 머물던 73세에서 92세에 이르는 환자 16명이 생존해 있었고 6명은 여전히 섬에 거주했다. 나병에 대한 효과적인 치료가 가능해진지 20여 년이 지난 1969년에 격리가 해제됐지만 이곳의 환자들 가운데 일부는 오랫동안 정든 집이었던 고립된 섬을 차마 떠날 수 없었던 것이다.

나병은 한때 전염성이 강한 병으로 여겨졌지만 사실은 쉽게 옮지 않으며 치료를 받지 않은 다른 나병 환자와 오랫동안 긴밀하게 접촉해야 전염된다. 병이 어떤 경로로 전파되는지 아직 확실하지 않다. 원래는 감염자와 직접 접촉해야

전염된다고 생각되었지만 이제는 환자가 기침이나 재채기를 한 뒤 건강한 사람이 감염된 작은 물방울을 들이마시는 과정에서 호흡 계통을 통해 전염된다는 이론으로 바뀌고 있다.

2000년 WHO는 전 세계적으로 공중보건을 위협하는 질병의 범주에서 나병을 삭제했다. 오늘날 전 세계적으로 인구의 95% 이상이 자연적으로 면역을 가지고 있어서 성인이 나병에 걸릴 위험성은 매우 낮다. 예방하는 백신은 없지만 치료는 쉬운 편이다. 환자를 조기에 발견해서 치료해야 장애가 남을 가능성이 줄어들기 때문에 고위험 지역을 대상으로 검진을 해야 한다.

그래도 일부 지역에서는 나병이 여전히 만연해 있다. 2017년 세계적으로 약 25만 명이 나병 진단을 받았고 다 합쳐 200만 명이 이 병으로 불구가 되었다. 2011~2015년 대부분의 발병 사례(94%)는 14개국에서 일어났는데 인도와 방글라데시를 포함한 아시아 7개국, 콩고민주공화국, 에티오피아, 마다가스카르 등 아프리카 6개국, 남미의 브라질이었다. 이 나라들은 매년 1,000건 이상의 새로운 발병 사례를 보고했다.

반면에 미국에서는 연간 신규 사례가 150~250건 정도였다. WHO는 2020년까지 어린이 신규 환자를 0명으로 만들자는 목표를 포함하는 '나병 없는 세상'을 실현하고자 여러 전략을 세웠다. 2016년 새로 나병 진단을 받은 21만 6,108명 가운데 거의 9%에 해당하는 1만 8,472명이 어린이였으며 이 가운데 일부는 이미 장애가 남을 징후를 보이는 상황이다.

WHO는 나병 퇴치뿐 아니라, 성인 환자들이 여전히 끔찍한 사회적 차별의 장벽에 직면해 있고 아이들은 괴롭힘을 당하며 교육 현장에서 거

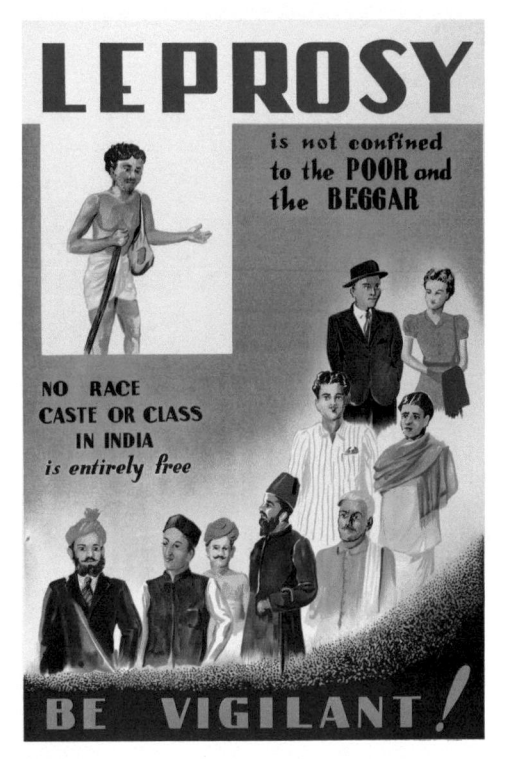

위쪽 나병이 남녀노소 가리지 않고 누구에게든 발병할 수 있다는 점을 강조하는 인도의 한 포스터로 1950년대에 국민들의 인식 개선을 위해 제작됨

부당하는 낙인을 없애고자 애쓴다. 예를 들어 인도에는 나병 환자를 차별하는 16개 법이 있는데 이 가운데는 이 질병에 걸렸다는 사실이 이혼의 근거가 되는 조항도 포함된다. 선진국 여러 지역의 환자들도 20세기까지는 다른 사람들과 따로 떨어져 살도록 권유받거나 격리를 강요받았다. 이러한 낙인은 환자들이 적극적으로 진단과 치료를 받지 못하도록 막기 때문에 이민자나 실향민을 비롯해 의료 서비스에 접근하기 어려운 취약 계층에서 나병을 근절하기가 어려워지는 형편이다.

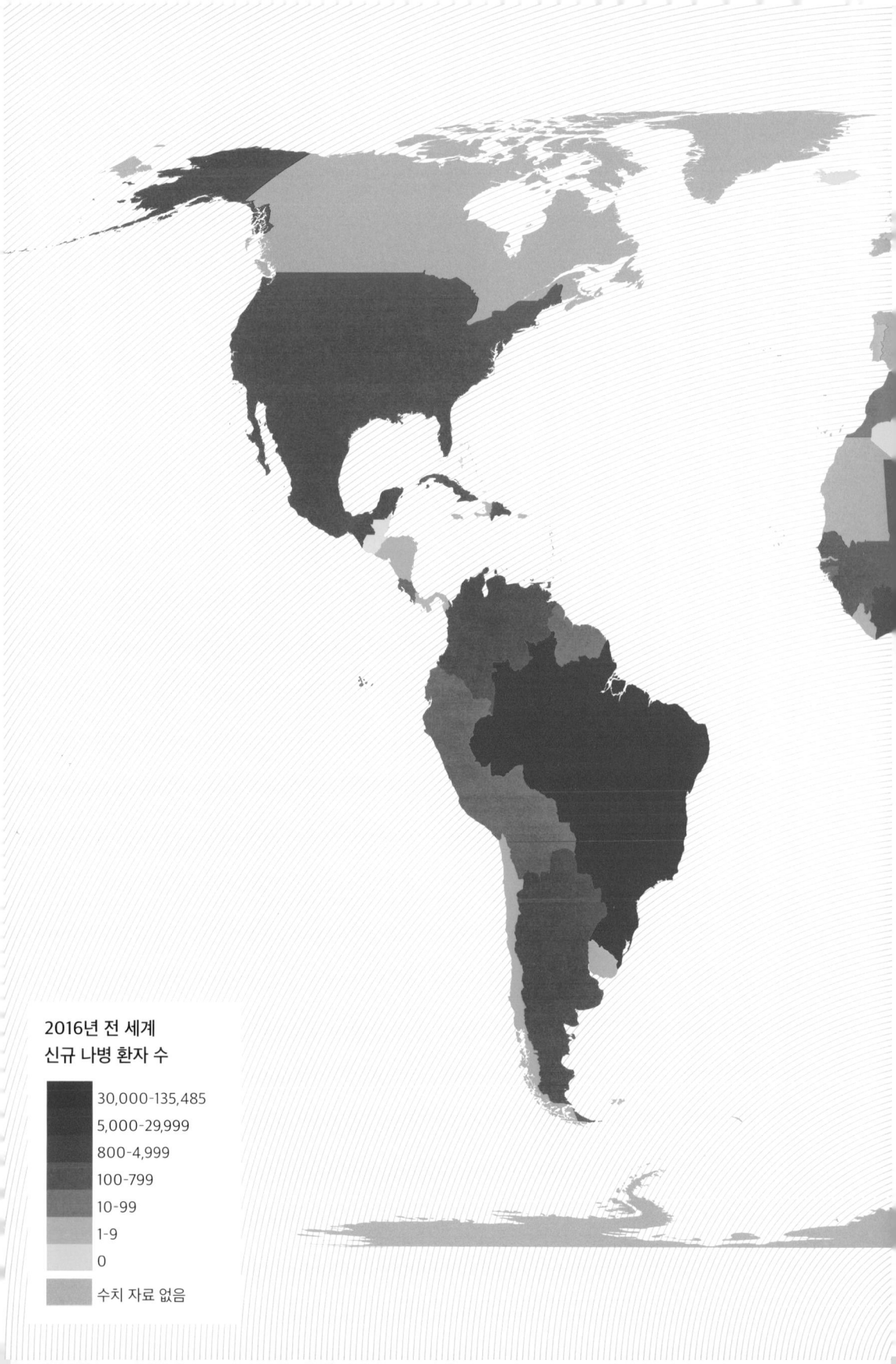

2016년 전 세계 신규 나병 환자 수

- 30,000-135,485
- 5,000-29,999
- 800-4,999
- 100-799
- 10-99
- 1-9
- 0
- 수치 자료 없음

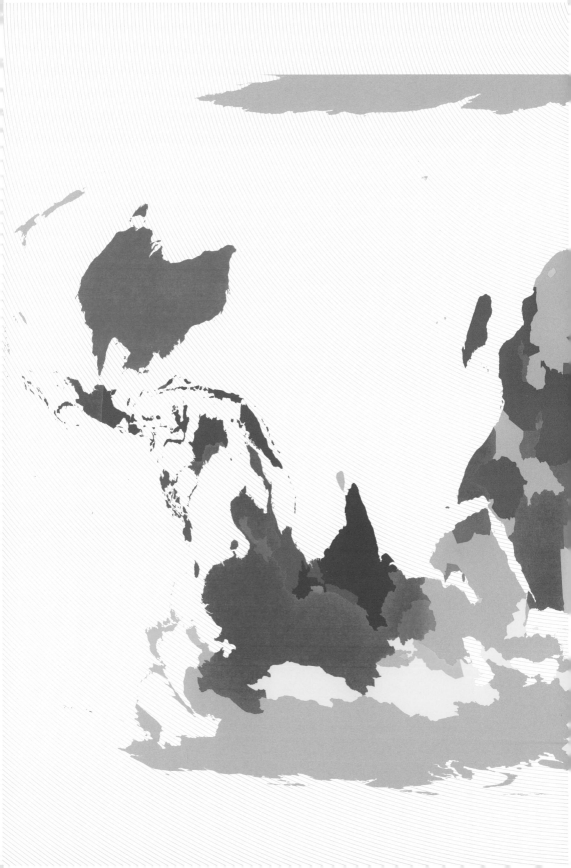

홍역

|||||||||||||||||

병원체	홍역바이러스
전파	호흡기를 통해 전염되며 전염성이 높음
증상	열, 콧물, 기침, 눈 충혈, 인후통 증상이 일어나고 이후 전신에 발진이 돋음
발병률과 사망률	2016년 9만 명이 사망한 것으로 추정됨
발생 지역	전 세계
예방	홍역, 유행성이하선염, 풍진의 혼합백신(MMR) 접종
치료	바이러스에 대응하는 특별한 치료는 없지만 열이나 근육통 같은 증상에 대해 약 처방을 할 수 있음
국제적 대응 전략	WHO의 국제 백신 행동 계획(GVAP)에서는 2020년 이전에 홍역을 박멸하겠다는 계획을 세움

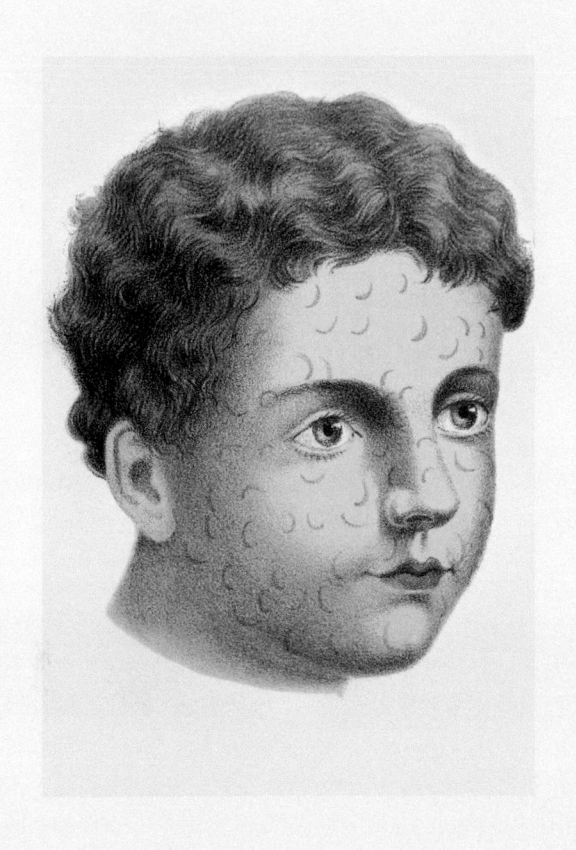

홍역에 걸린 아이의 모습을 그린 삽화,
1912년경.

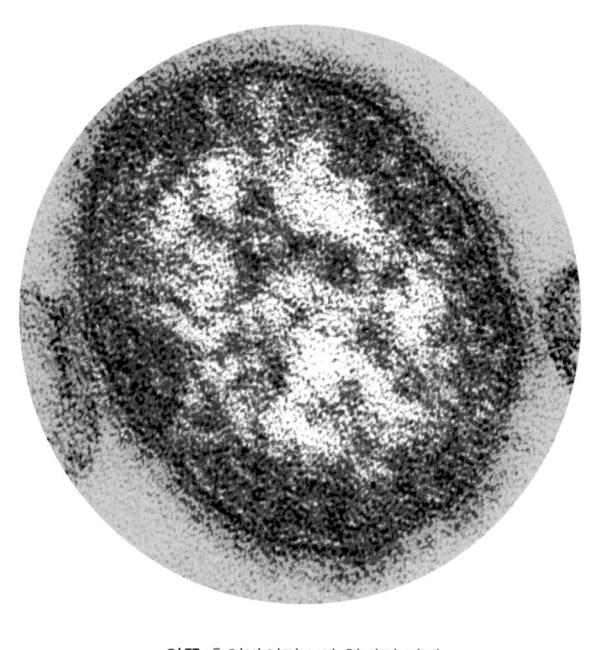

위쪽 홍역바이러스의 현미경 사진

1492년 신대륙에 첫발을 내딛은 크리스토퍼 콜럼버스(Christopher Columbus)는 무서운 질병들도 함께 전파했다고 추정된다. 그 가운데서도 치명적인 질병을 꼽자면 홍역이었다. 이 새로운 병원체가 원주민 인구 집단을 황폐화시킨 이유에 대한 한 가지 가설은 홍역은 이전에 노출된 적 없는 바이러스라서 면역력이 없었기 때문이라는 것이다. 하지만 이 가설에 동의하지 않는 역사학자들도 있다.

취약 계층에 질병을 퍼뜨리다

이 사건은 모험가, 식민지 개척자, 상인들이 이전에 알려지지 않던 새로운 지역에 어떤 식으로 병을 옮겼는지를 보여 주는 극적인 사례다. 하지만 독특하고 특이한 사례는 아니었다. 그리고 이 과정은 일방통행이 아니어서 상인들이 자기 나라로 돌아오는 과정에서도 새로운 병원체를 옮겼다.

16세기 스페인 사람들은 천연두와 함께 홍역을 카리브해 지역과 멕시코, 중앙아메리카에 전파했다. 이 두 전염병은 중앙아메리카와 페루를 강타했다. 일부 역사학자들은 수적으로 얼마 되지 않는 정복자들이 아즈텍과 잉카 문명 전체를 정복할 수 있었던 배경이 홍역이라고 주장한다.

인간과 원숭이에게만 영향을 미치는 홍역은 보통 직접적인 접촉이나 공기를 통해 전파된다. 홍역바이러스(MeV)는 호흡기를 감염시킨 뒤 전신으로 퍼진다. 이 병은 전염성이 강하며 지난 수천 년 동안 수백만 명의 목숨을 빼앗았고, 앞서 신대륙의 사례에서 알 수 있듯이 새로운 인구 집단에 처음 유입될 때 특히 더 치명적이다.

인구 집단에 면역력이 어느 정도 있다면 홍

역에 의한 사망률은 5,000명 중 1명꼴로 매우 낮다. 하지만 1살 미만의 아기, 영양실조에 걸린 아동, 면역력이 약한 아이들은 훨씬 높은 위험에 처해 있다. 20세기 서아프리카에서 실시한 연구에 따르면, 인구가 과밀한 환경 역시 빈곤층 어린이들의 증세를 악화시켜 사망률이 높아지도록 한다. 혼잡한 환경에 사는 사람들이 이 질병에 더 많이 시달리는 이유는 단순히 바이러스에 더 많이 노출되기 때문이다. 그뿐만 아니라 이들은 결핵 등의 만성 감염증에도 노출될 가능성이 높은데 그러면 홍역 같은 급성 질환을 물리치는 신체 능력이 손상된다.

오랜 역사를 가진 바이러스

홍역바이러스는 기원전 3,000년 전에서 8,000년 전 사이 중동에서 사람들 사이에 정착했다고 추정된다. 사람들이 다른 많은 사람들과 어울려 살며 가축을 기르기 시작한 무렵이었다. 이 바이러스는 개홍역(디스템퍼)과 소에게 우결핵을 일으키는 바이러스(한때 가축으로 길러지던 소 전체를 죽일 정도였지만 2011년에 박멸되었다)와 친척이기 때문에 어느 시점에서 동물의 몸에 있

아래쪽 홍역(왼쪽), 성홍열(중간), 천연두(오른쪽)에 걸린 남자아이들을 그린 삽화, 1880년경

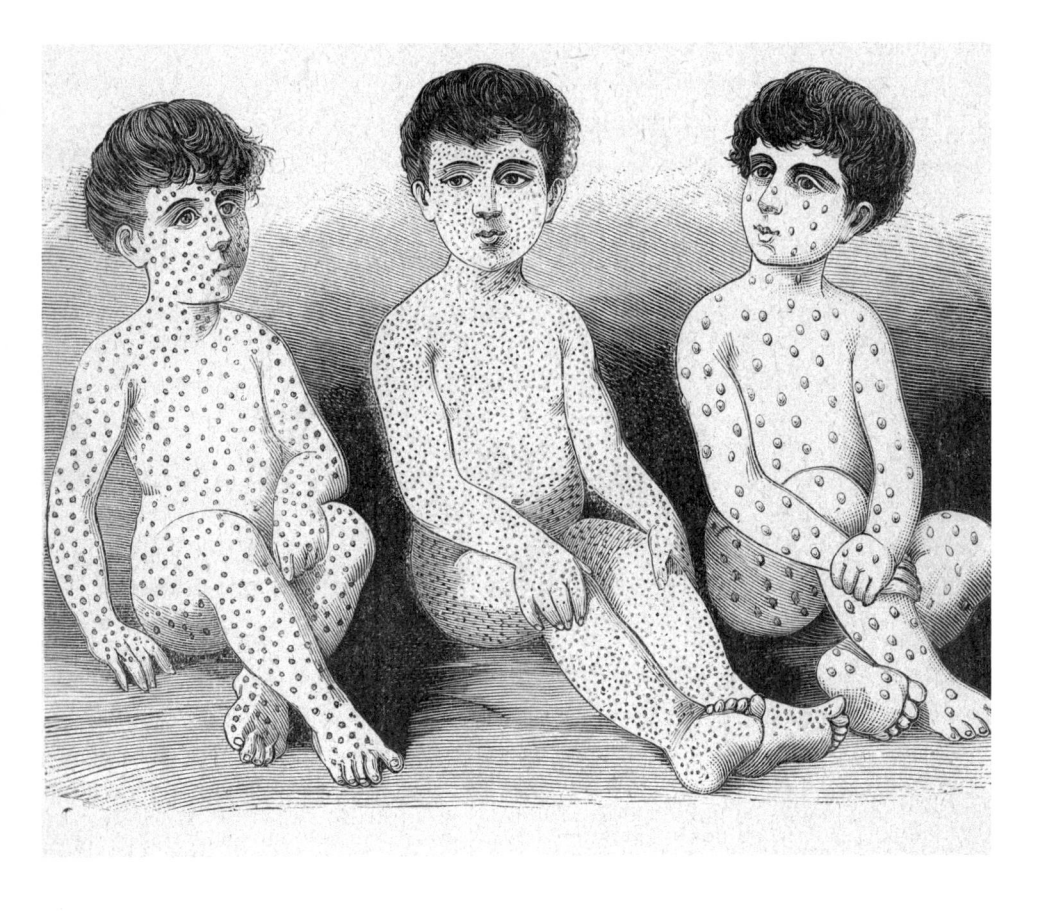

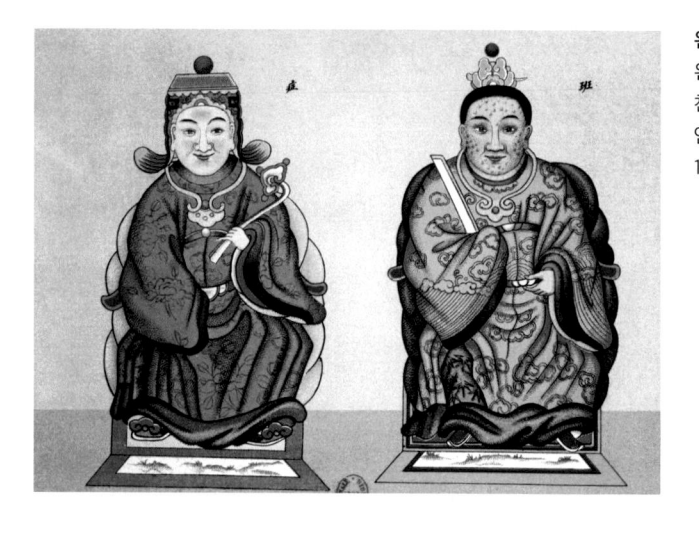

다가 종을 뛰어넘어 사람의 몸으로 들어왔을 것이다. 필요하면 홍역과 천연두는 둘 다 빠르게 퍼지고 발진과 염증을 일으켰기 때문에 수백 년 동안 같은 병으로 혼동되었다. 4세기 중국의 연단술사 갈홍은 두 가지를 구별하기 위한 시도를 했고 300년 뒤 이집트의 그리스도교 성직자인 아론이 그 뒤를 이었다. 하지만 두 병을 실제로 구별하기 위한 최초의 세부 작업을 시행한 공로는 보통 10세기 페르시아의 의사 무함마드 이븐 자카리야 알-라지(Muhammad Ibn Zakariya Al-Razi)에게 돌아간다.

이렇듯 감염증이 출현한 역사가 오래되었는데도 이 병이 홍역이라는 전염병으로 명확하게 기술된 최초의 기록은 11세기에서 12세기가 되어서야 나타났다. 홍역을 뜻하는 'measles'는 '흉터'나 '농포'를 뜻하는 중세 영어 단어에서 비롯했지만 이전 이름인 'morbilli'는 이탈리아어로 '작은 병'을 뜻하는데 이것은 페스트와 구별하기 위해 붙여진 명칭이었다.

홍역에 걸린 섬사람들

하와이의 젊은 왕과 왕비에 얽힌 가슴 아픈 이야기는 이전에 감염증에 노출되지 않은 사람이 병원균에 노출되면 얼마나 위험한지 잘 보여 준다. 두 사람은 1824년 런던에 와서 조지 4세와 접견했다. 그 후 몇 주 만에 일행 전체가 홍역으로 쓰러지고 말았다. 홍역의 잠복기인 7일에서 10일 전에 일행은 군인들의 자녀 수백 명이 다니는 왕립 군사학교를 방문했다. 그리고 그 달이 지나기 전에 왕과 왕비는 사망했다.

당시 하와이에는 홍역이라는 병이 알려지지 않았지만 1848년에 홍역과 백일해를 비롯한 다양한 전염병이 잇따라 돌면서 이전과는 상황이 확연히 달라졌다. 멕시코나 캘리포니아주에서 온 것으로 여겨지는 홍역이 이 섬을 휩쓸어 인구의 10%에서 33%가 목숨을 잃었다. 그 뒤로 19세기 내내 전염병이 돌았으며 1936년에서 1937년 사이에는 병의 유행으로 205명이 사망했다.

　　　　　공기로 전파되다

홍역이 하와이를 강타하기 2년 전, 이 병은 또 다른 섬들을 강타했다. 북대서양의 아이슬란드와 노르웨이 사이에 자리한 페로 제도의 주민 7,782명 가운데 75%가 병에 걸렸고 100명 이상이 사망했다. 덴마크의 의사 피터 루드비 패넘(Peter Ludwig Panum)은 전염병이 마을에서 마을로 퍼지면서 어떻게 변하는지 추적했다. 패넘은 고전적인 현장 전염병학 연구를 통해 1781년 발병 당시에 홍역을 앓았던 노인들은 이번에 아무도 병의 공격을 받지 않았다는 사실을 발견했다. 이 발견은 나중에 백신을 개발하는 열쇠가 되었다.

1875년에는 태평양의 섬에 사는 또 다른 왕족들이 홍역에 걸렸다. 영국 해군 함정 디도 호가 뉴사우스웨일스를 국빈 방문했던 카코바우 왕과 두 아들을 피지 섬에 다시 데려다준 이후였다. 왕은 시드니에서 걸렸던 홍역에서 회복하던 중이었고 아들에게 병을 옮겼다. 그 후 열흘 동안 왕실은 족장 699명과 500명의 주민을 불러 대접했다. 또 홍역이 발생한 여객선도 두 척 더 상륙했

다. 식민지 총독에 따르면 그 결과 발생한 홍역은 이곳 인구의 3분의 1에 이르는 4만 명의 목숨을 앗아갔다. 충격을 받은 섬 주민들은 이 재난이 독극물이나 마법 주문에 의한 것이라고 믿었다.

하지만 런던 전염병 학회는 이렇게 사망자가 많이 발생한 것이 단지 질병 때문만은 아니라는 목격자 진술을 발표했다.

그 공격은 너무 급작스럽고 대단해서 한 마을의 주민 전체를 한번에 쓰러뜨렸고 그러는 바람에 아무도 식량을 구할 수 없었을 것이다. 만약 먹을 것을 구했다 해도 자신이나 다른 사람들이 먹을 수 있도록 요리를 할 수도 없었다. 그들은 풍족함의 한가운데에서 기진맥진하고 굶주려 죽었다.

감염으로부터 보호받기

1차 세계대전 이후 영국에서는 홍역으로 인한 사망자가 크게 줄었다. 의학사학자들은 그 이유에 대해 추측한 결과 전시 복지 개혁이 이뤄지고 여성들이 각 가정의 주요 임금 노동자가 되면서 자녀들에게 식량을 더 많이 공급하게 된 것을 하나의 이유로 꼽았다.

1954년에는 의사 출신으로 2차 세계대전 당시 전투기 조종사로 활약했던 토머스 C. 피블스(Thomas C. Peebles)가 홍역바이러스를 처음으로 분리했고, 이후 1963년이 되어 안전하고 효과적인 홍역 백신을 이용할 수 있게 되었다. 2016년에는 전 세계 어린이 가운데 약 85%가 생후 첫해에 홍역 백신을 1회 접종받았는데, 2000년에 72%가 접종받았던 데 비하면 증가한 수치다. WHO에 따르면 2000년부터 2016년까지 홍역 백신 접종을 통해 전 세계적으로 약

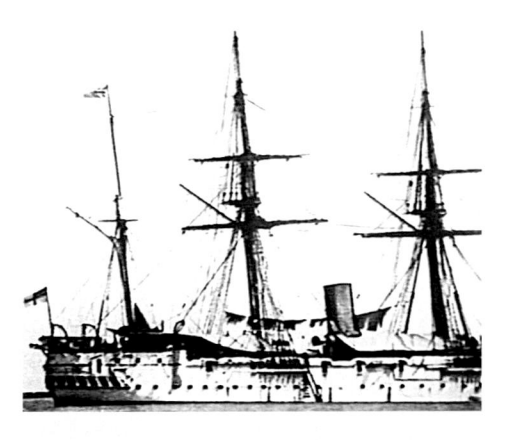

위쪽 디도 호의 오른쪽 측면 모습, 1871년경
(열대 지방에서 임무를 수행하기 위해 흰색으로 칠해졌음)

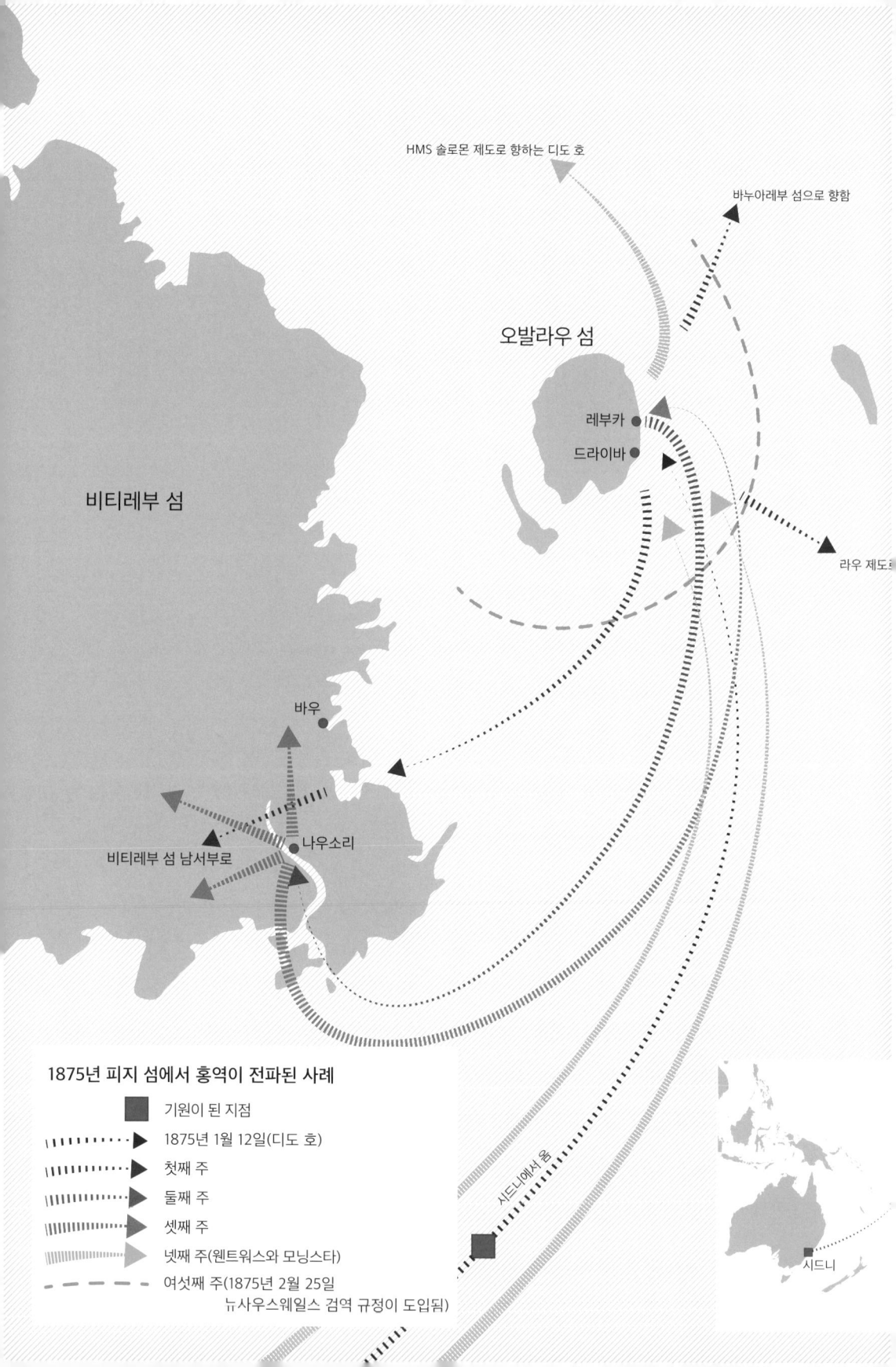

HMS 솔로몬 제도로 향하는 디도 호

바누아레부 섬으로 향함

오발라우 섬

레부카
드라이바

비티레부 섬

라우 제도로

바우

비티레부 섬 남서부로

나우소리

1875년 피지 섬에서 홍역이 전파된 사례

■ 기원이 된 지점

▶ 1875년 1월 12일(디도 호)

▶ 첫째 주

▶ 둘째 주

▶ 셋째 주

▶ 넷째 주(웬트워스와 모닝스타)

- - - 여섯째 주(1875년 2월 25일
뉴사우스웨일스 검역 규정이 도입됨)

시드니에서 옴

시드니

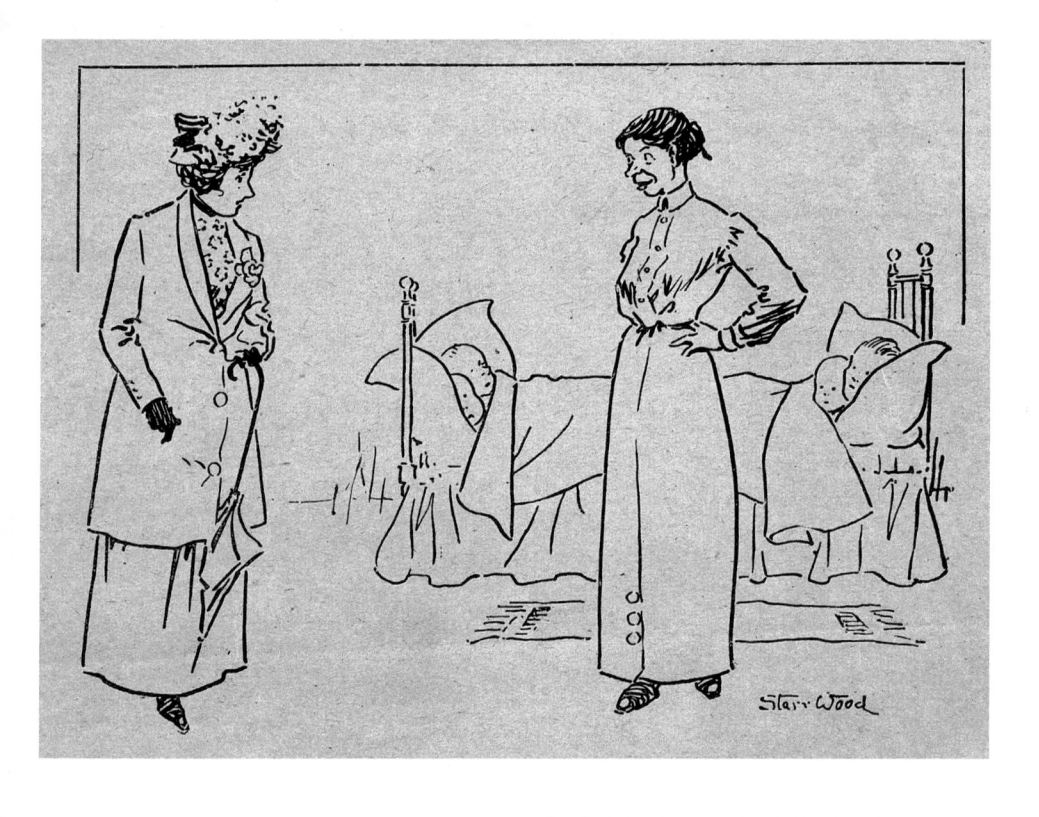

위쪽 한 어머니가 간호사에게 홍역에 걸린 아이는 건강한 아이와 침대 반대쪽에 떨어뜨려 놓았기 때문에 전염될 위험이 없다고 이야기하는 장면, 1915년

2,040만 명의 목숨을 구했다고 추정된다. 이 백신은 그야말로 '공공 보건 분야에서 최고의 상품 가운데 하나'가 되었다.

그럼에도 홍역은 여전히 위험한 질병이다. 2016년에는 8만 9,780명의 사망자를 발생시켰고 2017년과 2018년에는 WHO가 예방 접종률이 떨어진 국가들에서 홍역이 다시 한 번 유럽 전역으로 퍼지고 있다고 경고했다. 홍역에 대한 '집단 면역'을 얻기 위해서는 최소한 인구의 95%가 백신 접종을 받아야 한다. 집단 면역은 질병으로부터 보호받는 인구의 풀이 충분히 커서 병이 퍼지지 않도록 막을 수 있는 경우에 형성된다.

2017년에는 유럽 전역에서 홍역 환자 수가 2016년 대비 4배 이상 증가한 2만 1,000명으로 늘었다. 그리고 35명의 사망자가 발생했다. 이때 유럽의 15개국이 피해를 입었는데 특히 루마니아에서 5,562명의 감염자가 나왔고 이탈리아에서 5,006명, 우크라이나가 4,747명으로 그 뒤를 이었다. WHO의 유럽 담당 국장은 이 상황을 "우리가 도저히 받아들일 수 없는 비극"이라고 묘사했다. 루마니아에서 발병률이 높은 것은 백신이 부족하고 백신 반대 운동이 일어났으며 소외 계층에게 의료 서비스가 도달하지 못했

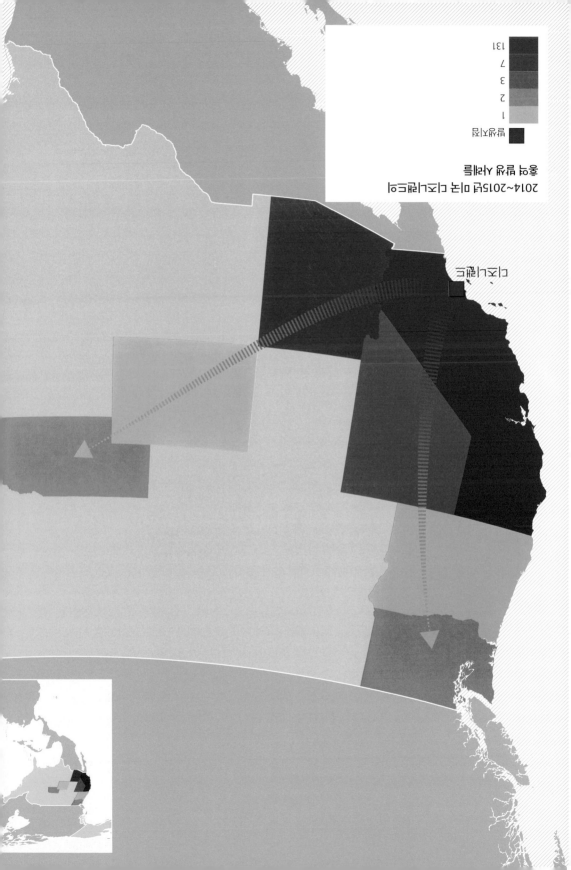

던 어려움이 복합적으로 작용했기 때문이었다. 하지만 나머지 유럽 국가에서 홍역이 다시 유행한 것은 백신 반대 운동이 거세졌던 탓이었다.

백신 반대 운동의 이면

1998년 유명한 영국의 의학 학술지 《란셋》에 소화기학 전문의 앤드루 웨이크필드(Andrew Wakefield)의 논문이 실리면서 유럽과 미국의 백신 접종 운영에 큰 차질이 생겼다. 웨이크필드는 홍역, 유행성이하선염, 풍진의 결합백신(MMR)과 어린이에게 나타나는 자폐증, 대장 질환 사이에 연관성을 발견했다고 주장했다. 하지만 그 주장은 거짓으로 드러났고, 결국 나중에 웨이크필드는 영국 의료인 명부에서 제명되었다. 그럼에도 불구하고 웨이크필드의 영향력은 여전히 남아 있다.

웨이크필드의 논문이 발표되기 전인 1997년, 영국의 홍역 백신 접종률은 91% 이상이었다. 하지만 1998년부터 이 수치가 떨어지기 시작해 2003년에서 2004년 사이에는 전국적으로 80%로 떨어졌으며 일부 지역에서는 접종률이 훨씬 더 낮았다. 이렇게 1998년에서 2004년 사이에 백신 접종률이 급격히 떨어지면서 홍역 환자가 늘었다. 예컨대 스완지에서는 2012년 11월부터 2013년 7월까지 환자가 1,200여 명 발생했는데, 이것은 3가 백신이 도입된 이후 웨일스에서 가장 많은 환자 수였다.

그 결과 프랑스와 이탈리아 같은 나라에서는 몇몇 백신을 의무화했다. 홍역이 재유행한 미국 캘리포니아주에서는 더 이상 부모의 개인적인 신념을 토대로 자녀에게 백신 접종을 하지 않겠다고 주장해도 타당한 이유로 인정하지 않게 되었다. WHO는 "이 단기적인 후퇴가 우리 아이들을 홍역이라는 질병으로부터 완전히 해방된 세대로 만들겠다는 약속을 가로막지는 못한다"라며 대중 인식을 제고하는 캠페인과 백신 공급 개선 계획을 발표했다. 그 결과 2004년 이후로 접종률은 다시 오르기 시작했고 2013년에는 약 90%에 달했다.

최근의 발병 사례

2000년 들어 미국 정부는 홍역 유행을 근절했다고 발표했지만 당연히 해외에서 유입되는 사례까지 막지는 못했다. 2015년 미국에서는 600건 이상의 감염 사례와 2번의 작은 유행이 발생했다.

한 번은 선교사가 홍역이 맹위를 떨치던 필리핀에서 돌아와 오하이오주에 자리한 백신을 맞지 않은 아미시 종교 커뮤니티에 돌아가면서 이곳을 강타했다. 다른 하나는 캘리포니아의 디즈니랜드와 관련한 유행으로 여러 주에서 발생했다. 전문가들은 이 두 번째 유행이 어디에서 비롯했는지 확실히 밝히지는 못했지만 해외 방문자에서 유입되었을 것으로 추측했다. 바이러스의 유형이 필리핀에서 유행을 일으킨 바이러스와 동일하다는 사실이 발견되었기 때문이었다.

베트남에서는 2014년 봄 홍역 의심 환자가 2만 1,639명으로 집계되었고 관련 사망자가 142명에 이르렀다. 미얀마 북부의 외딴 지역에서는 2016년 8월 보건 인프라가 열악한 지역에서 백신 섭종이 제대로 이뤄지지 않아 발생했다고 추정되는 홍역 유행으로 40명 이상의 어린이가 숨졌다. WHO는 국제 백신 행동 계획을 통해 6개 지역에서 2020년이나 그 이전까지 홍역을 근절하겠다는 목표를 세웠다.

성홍열

|||||||||||||||||||

병원체	연쇄상 구균, 특히 A군 연쇄상 구균에 속하는 세균
전파	호흡기를 통한 전파, 또는 수건이나 이부자리 등의 감염된 물건을 통한 직접적인 전파
증상	인후통, 열, 특징적인 붉은 피부 발진
발병률과 사망률	전 세계적인 통계는 없지만 거의 근절되어 더 이상 목숨을 빼앗는 주된 질병이 아님
발생 지역	최근 영국을 포함한 몇몇 국가에서 다시 급증함
예방	감염된 사람과 접촉할 때 예방 조치 취하기
치료	항생제와 해열제

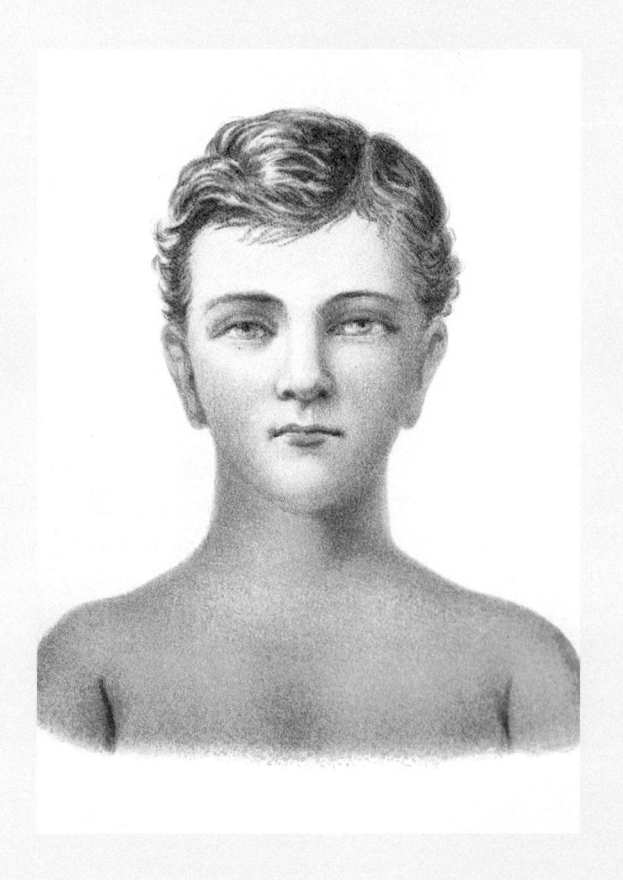

성홍열에 걸린 아이의 모습,
1912년경.

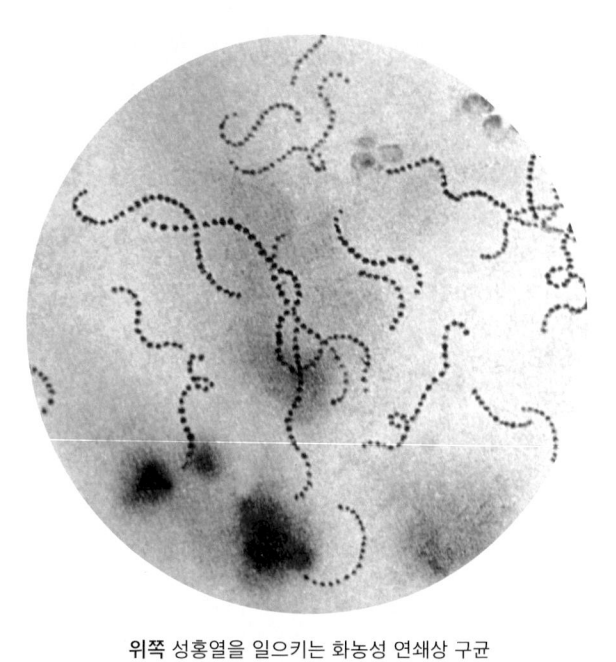

위쪽 성홍열을 일으키는 화농성 연쇄상 구균

페스트는 뿌리 뽑혔다. 또 이 나라에서 콜레라가 과거에 그랬던 만큼 심각하게 퍼질 것 같지는 않다. 현재 천연두는 제한적으로만 발생한다. 발진티푸스도 감옥으로 쫓아 보냈다. 하지만 성홍열에서 이와 같은 성공을 거둘지는 미지수다.

1879년 애버딘 대학교의 조산학·산과·소아과 교수였던 윌리엄 스티븐슨(William Stephenson)은 이렇게 현재 상황을 정리했다.

사실 당시 영국과 서유럽에서는 성홍열이 상당한 절정기였지만 사망률은 내려가는 추세였다. 주로 어린이에게 발생하는 성홍열에 따른 사망자는 1836년에서 1840년까지 영국에서 거의 2배로 뛰었고 그 뒤로 30년 동안 수가 계속 증가했다. 1870년대까지 성홍열은 어린이들 사이에서 가장 치명적인 질병이 되었다.

빈곤층 어린이들에게 이중 위협

1870년 영국과 웨일스에서 성홍열로 목숨을 잃은 어린이들의 수는 3만 2,543명에 달했다. 이렇듯 사망자가 많이 발생한 이유는 이 질병이 널리 퍼졌기 때문이기도 했지만 보다 위험해졌기 때문이다. 그리고 1858년에서 1859년 사이의 발병은 어린이들에게 치명적인 목 질환인 디프테리아의 새로운 발생과도 겹쳤다.

1880년대에도 이 질병은 꽤 흔했지만 감염 증세가 완화되면서 사망률은 점차 낮아지기 시작했다. 그래도 성홍열이 미치는 위험은 매우 현실적이었다. 1910년에는 나중에 노동당 출신의 첫 총리가 될 램지 맥도널드(Ramsay MacDonald)가 아들 데이비드를 성홍열로 잃었다. 이 소년은 성홍열에 걸렸다가 회복되는 찰나에 디프테리아에 걸렸다. 이중 질환은 몸에 치명적인 무리를 주었다. 6개월 뒤에는 데이비드의 어머니인 마거릿의 친구 에이다 솔터가 8살이 된 딸 조이스를 성홍열로 잃었다. 솔터 가족은 런던에서도 가난한 지역이었던 버몬지에 일부러 들어가 살면서 일했던 사회주의자들이었다. 조이스는 이미 2번의 감염에서 살아남았지만 세 번째 감염에서는 견디지 못했다.

빈민가에 사는 어린이들이 여러 질병에 감염될 위험이 훨씬 더 높다는 사실은 잘 알려져 있었다. 1909년 버몬지에는 성홍열 환자가 411명 발생해 그 가운데 8명이 사망했던 반면, 햄스테드에서는 101명의 환자가 발생했고 사망자는 없었다. 아무도 면제를 받지는 못했다. 주로 부유한 사람들이 거주하는 블룸즈베리 스퀘어에 살았던 맥도널드 가족도 예외가 아니었다.

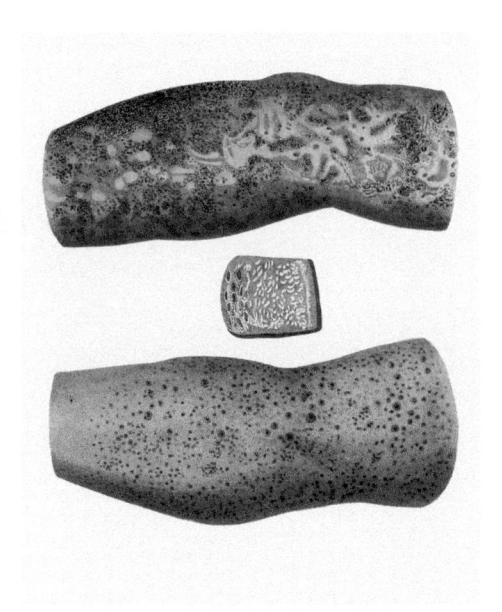

위쪽 1822년 『존 윌크스의 런던 백과사전』에 실린 존 패스(John Pass)의 손으로 채색한 동판화로 성홍열의 증상을 보여줌

비슷한 증상, 다른 질병

성홍열은 가벼운 감염부터 생명을 위협하는 감염에 이르기까지 여러 질병을 일으키는 세균 무리 가운데 하나인 화농성 연쇄상 구균(Streptococcus pyogenes)에 의해 발생한다. 화농성 연쇄상 구균의 여러 균주들이 일으키는 질병은 심각성 면에서 다양하다. 그 가운데서도 러시아와 동유럽은 20세기까지 특히 독성이 강한 성홍열에 시달렸다.

성홍열이 언제 어디서 어떻게 생겨나 인간을 감염시켰는지, 그리고 이 질병이 전 세계를 어떻게 가로질러 퍼져 나갔는지는 수수께끼로 남아 있다. 성홍열은 주로 겨울에 온대 기후 지역에서 발생한다. 거의 2,500년 전 고대 그리스로 거슬러 올라가면 이름이 비슷한 질병에 대한 기록이 있다. 성홍열은 영국에서 수 세기 동안 가볍게 유행했던 것으로 여겨지지만 디프테리아와 마찬가지로 인후통과 심한 고열을 일으키고 혀를 붓게 하며 대부분 어린이를 공격하기 때문에 초기에는 두 질병을 쉽게 구별하지 못했다.

또한 둘 다 전염성이 강하며 주로 공기 중의 작은 물방울을 통해 전파된다. 게다가 20세기 초에는 약 15~20%의 비슷한 사망률을 보였다. 1840년대 후반까지도 많은 의사들이 여전히 성홍열과 디프테리아가 같은 질병의 서로 다른 형태일 뿐이라고 여겼다. 하지만 몇몇 증상은 꽤 달랐고 두 질병을 일으키는 병원체도 상당히 달랐다. 성홍열 환자들은 사포처럼 거친 주홍색 발진이 생기는 게 특징이며 디프테리아와는 달리 목을 질식시키는 막이 생기지는 않았다(15쪽 참고).

하지만 성홍열의 붉은 발진은 홍역 환자에게 생기는 발진과 비슷해 혼란이 가중되었다. 이 문제를 해결하고자 애썼던 17세기 영국의 의사

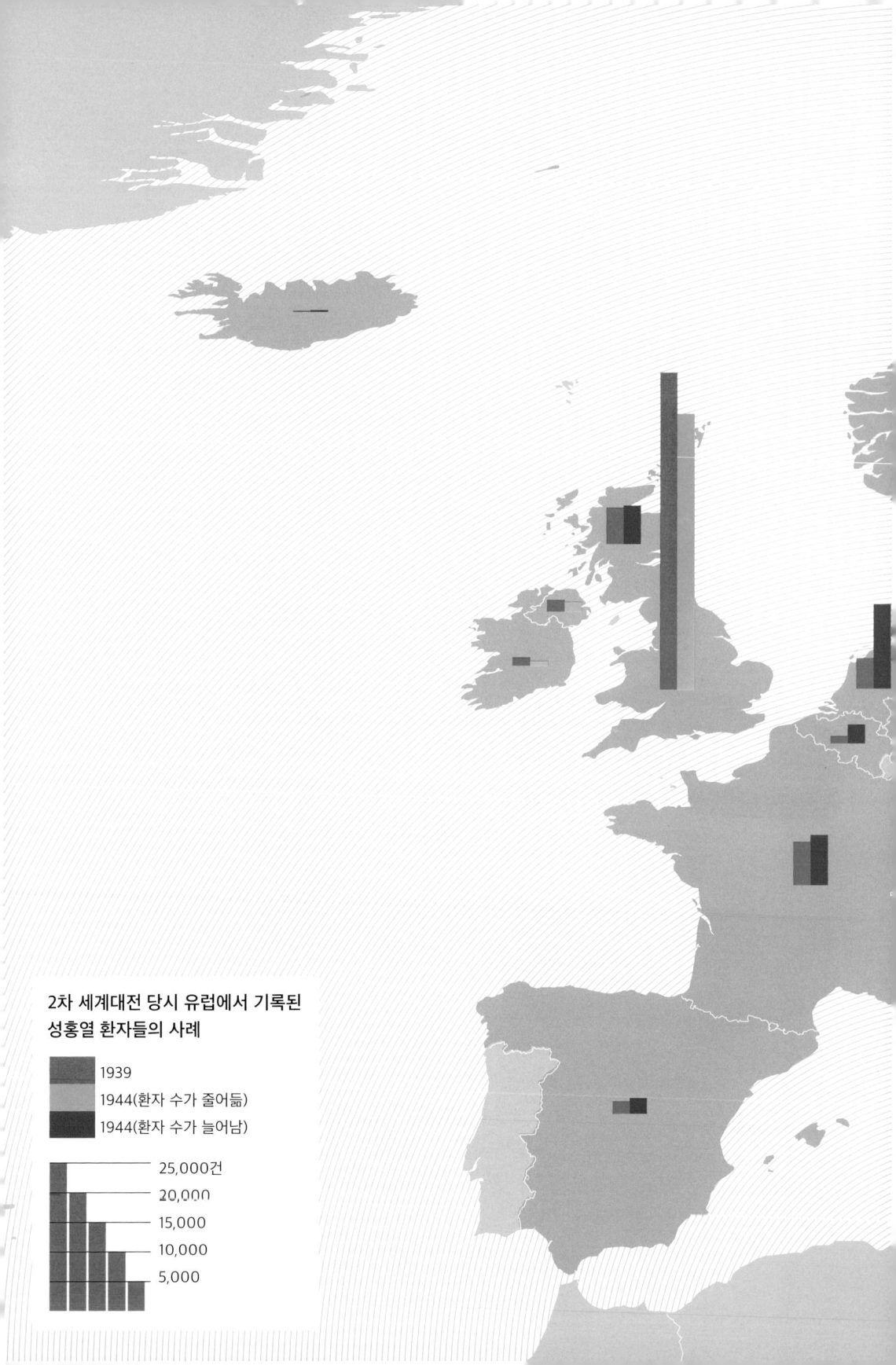

2차 세계대전 당시 유럽에서 기록된
성홍열 환자들의 사례

1939
1944(환자 수가 줄어듦)
1944(환자 수가 늘어남)

25,000건
20,000
15,000
10,000
5,000

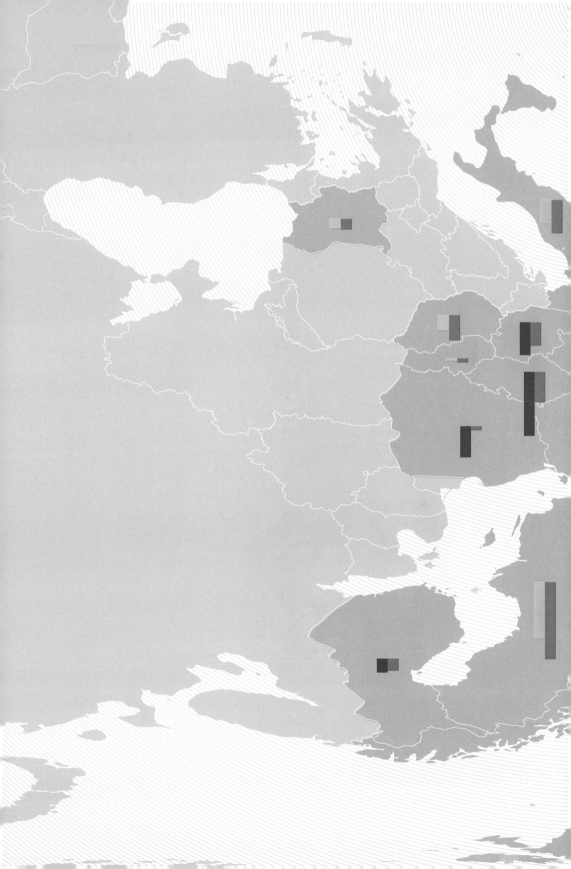

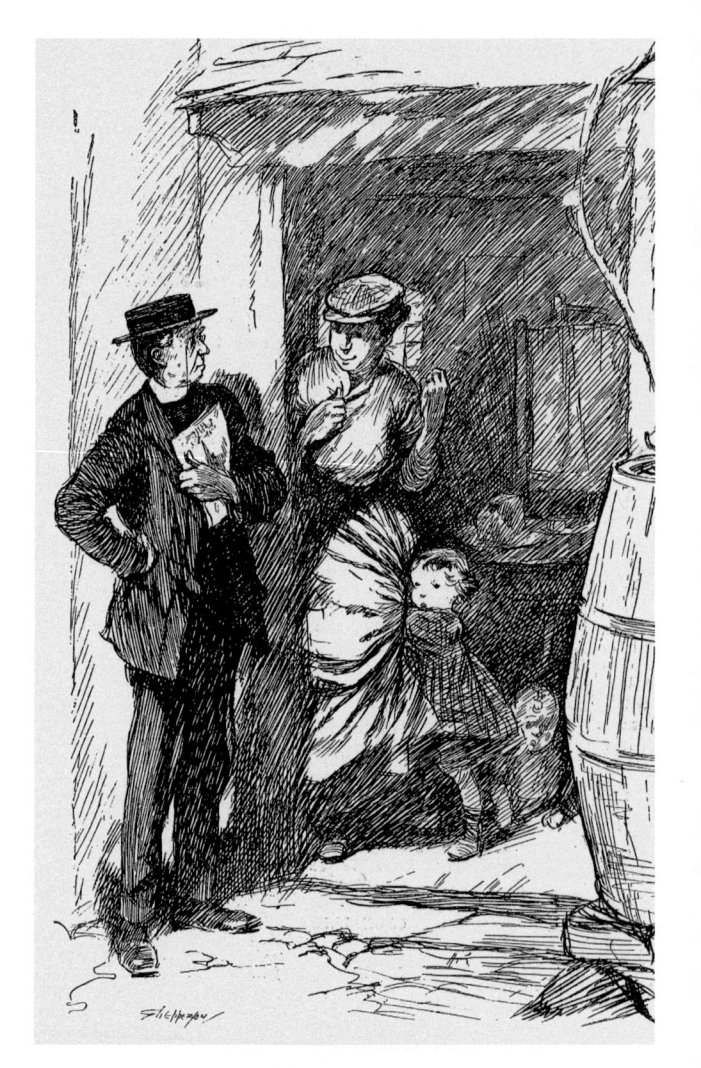

토머스 시드넘(Thomas Sydenham)은 이런 글을
남겼다. "성홍열 환자들은 피부 전체가 작고 붉
은 반점으로 덮여 있는데 이것은 홍역 환자들에
게 나타나는 반점보다 수가 많은 데다 크고 붉
으며, 균일하지 않다."

성홍열의 증상을 가장 처음 정확하게 묘사한
공로는 보통 10세기 페르시아의 의사 무함마
드 이븐 자카리야 알-라지에게 돌아간다. 16세

기에는 이탈리아의 의사 조반니 인그라시아
(Giovanni Ingrassia)가 1553년 팔레르모에서 유
행하던 이 질병을 다른 병과 구별되는 하나의
병으로 구별 짓고 붉은 발진에 대해 묘사했다.
인그라시아는 이 병을 '로살리아'라고 불렀지만
1676년 영국의 시드넘이 발진의 색을 가리키는
라틴어 단어인 '페브리스 스카를라티나' 또는
성홍열이라고 이름을 붙였다.

갑자기 많은 사람의 목숨을 빼앗다

17세기 초에는 성홍열이 상당히 드물게 발생하고 증상도 가벼웠으며 주로 작은 지역에서 발생해 몇몇 가정에 유행하는 데 그쳤다. 시드넘 역시 이 질병이 "바로 이전 여름의 더위 때문에 혈액이 약간 끓어오르면서 생기는" 데 지나지 않는다고 묘사하면서 큰 걱정으로 여기지 않았다. 시드넘은 의사들에게 사혈이나 관장을 해서 과도하게 치료하는 대신 고기를 먹거나 '온갖 종류의 증류주'를 마시게 하고 방에 머물되 반드시 침대에 누워 있을 필요는 없다고 권고했다.

하지만 시드넘이 연구 결과를 출간하자마자 성홍열은 유럽 전역의 마을과 도시에서 더 크게 번지기 시작했고, 1677년 덴마크, 1684년 스코틀랜드, 1735년 미국까지 퍼졌다. 세균이 변화를 겪으면서 이런 질병의 발생은 더 주기적으로 일어났고 치명적으로 바뀌었다. 영국에서 사망률은 18세기 후반 2%에서 1834년 15%로 증가했다. 일부 도시에서는 사망률이 30%를 넘기며 당대 가장 치명적인 질병으로 손꼽히게 되었다. 1901년 미국의 자선 사업가 존 D. 록펠러(John D. Rockefeller)의 손자가 성홍열로 사망했다. 이 사건은 전염병 연구 센터를 설립하려는 이 백만장자의 기존 계획에 탄력을 주었다.

20세기 초에는 보다 약한 변종이 나타났고 그에 따라 1920년대 중반에는 잉글랜드와 웨일스에서 성홍열에 따른 사망자 수가 연간 약 900명으로 떨어졌다. 호수도 마찬가지였다. 1833년 태즈메이니아에서 처음 발병한 이 질병은 1841년 빅토리아, 뉴사우스웨일스 주 순서로 전파되었고 이후 1910년경까지는 사람들의 목숨을 빼앗는 주요 원인으로 꼽혔지만 이후 사망자가 감소하기 시작했다.

영국에서는 2차 세계대전 동안 런던에서 공부하던 수천 명의 학생들이 독일의 대공습에서 탈출하기 위해 시골로 대피했다. 이때 보건 전문가들은 성홍열을 비롯한 전염병이 퍼졌던 전적이 있던 도시에서 어린이들을 대규모로 분산시키면 이전에 그런 질병에 거의 노출되지 않았던 시골 어린이들 사이에 감염이 확산될 수 있다고 경고했다. 아나나 다를까 2번의 큰 피난이 있었던 1939~1940년과 1944~1945년 사이에 런던 어린이들을 받아들인 14개 지역에서 성홍열과 디프테리아 발병률이 크게 증가했다.

과연 더 이상 위험하지 않을까?

비록 성홍열 백신은 아직 없지만 1940년대에 개발된 페니실린과 최근의 다른 항생제들 덕분에 이 질병은 더 이상 전 세계적인 사망 요인이 아니다. 그럼에도 가벼운 형태의 성홍열은 여전히 이따금 발생한다. 중국에서는 2002년 환자 수가 1만 5,234명에서 2015년 6만 2,830명으로 늘어났고, 2011년 성홍열이 유행하면서 중국, 홍콩, 마카오, 대만, 한국의 어린이 6만 7,358명이 감염됐다. 홍콩에서는 2017년 11월까지 거의 2,000건이 보고되었는데, 이것은 2016년 같은 기간에 비해 60% 가까이 증가한 수치다.

잉글랜드는 2014년 이후 환자 수가 가파르게 증가했고, 2016년에는 정부 기관인 영국 보건국이 심각한 성홍열 감염자가 소폭 증가했다고 보고하면서 상황을 면밀하게 주시하는 중이라고 발표했다. 2018년 2월, 다시 한 번 성홍열 환자가 '이례적으로 증가'하며 의사들을 긴장하게 했다. 이러한 증가세가 나타난 이유는 대중의 면역력 감소, 보다 강한 균주의 등장, 그리고 이 두 가지의 조합이라고 추정된다.

사스

||||||||||||||||

병원체	중증급성호흡기증후군 코로나바이러스(SARS-CoV)
전파	완전히 밝혀지지는 않았지만 감염된 사람에게 가까이 접촉해 전파되는 것으로 추정됨. 주로 호흡기를 통해서 퍼지고 오염된 물체 표면과 접촉해서도 전염됨
증상	독감과 비슷한 열, 권태감, 근육통, 두통, 설사, 오한
발병률	2004년 이후 2018년 중반까지 보고되지 않음
발생 지역	현재 사례가 보고되지 않았지만 발생해서 전 세계로 퍼질 가능성이 있음
예방	병이 새로 발생하면 빠르게 보고하고 타인과 접촉하지 못하도록 감염된 환자를 격리
치료	이 병에 대한 치료제는 없지만 일반적인 항바이러스제와 처치를 통해 호흡을 돕고 폐렴을 예방하거나 치료하며 폐의 붓기를 감소시킬 수 있음
국제적 대응 전략	새로운 발병에 대한 전 세계적인 감시 체제를 발동하고 새로운 환자나 감염 사례를 빠르게 보고함

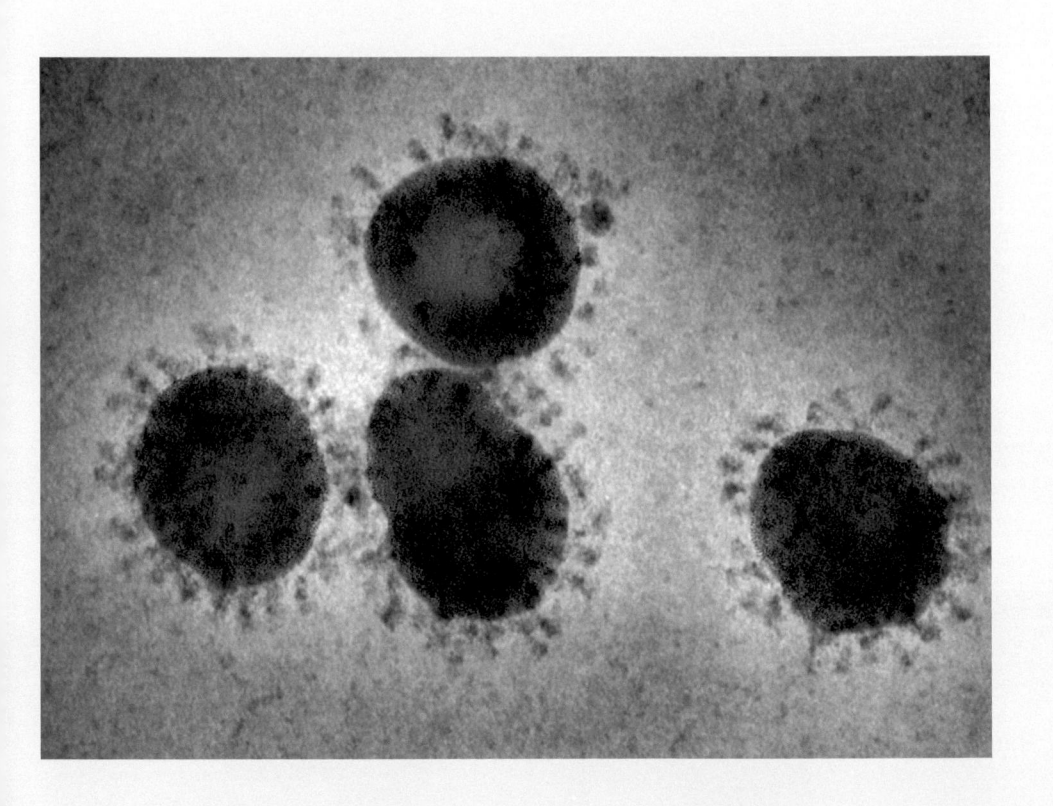

사스를 일으키는
코로나바이러스의 현미경 사진.

2002년 11월 16일, 중국 남부 광둥성의 한 농장에서 온 한 젊은이가 특이한 형태의 폐렴을 앓으며 포산 1호 인민 병원에 입원했다. 그리고 어떻게, 왜 그런 병에 걸렸는지는 밝혀지지 않았지만 젊은이는 회복되었다. 이후 몇 주에 걸쳐 더 많은 사람들이 똑같은 증상을 보였지만 모두 이 젊은이처럼 운이 좋지는 않아 여러 명이 사망했다.

동양을 중심으로 빠른 확산

세 달이 지나 최근 광둥성에서 발생한 환자들 가운데 일부를 치료했던 한 의료 종사자가 결혼식 참석차 홍콩에 갔다. 하지만 메트로폴 호텔에 체크인하면서 병세를 보이기 시작해 며칠 뒤에 사망했다. 그로부터 24시간도 안 되어 이 질병은 동료 손님 가운데 몇 명에게 퍼졌고 그 가운데는 78세의 캐나다 여성도 있었다. 이틀 뒤 이 여성은 고향인 토론토에 도착했다가 폐렴과 비슷한 증상을 보였고, 3월 5일 사망했다. 이후 몇 주 동안 이 도시에 언론의 요란한 보도가 이어졌고 캐

나다에서 약 400명이 비슷한 증상을 겪었다. 그리고 토론토 주민 2만 5,000명이 격리 수용되었으며 그 가운데 44명이 사망했다.

메트로폴 호텔에 묵었던 손님 가운데는 중국계 미국인 사업가 조니 첸(Johnny Chen)이 있었다. 첸은 베트남행 비행기 안에서 증상을 보여 하노이의 한 병원에 입원했다가 숨졌고 의료진을 비롯한 다른 환자들에게까지 번졌다. 당시 WHO의 전염병 전문가인 이탈리아 의사 카를로 우르바니(Carlo Urbani)는 하노이에서 일하고 있었다. 우르바니는 의료진이 완전히 새로운 감염병을 다루고 있다고 결론지었고 WHO에 그 내용을 경고했으며 자신도 이 병에 걸려 사망했다.

2003년 3월 중순, 런던에 본부를 둔《선데이 타임스》는 '살인자 세균이 유럽에 도착한다'는 헤드라인 아래 뉴욕에서 싱가포르로 향하는 비행기에 탑승한 승객 150명 이상이 '기존의 치료

아래쪽 사스에 걸린 한 환자의 흉부 엑스선 사진

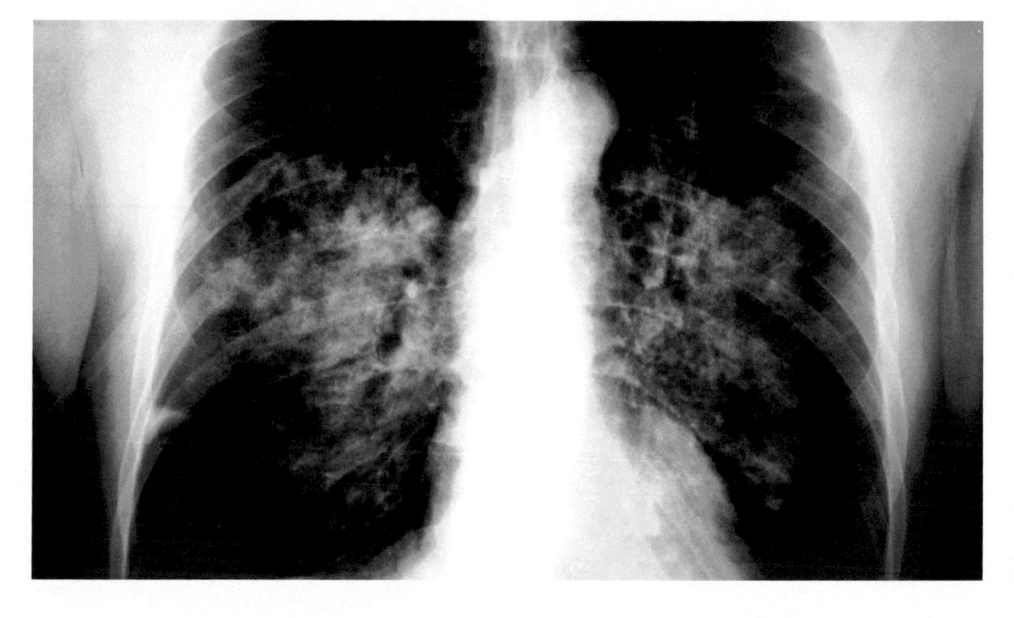

에 반응하지 않는 새로운 형태의 폐렴'에 노출되었을지 모른다는 우려 때문에 프랑크푸르트에 격리된 상태라고 보도했다. 전염병이 유행하는 시기에 사람들을 격리하는 것은 가장 오래되었으면서도 논란이 많은 공중보건 조치였지만 백신도 없고 불확실성과 맞닥뜨린 상황에서 당국은 21세기에도 여전히 이 관행에 의지했다.

이후 3월 셋째 주까지 이탈리아, 아일랜드, 미국, 싱가포르를 비롯한 13개 국가에서 350명의 의심 환자가 발생했다. 2주 뒤 그 숫자는 18개 국으로 증가했고, 2,400명 이상의 환자와 89명의 사망자가 나왔다. WHO는 다국적 전문가 팀을 중국에 파견해 조사를 벌였고, 미국은 개인을 격리할 수 있는 질병 목록에 사스를 추가했다.

국제적인 대응

WHO에 따르면 우르바니의 행동은 여러 새로운 감염 사례를 초기에 확인하고 여러 사람을 감염시키기 전에 환자들을 격리할 수 있게 했다. 이후 WHO는 전 세계 의사들에게 사스를 조심하라고 경보를 발령했다. 여기서 국제 보건 규약(IHR)이 중요한 역할을 했다. 이 규약은 콜레라, 페스트, 황열병, 천연두 등을 감시하고 통제하기 위해 1969년에 도입되었으며 2005년 WHO는 사스의 유행 이후 새롭게 등장하거나 다시 나타난 질병들을 다루기 위해 규약을 개정했다.

우르바니가 병에 걸리기 2주 전, 중국 보건부는 광둥성에서 '알 수 없는 원인에 의한 급성 호흡기 증후군'의 사례 305건을 보고했다. 그 결과 5명이 목숨을 잃었다. 3일 뒤 중국은 첫 사례가 기존에 알려졌던 것보다 4개월 일찍 발견되었다고 실토했다. 그리고 2월 말, WHO는 중증급성호흡기증후군, 영어 약자로 SARS로 알려지게 된 이 증상을 공식적으로 인정했다.

중국 정부는 발병 보고가 지연된 점을 사과하고 '국민 보건 정보와 조기 경보에 중점을 둔 국가 비상 의료 메커니즘을 즉각 확립'하겠다고 발표했다. 그리고 사람들이 감염된 동물을 잡아먹으면 사스에 전염될 수 있다는 우려 때문에 중국 남부와 홍콩의 육류 시장은 폐쇄되었다.

4월 22일 환자 수가 줄어들기 시작했지만 미국 질병통제예방센터(CDC)는 '이 질병이 어디로 향하고 있는지, 궁극적으로 얼마나 크게 확산될지 예측하기란 불가능하다'고 경고했다.

보건상의 위험뿐만 아니라 이 질병은 경제적인 영향을 끼치기 시작했다. 4월 말까지 태국의 관광객은 70%, 싱가포르는 60% 감소했다. 영국 외무부는 홍콩을 비롯한 중국의 일부 지역, 그리고 토론토로 여행하지 말 것을 권고했다.

치명적이고 새로운 코로나바이러스

2003년 4월에는 홍콩의 연구원들이 코로나바이러스의 한 종류인 새로운 유형의 바이러스가 사스를 일으켰을 것이라는 논문을 발표했다. '코로나'란 라틴어로 '왕관' 또는 '후광'을 뜻하는데 병원체 표면에 왕관 모양의 스파이크가 있기 때문에 이런 이름이 붙었다. 이 SARS-CoV라는 특정 코로나바이러스는 이전까지만 해도 사람이나 동물에서 볼 수 없었던 것으로 보인다.

코로나바이러스는 흔한 데다 대부분은 위험하지 않다. 하지만 사스 바이러스는 치명적일 수 있다. 사스는 주로 감염자와의 긴밀한 접촉을 통해 전염된다고 알려져 있는데 입맞춤과 신체적인 맞닿음, 식기를 공유하는 행동이 포함된다. 1미터 반경에 같이 있어도 감염될 수 있다. 이 바이러스는 감염된 사람이 기침이나 재채기를

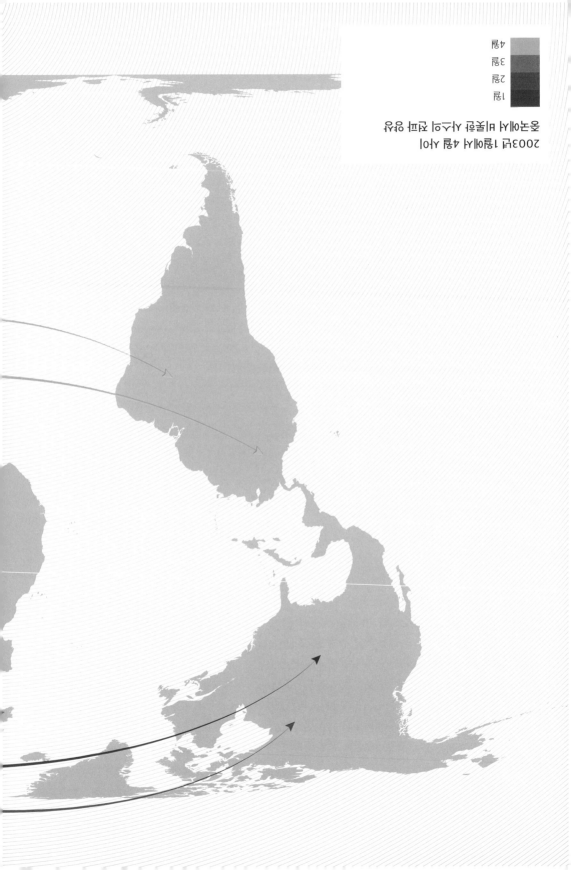

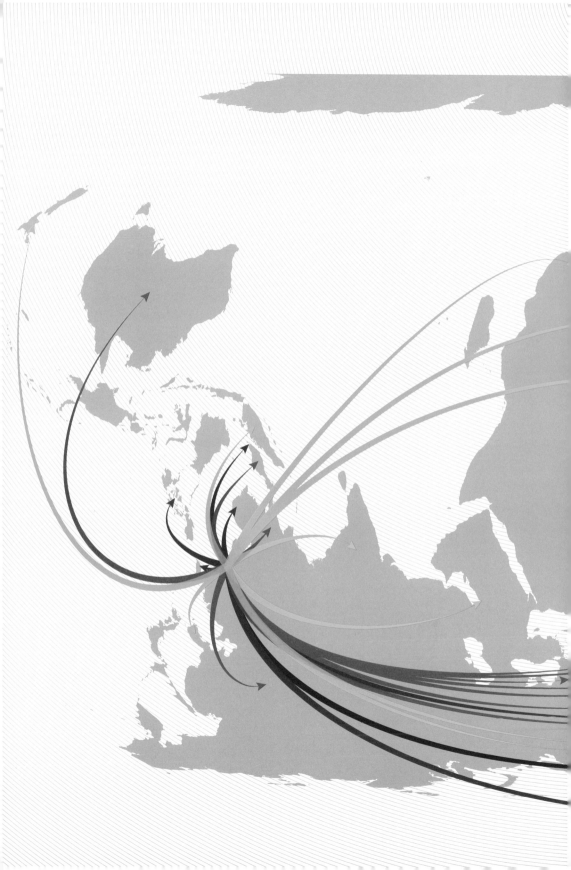

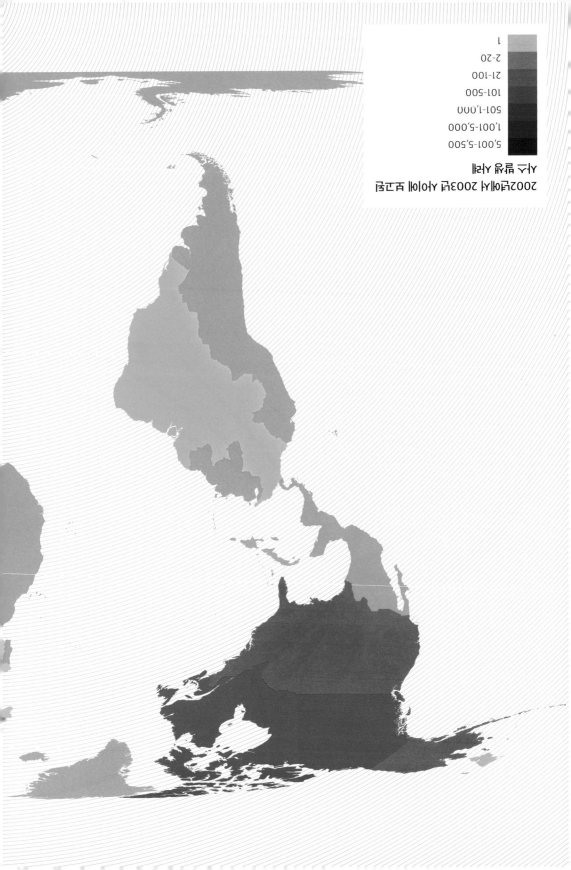

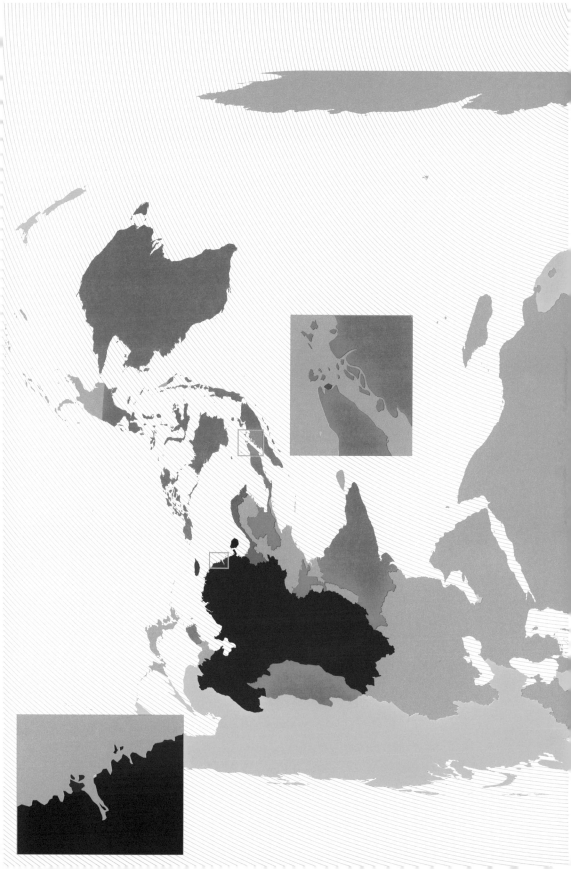

할 때 공기 중에 퍼지는 작은 물방울을 통해 전파된다. 바이러스가 오염된 물체 표면을 만지고 난 뒤 입이나 코, 눈을 만져도 전염될 수 있다. 어쩌면 공기를 통해 더 광범위하게 퍼지거나 아직 알려지지 않은 방식으로 전파될지도 모른다.

2003년 4월 23일에는 베이징 외곽에 사스 환자를 수용하기 위한 1,000병상 규모의 새 병원이 착공되었다. 이 샤오탕샨 병원은 빠르게 완공되었지만 환자 680명만 치료했다. 6월 말까지 WHO는 중국 경보를 해제했고 7월 초에는 그동안 사스 환자가 발생했던 모든 국가가 이제 이 질병에서 자유롭다고 발표했다. 북아메리카와 남아메리카, 유럽, 아시아 각국을 강타해 8,098명이 감염되고 774명이 사망했던 사스 범유행은 시작된 지 얼마 되지 않아 끝났다.

사스의 기원을 포함해 이 질병에 대해서는 아직 알려진 바가 적다. 그러다가 병이 발생하기 시작한 중국의 한 지역에서 포획된 사향고양이에서 사스 바이러스와 유사한 바이러스가 발견되었다는 사실이 발표되자, 중국 정부는 오소리와 너구리를 비롯해 1만 마리 이상의 사향고양이를 도살하기 시작했다. 중국관박쥐 또한 병을 옮길 가능성이 있다고 추측되었다.

메르스의 출현

2004년 이후 2018년 초까지 사스 발생 사례는 보고되지 않았다. 2012년 미국은 사스를 '선택된 인자'라고 선언했는데, 사스가 공중보건과 안전에 심각한 위협을 줄 가능성이 있다는 의미였다. 같은 해 사우디아라비아에서 또 다른 새로운 코로나바이러스가 등장했다. 제다의 한 병원에서 급성 폐렴과 장기부전으로 환자 한 명이 사망했다. 의사들은 병원체가 무엇인지 확인할

수 없어 환자의 가래 샘플을 네덜란드 실험실에 보냈고 여기서 중동호흡기증후군, 즉 메르스(MERS)를 일으키는 코로나바이러스(MERS-CoV)가 범인이라는 사실이 밝혀졌다. 사스와 비슷한 질병인 메르스는 사망률이 거의 40%에 이른다.

2018년 초까지 미국, 이란, 필리핀을 비롯해 영국을 포함한 유럽의 여러 나라 등 27개국이 메르스 감염 사례를 보고했다. 하지만 전체 사례의 약 80%는 사우디아라비아에서 발생했으며, 감염된 단봉낙타와 인간으로부터 병이 전파되었으리라 여겨진다. 메르스는 낙타로 퍼지기 전에 박쥐에서 처음 유래했을 가능성이 있다. 중동 이외 지역에서 발생한 환자들도 대개 이 지역을 여행했다가 감염되었다. WHO는 모든 국가에 메르스를 조심하라고 경고했는데, 중동에서 많은 사람이 드나드는 나라는 특히 더 그랬다. WHO는 '가장 효과적인 국제적 준비와 대응법을 사람들에게 알리기 위해 확인된 사례와 가능성 있는 사례를 다 보고하고 병에 대한 대처 방법을 개략적으로 설명하도록' 했다.

인간에게 흔한 감기를 일으키는 코로나바이러스가 수 세기 동안 가벼운 증세를 일으키다가 어떻게, 왜 새롭고 치명적인 바이러스가 되었는지의 문제는 '골치 아픈 질문'이었다. 이후 새롭고 치명적인 또 다른 질병이 금세 뒤따랐다.

COVID-19의 발생

2019년 12월 31일, 중국은 우한에서 몇 가지 특이한 폐렴 사례가 발생했다고 보고했다. 어떤 병원체가 이런 증상을 일으켰는지 밝혀지지 않았다. 일주일 뒤 WHO는 새로운 코로나바이러스인 2019-nCoV가 발견되었다고 발표했다. 이후 중국은 2019년 코로나바이러스에 따른 질병인

COVID-19로 첫 사망자가 발생했다고 보고했다.

그리고 2020년 1월 30일 중국의 사망자 수가 170명으로 급증하고 전국적으로 7,711명이 확진을 받으면서 WHO는 이번 발병을 공중보건 비상사태라 국제 사회에 선포했다. 다른 18개국에서도 83건의 사례가 보고되었다.

이때 첫 번째 희생양 가운데 상당수가 해산물을 비롯한 살아 있는 동물을 사고파는 시장과 연관이 있었던 만큼 이 병이 동물에서 사람으로 감염될 가능성이 있었지만, 이후로 이런 연관성이 없는 환자도 늘면서 사람에서 사람으로 향하는 확산이 두드러졌다. 머지않아 몇몇 국가에서는 지역 사회에 이 질병이 전파되었다. 다시 말해 감염자들이 어디서 어떻게 병에 노출되었는지 알 수가 없었다. 여행자들은 최악의 피해를 입은 지역을 방문하지 말라는 경고를 받았다.

2020년 3월까지 20개가 넘는 백신이 개발되는 중이었지만 이 새로운 질병에 대한 효과적인 치료법도, 제대로 된 백신도 없었다. 그러는 동안 정부의 전략은 봉쇄였다. 손을 자주 씻고 기침이나 재채기를 하는 사람과 최소한 1미터 거리를 두라는 지침이 내려졌다. 주요 전파 수단은 공기 중의 물방울을 호흡기로 들이마시는 것이지만, 감염된 물체 표면을 만져서 전파될 수도 있었다. 또 발열, 기침, 호흡곤란 등의 증상이 있는 사람은 치료를 받되 최대 14일의 잠복기 동안 자가 격리를 하라는 지시를 받았다.

많은 나라들이 중국에서 들어오는 승객이나 환자와 접촉한 사람들을 검사하고 격리하기 시작했다. 그리고 엄격한 검역 절차가 시행된 중국에서는 곧 새로운 감염자 수가 줄어들었다. 하지만 그러는 동안 수술용 마스크와 인공호흡기, 보호복 가격이 급등했다. WHO는 매달 전 세계적

으로 8,900만 개의 의료용 마스크와 7,600만 개의 검사용 장갑, 160만 개의 고글이 필요할 것이라 추산하고 생산량을 늘리라고 촉구했다. 그에 따른 우려는 보건이나 사회적인 범위를 넘어섰다. 기업이 문을 닫고 일손의 상당수가 활동을 중단하면서 경제학자들은 세계적인 금융위기가 올지도 모른다고 예견했다.

중국이 발병 사례를 보고한지 2달 뒤, WHO는 전 세계 6개 지역을 통틀어 82개국에서 환자가 발생했다는 사실을 확인했다. 이탈리아와 이란은 특히 심한 타격을 받았다. 당국은 축제와 스포츠 행사를 취소했으며 학교를 폐쇄하거나 마을 전체를 격리하고 식료품 사재기를 자제하라고 경고했다. 이들 국가에서는 사람들의 집단적인 공포를 유발하지 않으면서도 필요한 조치를 이행하는 균형을 잡아야 했다.

3월 3일, WHO 사무총장 테드로스 아드하놈 게브레예수스(Tedros Adhanom Ghebreyesus)는 전 세계적으로 이 질병의 환자 수가 9만 893명에 달했고 사망자 수가 3,110명이 되었다고 발표했다. 또한 전 세계적인 사망률을 2%에서 3.4%로 상향 조정했다. 게브레예수스에 따르면 COVID-19는 독감보다는 전파 속도가 효율적이지 않지만 대신 더욱 심각한 증상을 유발했다. 하지만 독감과 달리 이 질병은 억제될 수 있었다.

게브레에수스는 사람들을 안심시키려고 애썼다. "공포는 위협적인 상황에 대한 인간의 자연적인 반응이다. 완전히 이해하지 못하는 위협인 경우에 특히 그렇다. 그렇지만 이 바이러스에 대해 점점 더 많이 알아내고 있다." 하지만 아직까지도 최종 결과가 어떨지는 아무도 예측할 수 없는 상황이다.*(*여기 실린 COVID-19에 대한 정보는 2020년 3월 5일까지 밝혀진 내용임)

천연두

||||||||||||||||||

병원체	천연두바이러스
전파	호흡기를 통해 전파되거나 감염자의 발진에서 나온 고름을 통해 전염됨
증상	고열이 발생하고 농포성 발진이 영구적인 자국을 남김
발병률	1979년에 박멸됨. 인간에게 퍼지는 감염병 가운데 유일하게 박멸된 질환임
예방	백신이 큰 효과를 보임
치료	효과가 있다고 증명된 처치법은 없지만 몇몇 항바이러스제가 어느 정도 도움이 됨

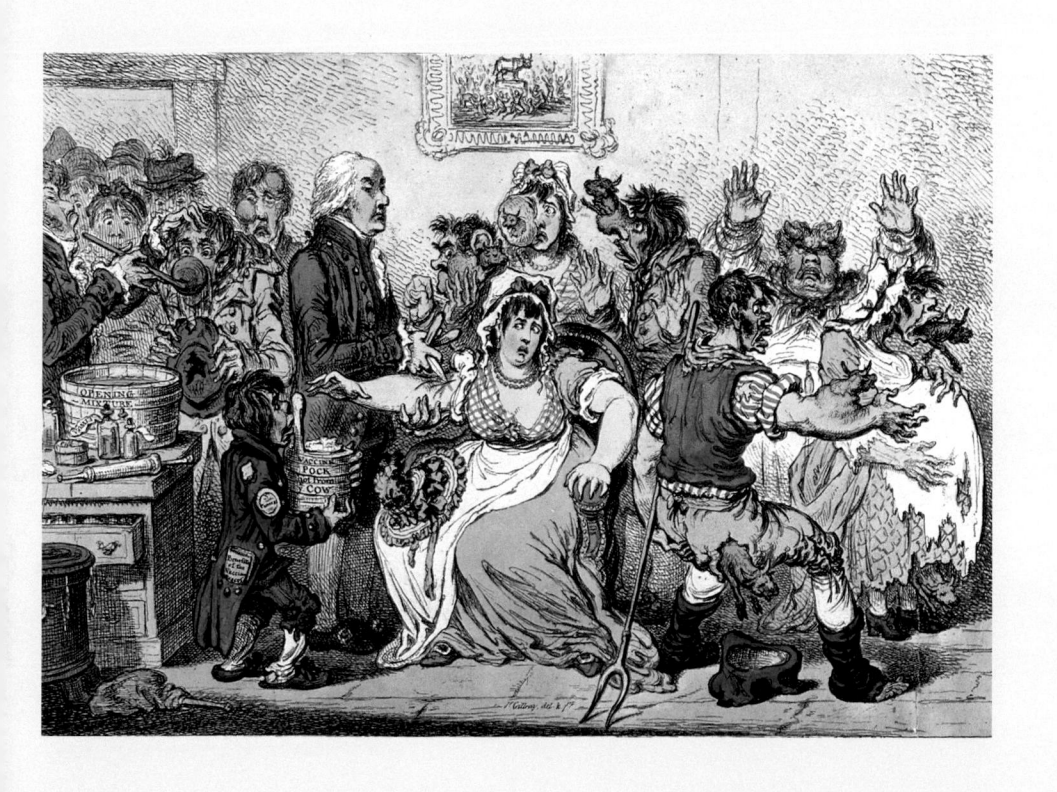

에드워드 제너가 환자에게 백신을 접종하는
모습을 그린 1802년의 캐리커처.
환자들은 해부학적인 인체의 여러 부분에서
소의 머리가 돋아나는 모습으로 그려졌음.

고대 삽화를 보면 힌두교의 여신인 시탈라는 당나귀에 앉아 있고 4개의 손 가운데 한 손으로는 그릇을 든 모습으로 그려진다. 여러 판본의 신화 가운데 하나에 따르면 이 힌두 여신은 자신이 렌즈콩을 갖고 다니는 한, 언제나 사람들에게 숭배를 받을 것이라고 말한다. 하지만 시탈라가 동료인 열병의 악마와 함께 여행을 떠나는 동안 콩은 무슨 일인지 천연두균으로 변해 마주치는 모든 사람들을 감염시킨다. 몇몇 아시아 종교와 문화권에서 천연두의 여신으로 여겨지는 시탈라는 이 병의 원인이면서 치료약을 제공한다고 여겨진다.

비록 수 세기 동안 페스트나 발진티푸스 같은 질병들이 파괴적인 위력이 있다는 사실이 알려졌지만 기록이나 설화 속에서 천연두는 치명적인 여러 질병들 사이에서도 독특한 위치를 보여준다. 하지만 더 나아가 천연두는 보다 고무적인 차이점이 있다. 바로 지구상에서 완전히 추방된 첫 번째 전염성 인간 질병이라는 점이다.

천연두는 천연두 바이러스에 의해 일어나는 급성 전염병이다. 라틴어로 '점박이'를 뜻하는 단어에서 이름이 유래했으며 최고조로 맹위를 떨쳤던 17세기와 18세기에는 사람들에게 얼룩무늬 같은 발진을 일으키는 괴물로 알려졌다. 과학자들은 이 바이러스가 약 1만 년 전에 아프리카의 설치류를 감염시켰던 바이러스에서 진화했을 가능성이 있다고 생각한다. 이 바이러스는 크게 대두창 바이러스와 소두창 바이러스로 나뉜다. 보다 우세한 풍토병 균주인 대두창 바이러스는 18세기 말 유럽에서 연간 약 40만 명의 사망자를 발생시켰다.

문명: 질병의 번식지

인간은 이 바이러스의 유일한 자연적인 증식 장소(병원소)였기 때문에 동물 매개체가 없는 상태에서 풍토성 천연두가 자리를 잡기 위해서는 인구가 특정 숫자에 도달해야 했다. 사람들이 모여 살기 시작한 이집트나 인도, 중국의 강 계곡은 천연두 같은 질병의 번식처가 되었다.

감염은 공기 중으로 퍼졌고 감염된 사람과 건강한 사람의 대면 접촉으로 코나 목의 작은 물방울을 통해 전염되었다. 때로는 보다 먼 거리를 이동하기도 했고 환자의 이부자리 같은 물체와의 접촉으로 전파되기도 했다.

기원전 1157년에 사망한 이집트의 왕 람세스 5세의 미라를 보면 얼굴에 병변이 있는 것으로 보아 천연두에 걸렸거나 이 병으로 사망했을 가능성이 있다. 중국에서도 천연두와 비슷한 질병에 대한 고대 기록이 있는데 기원전 1112년에 작성된 이 글에는 천연두를 '무서운 전염병'이라고 묘사한다. 하지만 천연두가 정확히 언제 중국에 유입되었는지는 논란이 있다. 4세기의 의사 갈홍에 따르면, 그 시점은 기원후 25~49년으로 거슬러 올라간다.

또 다른 가설은 이 병이 7세기 인도에서 등장했다는 것이다. 하지만 천연두를 최초로 명확하게 언급한 공로는 보통 10세기 페르시아의 의사 무함마드 이븐 자카리야 알-라지에게 돌아간다.

서양에서는 천연두가 기원전 430년에 아테네를 강타해 알려지지 않은 숫자의 사람들을 죽인 전염병으로 의심받고 있다. 또한 1세기 로마에서 1만 명의 목숨을 빼앗은 '안토니우스 역병'의 정체도 천연두였을지 모른다고 여겨진다. 이 전염병은 이후 로마 제국을 거쳐 북아프리카, 서아시아, 유럽의 다른 여러 지역으로 전파되어 약 500만 명의 사망자를 발생시켰다.

그 뒤에도 4세기 시리아를 비롯한 중동에서

공기로 전파되다

이 병이 점점 주기적으로 유행하기 시작했을 가능성이 있고 프랑스와 이탈리아에서도 570년에 병이 돌았다고 여겨진다. 하지만 그보다 이 병은 8세기에 일본에서 보다 확실히 유행했다.

이동의 증가와 병의 확산

다른 많은 전염병들이 그렇듯 천연두의 역사는 수 세기에 걸친 침략, 탐험, 무역, 그리고 문명의 성장과 관련이 있다. 천연두는 8세기 중국이나 한국과의 무역을 통해 일본에 도입되었으며, 아랍의 침략자들은 북아프리카와 이베리아 반도에 병을 퍼뜨렸다. 300년 뒤에는 십자군과 함께 유럽 더 깊은 곳까지 퍼졌고 포르투갈의 식민지 개척자들은 서아프리카에 병을 확산시켰다.

역사학자들은 16세기 초 비교적 적은 수의 정복자들이 아즈텍과 잉카 왕국을 정복할 수 있었던 이유가 바로 천연두와 홍역이 신대륙에 미친 파괴적인 영향 때문일지도 모른다고 여긴다. 스페인 사람들이 페루와 멕시코에 발을 내디딘 이후 수십 년 동안 천연두 사망자는 350만 명에 이르렀다. 같은 세기에 노예무역은 카리브해, 중앙아메리카와 남아메리카에 질병을 가져왔다. 그리고 17세기 유럽인들은 북아메리카에, 18세기 영국 탐험가들은 호주에 각각 병을 도입했다.

1789년 영국인들이 호주에 도착한 지 1년이 지난 시점에서 천연두는 뉴사우스웨일스 지역에 살던 원주민들을 단 한 달 만에 휩쓸었다. 이제 천연두는 서방 세계에서 가장 파괴적인 질병이라는 반갑지 않은 지위에 올랐다. 다른 전염병들과 달리 천연두는 부와 계급을 가리지 않고 공격했다. 희생자 가운데는 영국, 프랑스, 러시아, 스페인, 스웨덴의 왕족이 포함되었다.

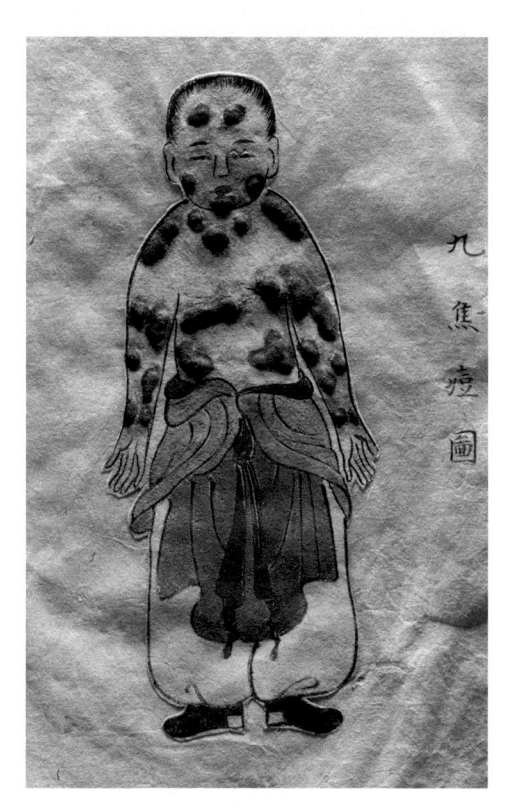

위쪽 특별한 질감이 나는 수채화 기법으로 천연두 환자를 묘사한 1720년경 일본의 한 그림

1526년 엘리자베스 1세가 이 병에 걸려 위독해졌다가 회복되었지만 1694년 잉글랜드 윌리엄 3세의 아내 메리 여왕이, 1711년 프랑스의 황태자 루이, 프랑수아 1세의 형제자매 3명, 신성로마제국의 황제가 된 오스트리아의 요제프 황제가 천연두로 세상을 떠났다(요제프 황제는 살아남는다면 불륜을 그만두겠다고 아내에게 약속했다고 전해진다).

1707년에는 1년 동안 천연두 때문에 아이슬란드의 인구 5만 명 가운데 1만 8,000여 명이 몰살되었고, 18세기 후반에는 미국 매사추세츠 주 보스턴에 천연두 유행이 8번이나 돌았다.

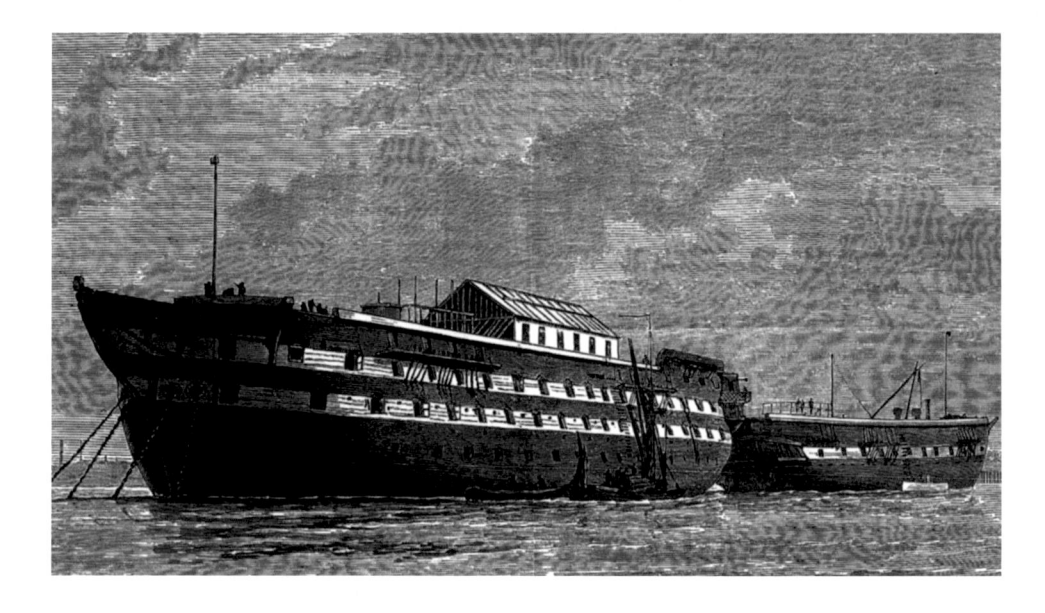

위쪽 1880년대 영국 뎁트퍼드 크리크에서 천연두 환자들의 격리 병동으로 활용되었던 선박인 아틀라스 호와 엔디미온 호

백신 접종을 시작하다

하지만 천연두가 최고조에 달하면서 의학적으로 큰 발전이 있었다. 이 질병을 물리치게 할 뿐만 아니라 다른 치명적인 전염병들을 통제하는 데도 도움을 줄 발전이었다. 바로 예방 접종이다. 미래의 병원체 공격을 물리치기 위해 약한 질병을 일으켜 인체가 항체를 생산하도록 자극하는 예방 접종은 수 세기 동안 아시아와 아프리카 등지에서 천연두를 치료하는 데 쓰였다. 가벼운 질환에 걸린 감염자의 농포에서 감염된 성분을 채취해 건강한 사람의 피부 상처에 스치듯 넣거나 들이마시게 하는 방식이었다. 원리는 문제가 없었지만 초기의 다소 비과학적인 방법은 재앙에 가까운 결과를 낳을 수 있었다.

1714년 에마누엘 티모니우스(Emanuel Timonius) 박사는 런던 왕립학회에서 지난 40년 동안 콘스탄티노플(이스탄불)에서 접종이 시행되었고 '만족할 만한 성공'을 거뒀다고 했다. 또 보스턴의 코튼 매더(Cotton Mather) 목사는 다음과 같이 술회했다.

꽤 영리한 나의 흑인 노예 오네시무스에게 천연두를 앓은 적이 있냐고 묻자 그는 이전에 그 병에 걸렸고 이후에 영원히 그 병에 걸리지 않을 시술을 받았다고 대답하며 팔뚝에 남은 상처를 보여 주었다.

오네시무스는 지금의 리비아 남부 출신이었다. 메리 워틀리 몬터규(Mary Wortley Montagu) 부인은 영국이 천연두 접종을 받아들이는 데 중요한 역할을 했다. 몬터규 부인 역시 이 방식을 터키에서 우연히 접했다. 1721년 의료 윤리 측면에서는 아쉽지만, 뉴게이트 감옥에 수감된 7명의 사형수들이 접종 실험에 참여하면 사형을 면제받을 기회를 얻었다. 놀랍게도 사형수들은 다들

공기로 전파되다

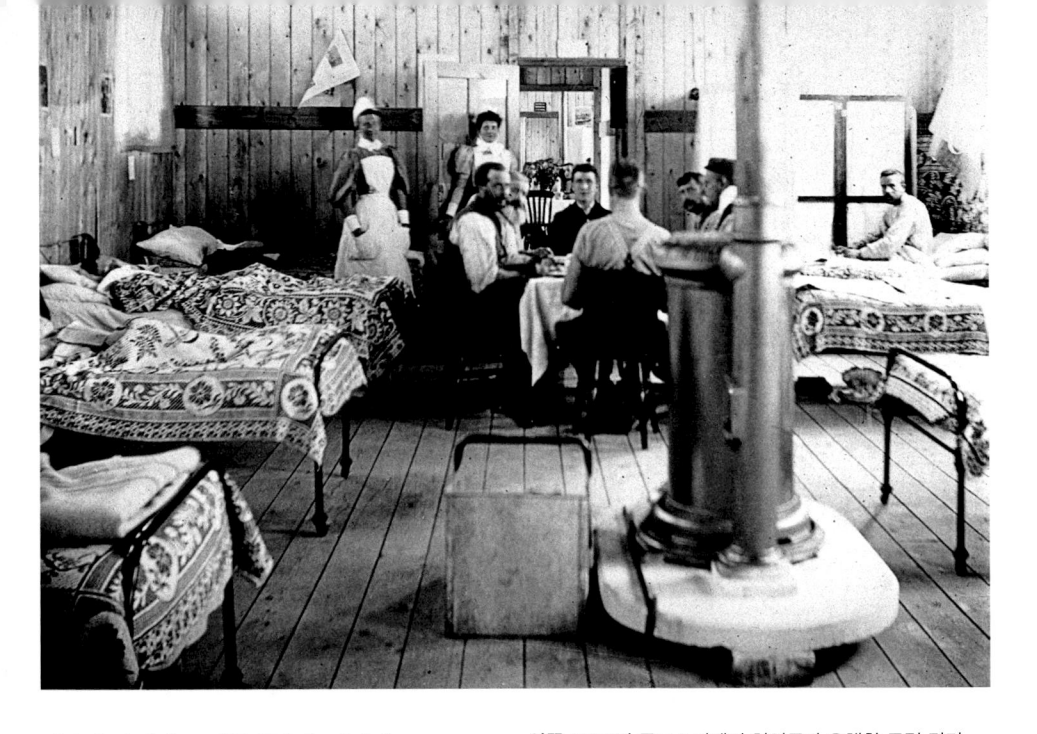

접종에 동의했고 전부 목숨을 건졌다.

그 후 1796년 영국 의사 에드워드 제너(Edward Jenner)는 더 높은 수준의 시술을 시험했다. 제너는 글로스터셔에서 자랐는데 시골 사람들은 오래전부터 우유 배달부들 사이에서 흔한 우두라는 가벼운 질병이 천연두를 예방한다는 사실을 알았다. 오늘날은 상상조차 하지 못할 유명한 실험을 통해 제너는 정원사의 아들인 8살 제임스 핍스에게 천연두가 아닌 우두를 접종한 다음 여러 차례에 걸쳐 천연두에 노출시켰다. 그 결과 다행스럽게도 소년 제임스는 천연두에 걸리지 않았다. 이 시술은 소를 뜻하는 라틴어 단어인 '바카(vacca)'에서 따와 백신이라는 이름이 붙었다. 초기에는 회의적인 반응이 있었지만 이는 널리 전파되었다. 1804년부터 1814년 사이에 러시아에서만 200만 명이 백신을 접종했다.

천연두의 박멸
이후 각 나라의 방방곡곡에서 천연두는 사라지

위쪽 1896년 글로스터에서 천연두가 유행할 무렵 격리 병원의 한 병동

기 시작했다. 1872년에 가장 먼저 이 병이 없어진 나라는 인구가 작고 고립된 아이슬란드였고 1934년에는 영국이, 1952년에는 북아메리카가 그 뒤를 이었다. 미국은 1947년에 천연두가 발생한 이후 전 세계에서 가장 광범위한 백신 프로그램이 도입되었으며 이것은 공중보건 관련 계획과 실천의 모범 사례로 간주된다. 그리고 1953년 포르투갈에서 천연두가 사라지면서 유럽 대륙 또한 이 질병에서 벗어났다.

20세기 중반까지 선진국에서는 천연두를 없애기 위해 백신과 국경에서의 단속을 이어갔지만 그래도 아직 이 질병은 위험 요인으로 남아 있었다. 1962년에는 파키스탄에서 병에 감염된 여행객이 들어오며 영국과 웨일스에서 2번에 걸쳐 천연두가 발생해 카디프에서 19명이 사망하고 브래드퍼드에서 6명이 사망했다. 그 결과 이

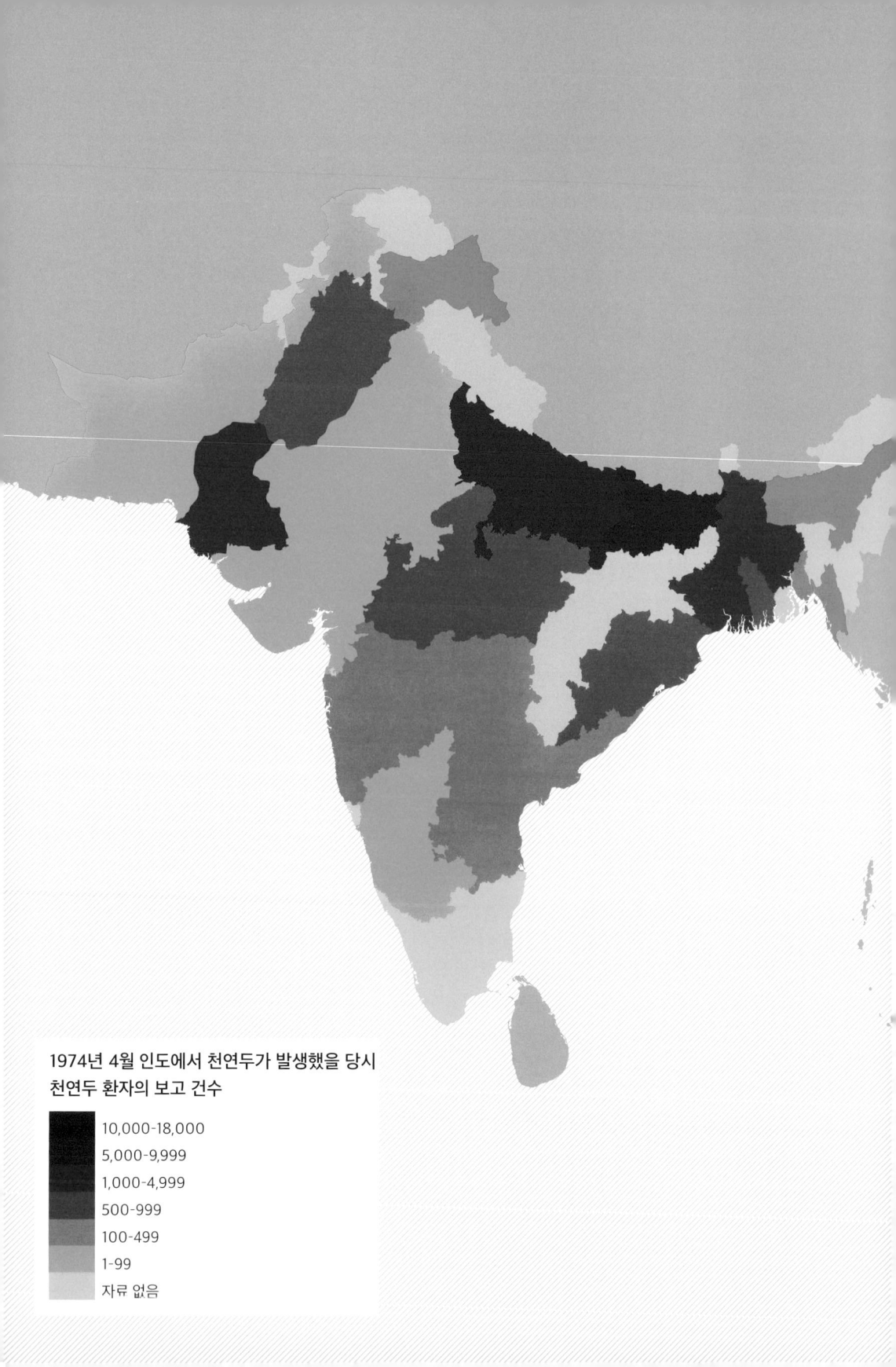

1974년 4월 인도에서 천연두가 발생했을 당시
천연두 환자의 보고 건수

10,000-18,000
5,000-9,999
1,000-4,999
500-999
100-499
1-99
자료 없음

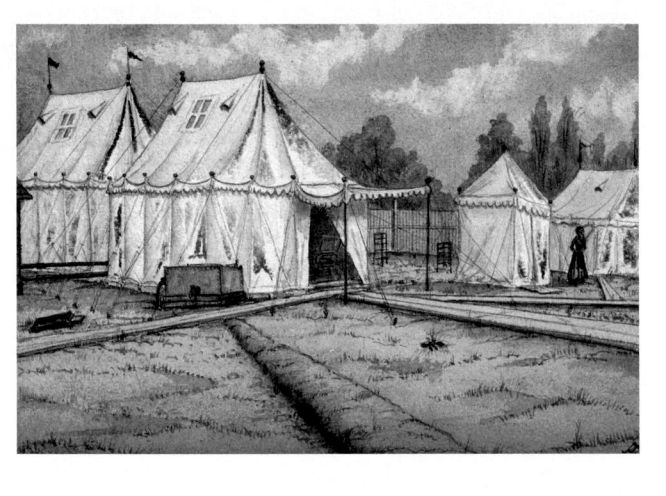

곳에서 대규모 백신 접종이 빠르게 도입되었다.

하지만 다른 지역은 발전 속도가 느렸다. 1960년에 55개국이 10만 건의 사례를 보고했는데 대부분은 아프리카였다. 1974년에는 인도에서 1만 5,000명이 사망했지만 이제 이 질병이 위세를 떨칠 날은 얼마 남지 않았다. 1959년 WHO는 소비에트 대표의 착수로 천연두 퇴치 운동에 나섰다. 첫 번째 노력은 좌절되었지만 1967년에 보다 강화된 프로그램은 성공을 거뒀고 1970년대에는 남아메리카, 아시아, 그리고 마침내 아프리카에서 천연두가 근절되었다.

1975년, 방글라데시의 3살 소녀 라히마 바누는 천연두의 두 변종 가운데 보다 독성이 강한 대두창 바이러스에 자연적으로 감염된 마지막 사람이 되었다. 바누는 24시간 동안 문을 지키는 경호원과 함께 집에 격리되었고, 보건 담당자들은 집집마다 돌아다니며 지역 주민들에게 백신을 접종하기 시작했으며 발병 신고자에게는 포상금이 지급될 예정이었다. 마지막으로 대두창 바이러스에 감염된 사람은 1977년 소말리아의 알리 마오우 마알린이었다.

1978년에는 재닛 파커라는 영국 여성이 천연두로 사망한 마지막 인물이 되었다. 버밍엄 의과대학에서 의료용 사진을 찍던 파커는 천연두 바이러스 연구자들이 일하는 미생물학과 바로 위층에서 근무했다. 아마도 건물의 환기구를 통해 공기로 감염되었거나 건물 안에서 바이러스에 직접 접촉했던 것으로 추정된다.

그러다가 1980년에 WHO가 전 세계적으로 천연두가 박멸되었다고 선언했다. 2018년 초까지도 처음으로 완전히 제거된 유일무이한 인간 질병이 천연두다. 하지만 과학자들은 연구를 위해 천연두 바이러스를 보관하고자 했다. 이런 바이러스 보유 실험실의 수는 4곳으로 줄었다가 나중에는 2곳으로 줄어들었다. 바로 미국 조지아 주 애틀랜타의 질병통제예방센터와 러시아 콜초보의 국립 바이러스학, 생물공학 연구소다.

하지만 몇몇 사람들은 천연두 바이러스를 계속 보유하는 연구 상의 이유(예컨대 다른 바이러스에 대한 연구 모델로 활용하는 등)보다 위험성이 더 크기 때문에 남은 바이러스를 폐기해야 한다고 주장한다.

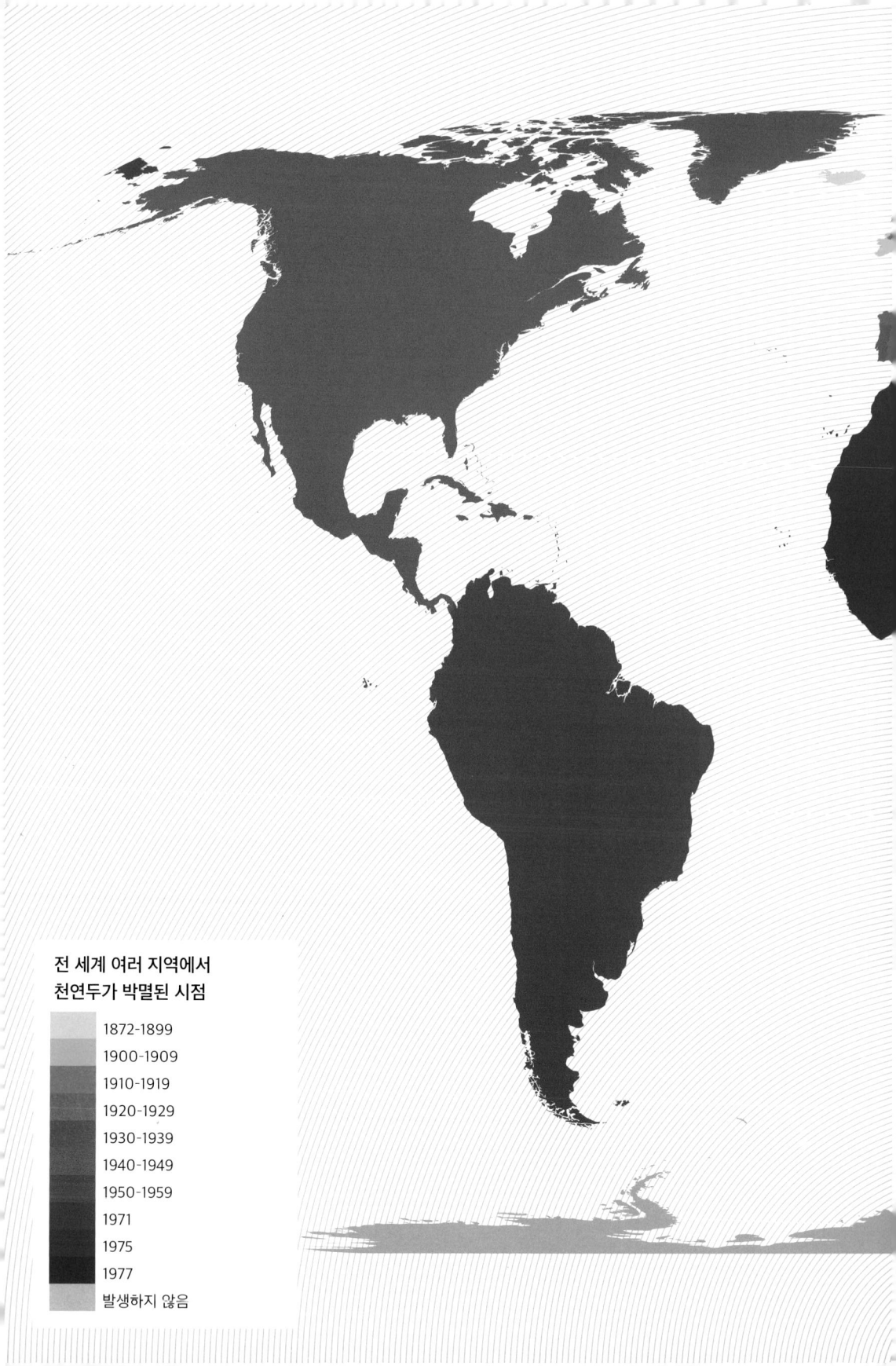

전 세계 여러 지역에서
천연두가 박멸된 시점

1872-1899
1900-1909
1910-1919
1920-1929
1930-1939
1940-1949
1950-1959
1971
1975
1977
발생하지 않음

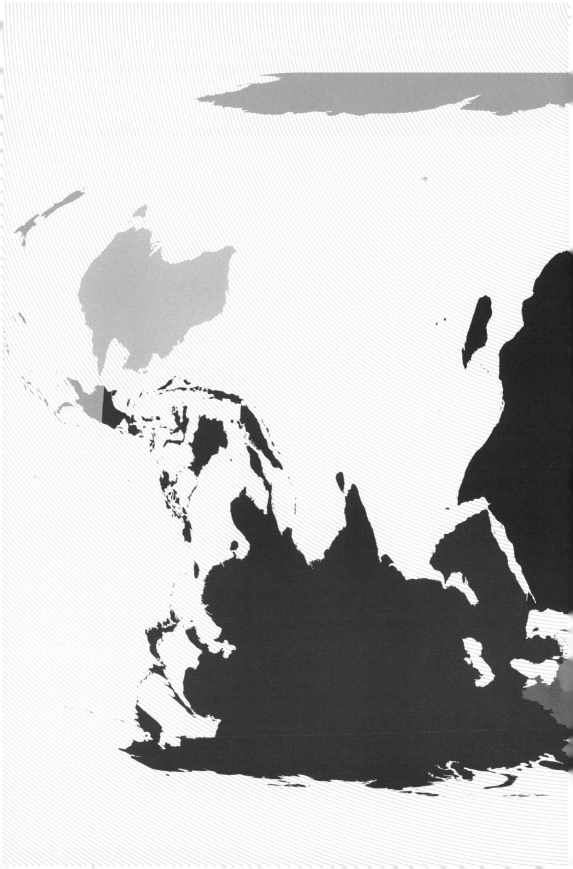

결핵

|||||||||||||||||

병원체	결핵균
전파	호흡기를 통한 전염
증상	활동성 폐결핵의 경우 가래나 각혈을 동반한 기침이 때때로 발생하고 가슴의 통증, 쇠약감, 체중 감소, 열과 식은땀이 있음
발병률과 사망률	2016년 신규 환자가 630만 명 발생하고 180만 명이 사망함
빌생 지역	전 세계적으로 발생하지만 사망자는 대부분 개발도상국에서 나옴. 인도, 파키스탄, 나이지리아를 포함한 7개국이 전체 사망자의 60% 이상을 차지함
예방	백신 접종
치료	항생제를 투여해 치료하지만 최근 항생제 내성이 늘어나고 있음
국제적 대응 전략	WHO는 2030년까지 결핵 사망자 수를 90% 줄이고 발생률을 80% 줄이는 것을 목표로 삼았음. 이 목표를 달성하려면 결핵이 유행하는 국가에서 모든 사람에게 보건 서비스와 사회적인 보호망을 구축해야 함

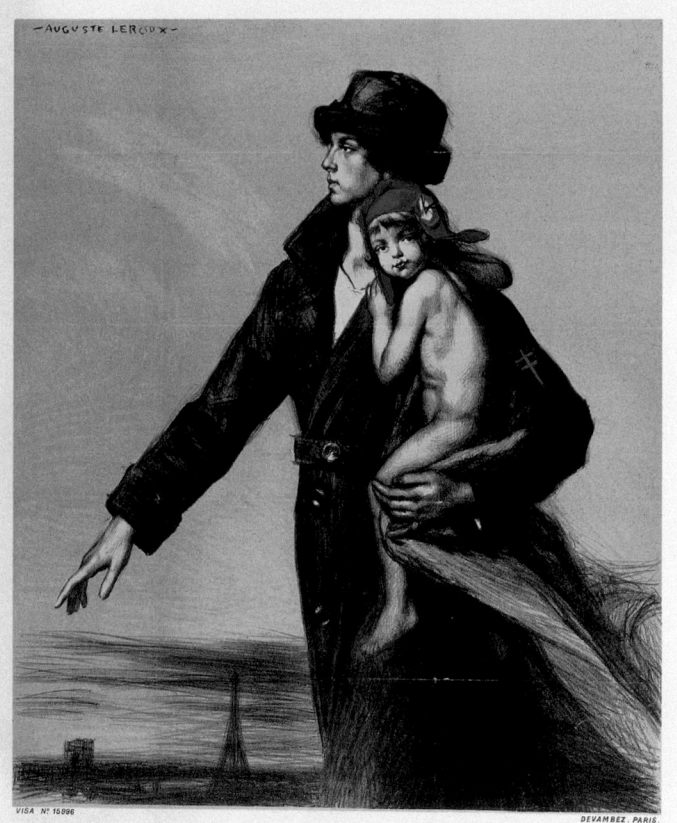

결핵과 유아 사망률을 낮추기 위한
프랑스의 캠페인 포스터, 1918년.

오른쪽 영국 시인 존 키츠의
임종 모습을 그린 초상화, 1821년
로마

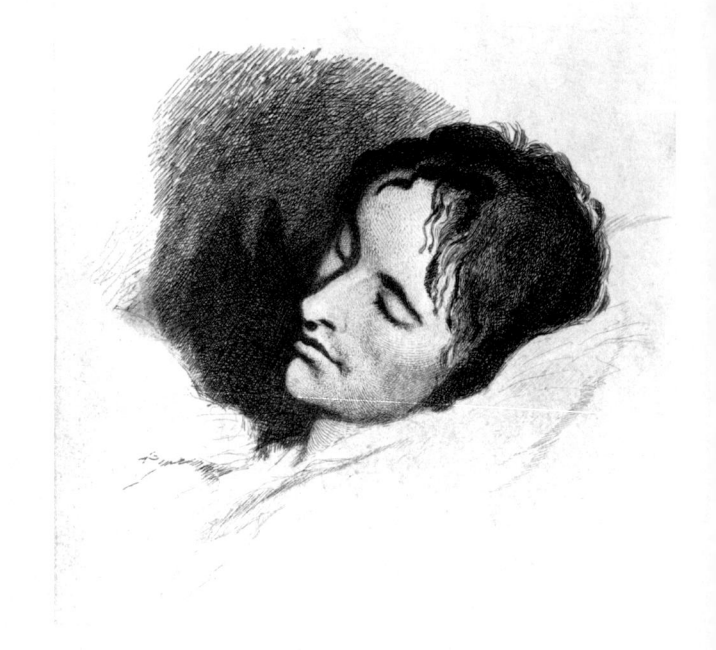

시인 바이런 경(Lord Byron)은 하루는 자기가 조금 창백해 보인다고 생각하고 여성들이 '저 불쌍한 바이런을 보세요. 죽어가는 모습이 매력적이네요'라고 말할 것이기 때문에 결핵으로 죽고 싶다고 말한 적이 있다.

19세기 전반 유럽에서 결핵은 유행과 취향에 민감한 사람들이 걸리는 말기 질병이라는 명성을 얻었다. 이렇게 된 데는 이 질병의 증상이 큰 관련이 있었다. 결핵에 걸리면 천연두처럼 고름이 나는 농포가 생기거나 콜레라처럼 장에 대한 통제력이 상실되는 증상 없이 고귀하고 비극적으로 사라져 갔다. 이런 시나리오는 예술가와 작가들에게 영감을 주었다. 특히 젊은 시절의 알렉상드르 뒤마(Alexandre Dumas)는 『동백 아가씨(The Lady of the Camellias, '춘희')』에서, 주세페 베르디(Giuseppe Verdi)는 오페라 〈라 트라비아타(La traviata)〉에서 이 질병에 영감을 받았다. 바이런은 사망 당시 결핵이 아니라 그리스에서 아마도 말라리아일 것이라 추정되는 정체불명의 열병으로 죽었다. 하지만 동료 시인인 존 키츠(John Keats)는 스물다섯 살이라는 젊은 나이에 결핵으로 숨을 거뒀다.

그러다가 결핵이 점차 널리 확산되면서 이 질병에 대한 보다 현실적인 관점이 우세해지기 시작했다. 1800년대 중반까지 유럽에서 전체 사망자의 약 4분의 1이 결핵으로 목숨을 잃었다. 이 질병은 모든 직업과 사회 계층에 영향을 주었지만 대부분의 전염병이 그렇듯 낭만주의 시인들보다는 노동자나 세탁부 여성들에게 더 많이 확산되었다.

여러 이름을 가진 질병

결핵은 결핵균(*Mycobacterium tuberculosis*)에 의해 야기되는 질병 무리를 가리키는 이름이다. 이 질병은 분비선, 신장, 뼈, 신경계를 포함한 신체의 모든 부분에 영향을 끼칠 수 있지만 대부분 폐를 공격하며 이런 경우를 폐결핵이라 부른다. 과거에 이 질병은 폐병이라든지 포트병 등의 여러 명칭으로 불렸지만 환자들의 몸을 갉아먹는다는 이유로 '소모병'이라 불리는 경우가 흔했다.

또 결핵 환자들에게서 목의 림프절이 붓는 증상을 묘사하기 위해 '연주창(경부 림프절염)'이라는 용어도 사용되었다. 수 세기 동안 사람들은 연주창이 군주의 손길이 닿으면 치료될 수 있다고 믿었고 그래서 '왕의 악'이라고도 알려졌다. 왕과 왕비가 환자들에게 손을 얹는 관습은 11세기 영국에서 참회왕 에드워드가 시작했다. 하지만 1714년 왕위에 오른 독일에서 온 신교도 조지 1세는 그 관습이 '너무 가톨릭적'이라며 중단했다. 작가 새뮤얼 존슨(Samuel Johnson)은 2살 때 앤 여왕에게 불려가 손길을 받았고 목에 심한 상처가 남은 수술을 받았다.

인간은 이 질병의 주요 병원소 또는 장기적인 숙주다. 하지만 전 세계 일부 지역에서는 소, 오소리, 돼지 같은 포유류도 결핵의 숙주로 밝혀졌다. 이 병원체는 비록 자연 서식지는 없지만 수천 년 동안 숙주와 함께 진화해 온 것으로 여겨진다. 또 M. 보비스(*M. bovis*)라는 균주는 주로 소를 감염시키는데 사람들이 이 세균에 감염된 우유를 마시고 소결핵이라는 병에 걸릴 수도 있다.

19세기 의사들은 소에서 나타나는 균주가 인간에서 나타나는 변종으로부터 사람들을 보호할 수 있는지 알아보고자 사람들에게 소결핵 균주를 접종했다. 이들의 착상은 에드워드 제너의 천연두 백신(75쪽 참고)에 기초했다.

인간에게 걸리는 질병의 균주와 친척 관계지만 훨씬 증상이 경미한 우두에 감염시켜 천연두에 대한 면역력을 얻게 하는 것이었다. 하지만 M. 보비스를 접종하는 것은 형편없이 잘못된 생각임이 드러났다. 실제 결핵균만큼이나 사람의 몸에 큰 피해를 주었기 때문이었다.

뼈에서 발견된 병의 역사

약 9,000년 전 지중해 동부에 살던 사람들에게서 이 질병의 초기 모습이 발견되었다. 처음으로 농경과 가축 사육을 했던 증거가 보이는 마을 가운데 한 곳이었다. 석기 시대의 유골과 5,000년 된 이집트 미라에서도 이 질병의 흔적이 발견되었으며, 고대 그리스와 중국 문헌에도 다양한 형태로 이 질병이 언급되고 있다. 결핵은 아시아에서 베링 해협을 가로질러 이주한 사람들에 의해 신세계로 운반되었을 것이다. 뼈에서 나온 증거를 살피면 기원전 800년 북아메리카와 기원후 290년 남아메리카에 질병이 확산되었다는 사실이 드러난다.

결핵이 발병하는 데는 결핵균이 관여하지만 이 세균만이 유일한 요인은 아니다. 병을 일으키는 데는 환자의 나이와 유전적 요소, 과밀한 생활환경, 열악한 근무 환경, 영양실조 같은 요인이 관련된다. 결핵은 수천 년 동안 인간을 공격해 왔지만 사람들은 마을이나 도시에 모여 살면서 숨을 쉬고 서로를 향해 기침하고 침방울을 튀기고 나서야 대량 학살자라는 이 질병의 진정한 잠재력을 깨달았다. 18세기에는 영국과 미국, 이탈리아, 프랑스처럼 도시화와 산업화가 성공적으로 이뤄지는 나라들에서 가장 큰 규모로 결핵이 전염되기 시작했다.

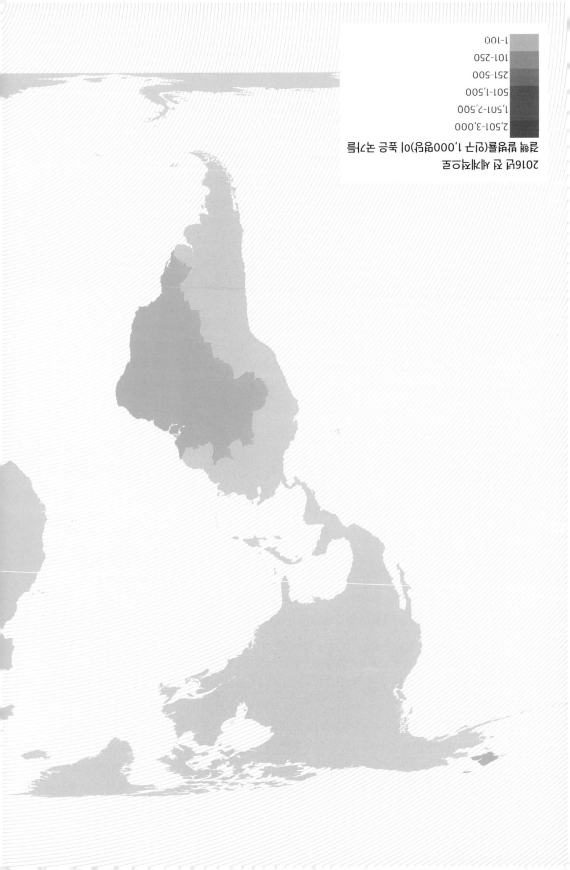

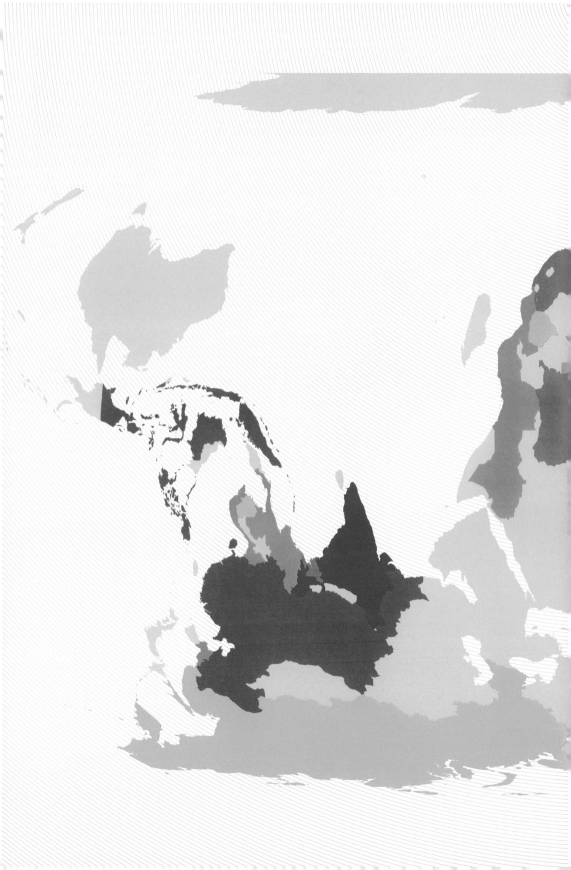

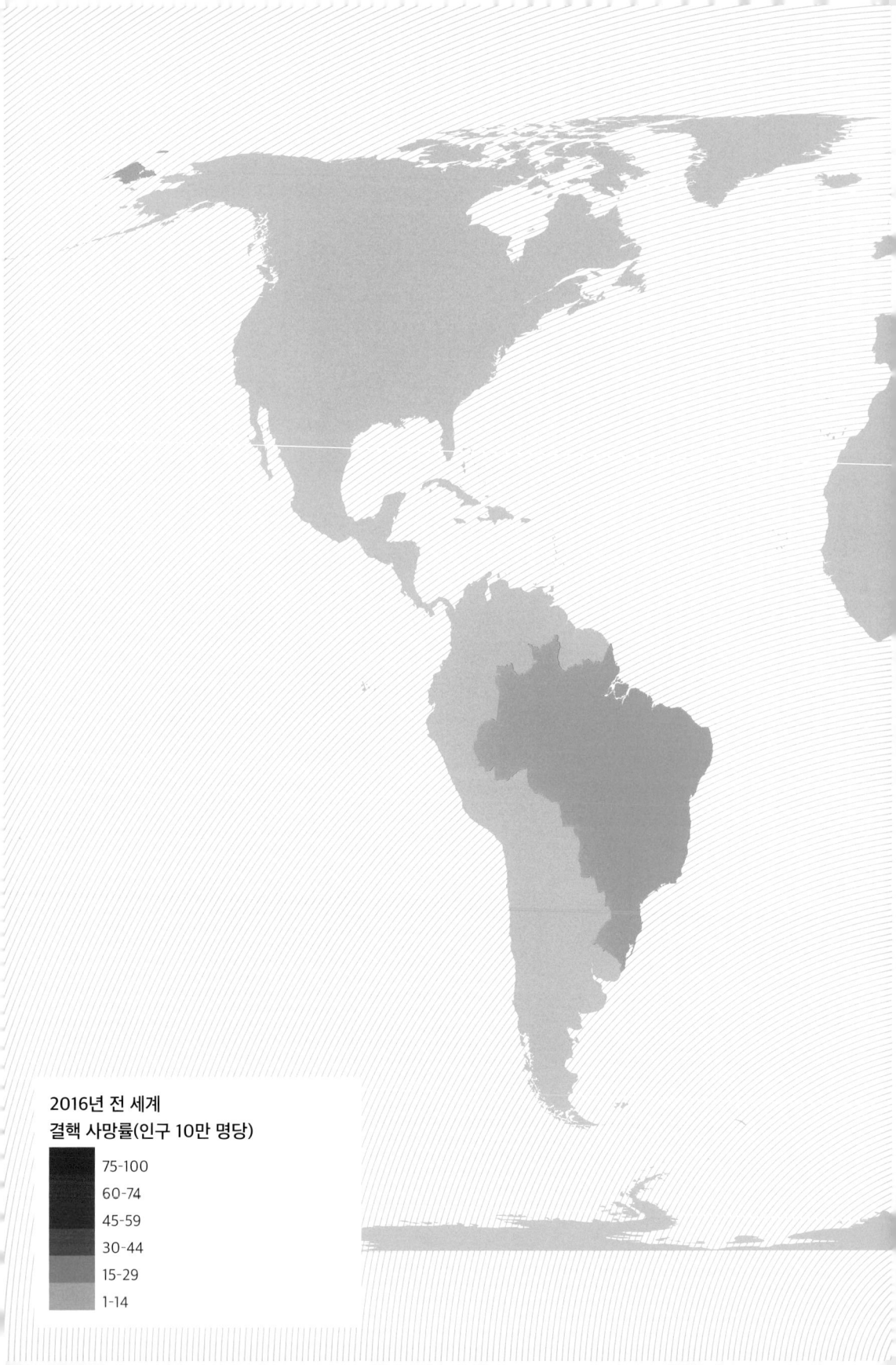

2016년 전 세계
결핵 사망률(인구 10만 명당)

- 75-100
- 60-74
- 45-59
- 30-44
- 15-29
- 1-14

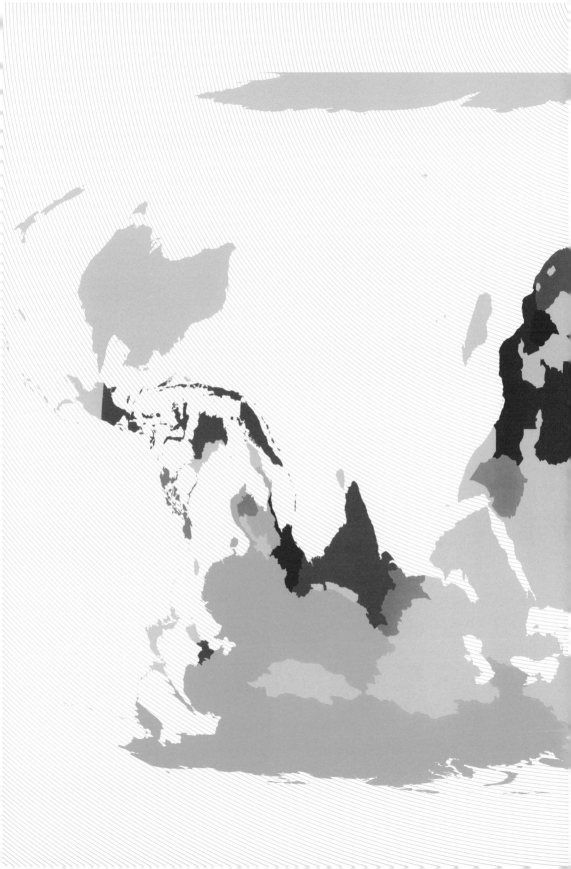

요양원의 탄생

오랜 세월에 걸쳐 의사들은 결핵을 일으키는 원인이 무엇인지 알아내고 치료법을 찾고자 꾸준히 노력했다. 그러다가 1882년 독일 의사 로베르트 코흐(Robert Koch)가 결핵균을 발견하면서 큰 돌파구가 생겼다. 코흐는 연구 결과를 발표하면서 동료 과학자들에게 다음과 같이 결핵의 파괴적인 위력을 상기시켰다.

> 만약 인류에게 미치는 질병의 중요성을 사망자 수로 측정한다면, 결핵은 우리가 가장 두려워하는 전염병인 페스트, 콜레라보다 훨씬 더 중요하게 여겨야 한다. 전체 인구의 7명 가운데 1명이 결핵으로 사망한다.

코흐의 말에 드러났듯이 당시 결핵이라는 병은 너무나 익숙해진 나머지 더 이상 충격적인 재난이 아니라 삶의 일부로 여겨질 정도였다.

하지만 동시에 새로운 결핵 치료법이 인기를 얻고 있었다. 의사들은 환자들 가운데 일부가 저절로 증세가 완화되고 가끔은 평생 그 상태가 유지된다는 사실을 알아챘다. 어떻게 그런 일이 가능한지 아무도 이해하지 못했지만, 만약 몸이 스스로 결핵을 이길 잠재력을 가졌다면 건강한 생활 방식을 통해 그 싸움을 잘 하도록 북돋아야 할 것이다. 바로 건강한 식습관, 충분한 휴식, 가벼운 운동, 신선한 공기를 마시는 것이다. 그래서 20세기 초부터 요양원들이 생겨나기 시작했다. 환자들은 몇 주나 몇 달 동안 전문 진료소를 다니며 탁 트인 야외의 깨끗하고 건조한 환경에서 생활했다. 그에 따라 알프스는 유럽에서 가장 인기 있는 여행지가 되었다.

처음에는 부자들만 그 비용을 감당할 수 있었다. 스위스의 여러 진료소들은 5성급 호텔의 서비스와 고급 요리, 오락거리가 있는 온천에 가까웠다. 나중에 문을 연 영국의 요양원은 보다 기초적인 보살핌을 제공했고 일부는 노동자들도 혜택을 받을 수 있도록 자선 단체에서 후원했다. 이런 요양원에서는 환자 교육에 중점을 두었다. 환자들은 한 달 정도 머물면서 건강한 생활을 하는 법, 일과 휴식 일정, 식생활과 청결에 대한 지침을 배운다. 이때 도덕적인 숨은 뜻이 드러나는데 노동자 계급 환자들이 불결하고 방탕한 생활 습관 때문에 병을 부추겼다는 것이다.

집에 뒤뜰이 있는 사람들은 노동자 계급 버전의 스위스 요양원을 지을 수 있다. 정원의 텅 빈 헛간이나 방공호를 활용하는 것이다. 그럼에도 가난한 환자들 대부분은 집안에 머물거나 구빈원의 의무실로 보내져 회복되기도 하고 숨을 거두기도 했다. 이런 요양원은 건강한 야외 생활방식을 강조했고 일광 요법이 대두되었다. 스위스 의사 아우구스테 롤리어(Auguste Rollier)는 남향 발코니와 미닫이 유리벽, 접을 수 있는 지붕이 달린 새로운 형태의 산속 진료소를 열었다. 매일 아침 환자들은 발코니에서 햇빛을 잔뜩 받았다. 빠른 속도로 선탠이 유행하기 시작했다.

예방법

20세기에 접어들면서 선진국에서는 결핵이 감소하기 시작했지만, 이런 흐름은 신선한 공기나 햇빛과는 관계가 없었다. 무엇보다 진단 검사법이 발전되어 환자를 조기에 확인하고 격리해 병이 확산되지 못하도록 막았다. 활동성 결핵이라 해도 몇 달 동안 증상이 경미할 수 있으며 이 기간 동안 치료받지 않은 환자들은 10명에서 15명의 타인을 감염시킬 수 있기 때문이다.

위쪽 1960년경 영국 리버풀에서 벌인 결핵 퇴치를 위한 엑스선 사진 촬영 캠페인

도심 빈민가를 정리하는 정책도 인구과밀을 줄여 감염률을 떨어뜨리는 데 도움이 되었다. 그리고 우유를 저온 살균하고 세균에 감염된 소를 도살하면서 소결핵 발생률이 감소했다. 하지만 백신이 개발되면서(보통 BCG 접종이라 불리는 백신은 오늘날 효능 측면에서 논란거리지만) 가장 큰 이득이 되었다. 항생제도 도움이 되었다.

2014년 WHO는 결핵 사망률을 95% 낮추고 2035년까지 새로운 발병 사례를 90% 줄일 전략을 발표했다. 결핵은 여전히 세계 각지에서 나타나고 있지만 선진국에서는 발병률이 급격히 떨어진 상황이다. 그럼에도 2016년에는 170만 명의 사망자를 발생시키면서 전 세계적으로 10대 사망 원인 가운데 하나로 꼽힌다. 이들 사망자의 95% 이상이 개발도상국에서 발생했다. 인도, 파키스탄, 나이지리아를 포함한 7개국이 전체의 64%를 차지한다. 또한 결핵은 HIV 감염자들을 사망에 이르게 하는 주요 원인이다. 치료를 받지 않으면 결핵 환자의 45%가 사망하지만 HIV 양성인 사람은 거의 100% 사망한다.

결핵균에 감염되었다고 해서 모두 증상을 보이지는 않는다. 2017년 전 세계 인구의 약 25%가 잠복결핵을 갖고 있었는데, 이것은 결핵균에 감염되었지만 증상이 없고 타인을 전염시키지도 않는 상태다. 하지만 이들은 활동성 결핵으로 병세가 발전할 위험성이 평생 5~15%이다. 게다가 HIV에 감염되었거나, 영양실조를 겪거나, 흡연자들은 그 위험성이 훨씬 더 높아진다.

오늘날 이 질병이 비교적 드물게 나타나는 국가에서도 결핵을 다스리기 위한 싸움은 계속되고 있다. 2013년 영국 정부는 오소리가 소에게 소결핵을 전파하는 역할을 한다는 이유로 오소리를 도살하기 시작했다. 동물보호 운동가들은 이 정책을 극심하게 반대했고 정책의 실효성을 놓고도 의견이 확고히 갈렸다. 그래도 이 프로그램은 지속되어 2017년에는 영국에서 19,274마리의 오소리가 도살되었다.

20세기에 위대한 과학적 발견으로 파괴적인 결핵의 유행을 통제하는 데 도움을 받은 이후로 새로운 위협이 등장했다. 다중 약제 내성 결핵이 출현한 것이다. 2016년에는 이전에 가장 효과적이고 중요한 약물에 내성이 생긴 신규 환자가 60만 명이었고, 그 가운데 49만 명은 하나 이상의 약물에 내성을 보였다. WHO는 이 현상이 공중보건 위기이며 보건안보 위협이라고 말하고 있다.

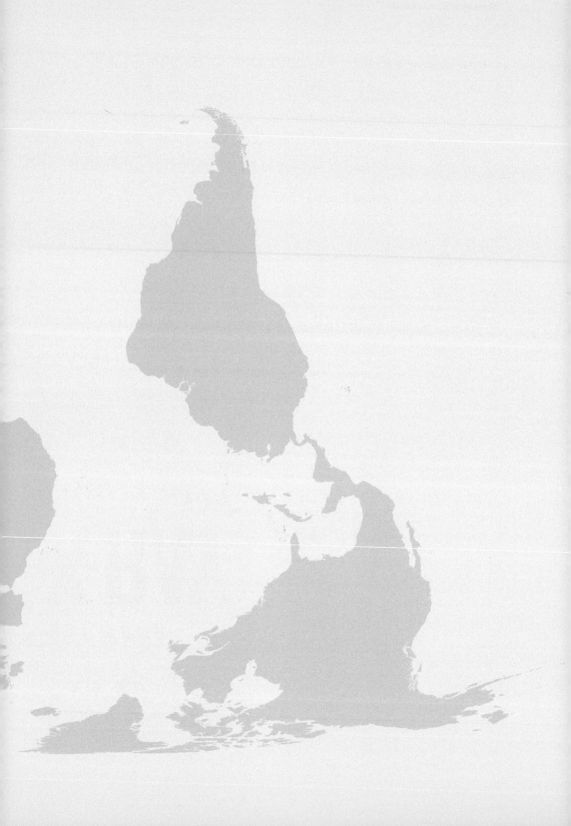

제2장

물로 전파되다

콜레라

|||||||||||||||||||

병원체	콜레라균
전파	대부분 물을 통해 전파됨
증상	심한 설사, 메스꺼움, 구토, 위경련, 근육 경련
발병률과 사망률	전 세계적으로 130만 명에서 400만 명이 발병해 2만 1,000명에서 14만 3,000명이 사망하는 것으로 추산됨
발생 지역	2016년에 아이티, 콩고민주공화국, 소말리아, 탄자니아, 예멘에 내규모 유행이 발생했음.
예방	깨끗한 식수를 공급하고 오수를 효과적으로 처리함. 감염 위험이 높은 지역에 경구 백신을 투여함
치료	증상이 경미한 환자는 경구 수분 보충 요법을 실시함. 심한 환자는 신속하게 정맥 주사와 항생제를 투여함
국제적 대응 전략	WHO는 2030년까지 콜레라로 인한 사망을 90% 감소시키는 것이 목표임. 전문 진료소를 세우고 사람들이 깨끗한 물을 접하게 하며 하수 처리를 효과적으로 실시하는 것, 위생과 식품 안전 조치, 대중에게 올바른 정보 제공하기 등이 대응 전략임

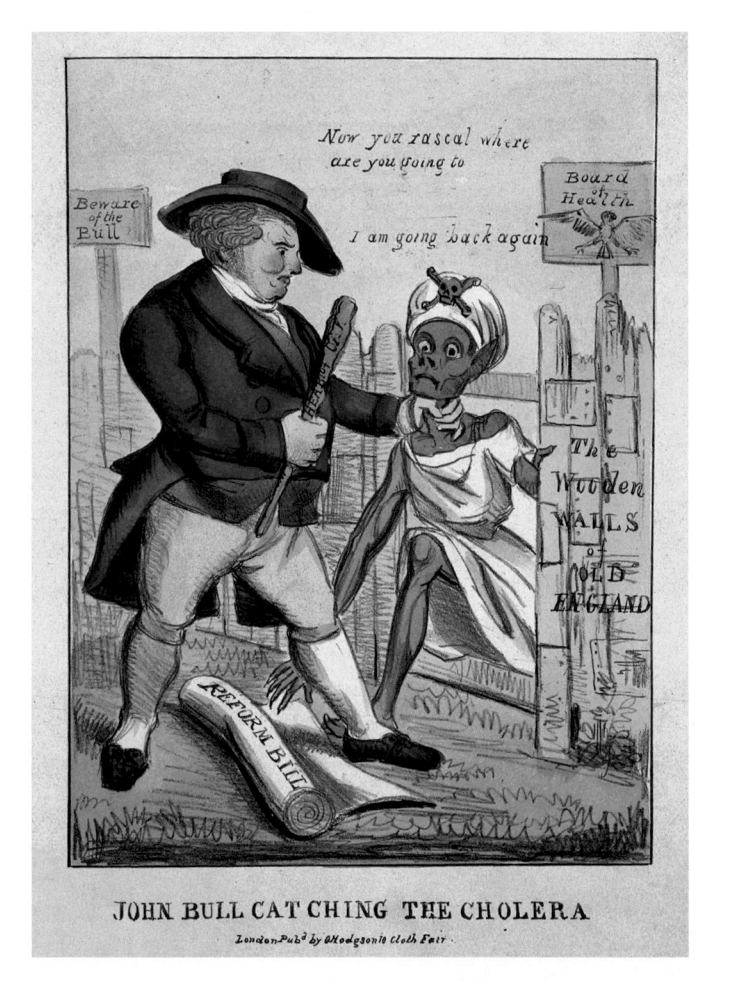

영국을 의인화한 존 불이 콜레라의 침입에 맞서
나라를 지키는 모습을 묘사한 풍자적인 석판화,
1832년경.

콜레라는 아마 수 세기 동안 인도의 토착 질병이었을 것이다. 고대 인도 문헌에는 콜레라라고 여겨지는 질병이 묘사되어 있으며, 16세기 포르투갈 식민지 개척자들도 비슷한 증상을 가진 불가사의한 병에 대해 설명하고 있다. 하지만 콜레라는 19세기에 들어서야 하나의 질병으로 인식되었으며 이때부터 과학자들은 콜레라가 어떻게 전파되는지 이해하기 시작했다. 당시 콜레라는 수백만 명의 목숨을 빼앗으며 전 세계 대부분의 지역을 황폐화시켰다.

인도에서 확산하기 시작하다

콜레라는 인도 갠지스 삼각주에 있는 벵골 만의 순다르반스 숲에서 처음 발생했다. 이 숲에서 콜레라균은 수천 년 동안 변이를 거쳤을 것이다. 이 병원체는 바닷가나 염분이 섞인 물가 환경에서 자연적으로 발견되며 가끔은 조개류가 감염시키는 경우도 있다.

하지만 1800년대 초가 되어 영국이 인도에

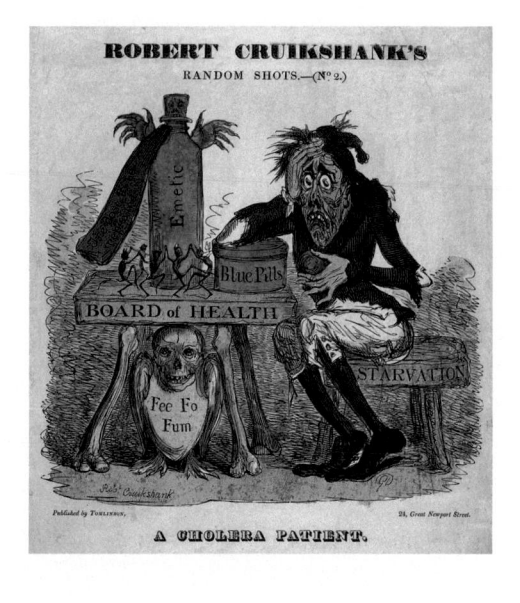

새로운 교역로를 열고 군대를 이동시키고 난 뒤, 콜레라는 처음에는 인도를 가로질러 퍼져나갔고 마침내 전 세계를 가로질러 거대한 흐름을 타고 전파되기 시작했다. 1817년 8월, 영국 정부는 순다르반스에 '악성 질병'이 발생했다는 보고를 받았으며 이 병은 하루에 20명에서 30명의 사망자를 발생시켰다. 그 뒤로 몇 주 동안 1만 명가량 목숨을 잃었다. 이때부터 콜레라는 인도 전역에 퍼졌고 네팔, 아프가니스탄, 이란, 이라크, 오만, 태국, 미얀마, 중국, 일본까지 사방으로 확산했다.

이 범유행은 거의 가라앉지 않다가 1826년에는 두 번째 유행의 물결이 시작되었다. 이때도 갠지스 삼각주가 병이 확산되는 원천이었다. 콜레라는 다시 빠르게 확산되었고, 비록 옛 서식처를 다시 찾아오기는 했지만 이번에는 미국, 유럽, 이집트까지 더욱 멀리 퍼졌다. 카이로와 알렉산드리아에서만 24시간 동안 3만 3,000명의 사망자가 기록되었다.

1831년에는 모스크바에 콜레라가 발생했고 무역으로 유명한 아스트라한이라는 큰 도시를 멸망시켰다. 그리고 이 병은 상트페테르부르크를 거쳐 유럽과 아시아의 경계를 넘어 폴란드, 불가리아, 라트비아, 독일로 향했다. 1831년 가을에는 독일 발트해 연안에서 북해를 건너 선덜랜드 부두에서 콜레라가 발병했고, 영국인들은 진행 상황을 추적했다. 그 후 70년 동안 전 세계적으로 빠르게 유행이 연달아 이어졌고 모든 대륙에 영향을 미치면서 셀 수도 없는 많은 목숨을 앗아갔다.

왼쪽 실험적인 치료를 받고 있는 콜레라 환자의 모습, 1832년경

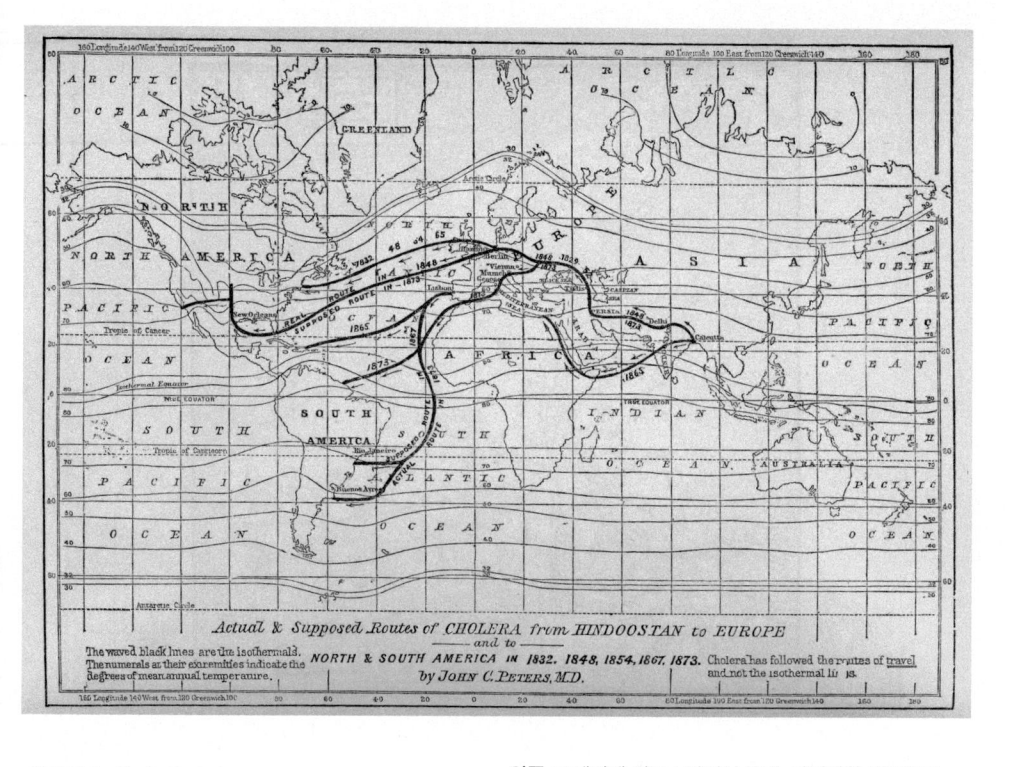

Actual & Supposed Routes of CHOLERA from HINDOOSTAN to EUROPE
— and to —
NORTH & SOUTH AMERICA in 1832. 1848, 1854, 1867. 1873.
by JOHN C. PETERS, M.D.

해결책을 찾아 나서다

1820년대 말에 콜레라가 유럽에 처음 나타났을 때부터 여러 선진국들은 주목하기 시작했다. 러시아, 프랑스, 영국의 의사들은 시급히 이 병에 대해 연구하기 시작했고, 러시아 정부는 콜레라에 대해 최고의 논문을 발표하는 사람에게 25,000루블(오늘날 5만 파운드, 한화로 약 7,700만 원)의 상금을 수여했다. 하지만 해결책을 찾기란 어려운 일이었다.

나중의 관점에서 보면 콜레라가 전염성이 있어 사람들 사이에 전파된다는 사실은 명백했다. 교역로를 따라 꾸준히 확산되었던 데다 감염된 지역에서 사람들이 도착한 이후에 그 새로운 장소에서 발생했기 때문이었다. 하지만 콜레라의 전파 방식에 대해서는 19세기 내내 큰 논쟁거리

위쪽 19세기에 힌두스탄에서 유럽, 아메리카 대륙으로 콜레라가 퍼졌으리라 예상되는 실제 경로를 나타낸 지도

였다. 이렇게 논란이 된 이유는 콜레라가 매우 빠른 속도로 많은 사람들을 사망에 이르게 했지만 겉보기에는 무작위로 발생했고 하룻밤 사이에 수십, 수백 명을 감염시켰다가 홀연 사라졌기 때문이었다. 그리고 며칠 뒤에는 수마일 떨어진 기존의 발생 장소와 연결되지 않은 곳에서 다시 나타났다. 당시까지 알려졌던 그 어떤 질병도 이런 모습을 보이지 않았다.

19세기 중반에는 '미아스마(유기물질이 썩었을 때 나는 악취)'가 대부분의 전염병을 일으킨다고 여겨졌다. 물론 악취는 위생 상태가 나빴을 때 발생하는 특징이며 좋지 않은 위생은 질병을 일으킨다. 1846년 사회 개혁가 에드윈 채드윅(Ed-

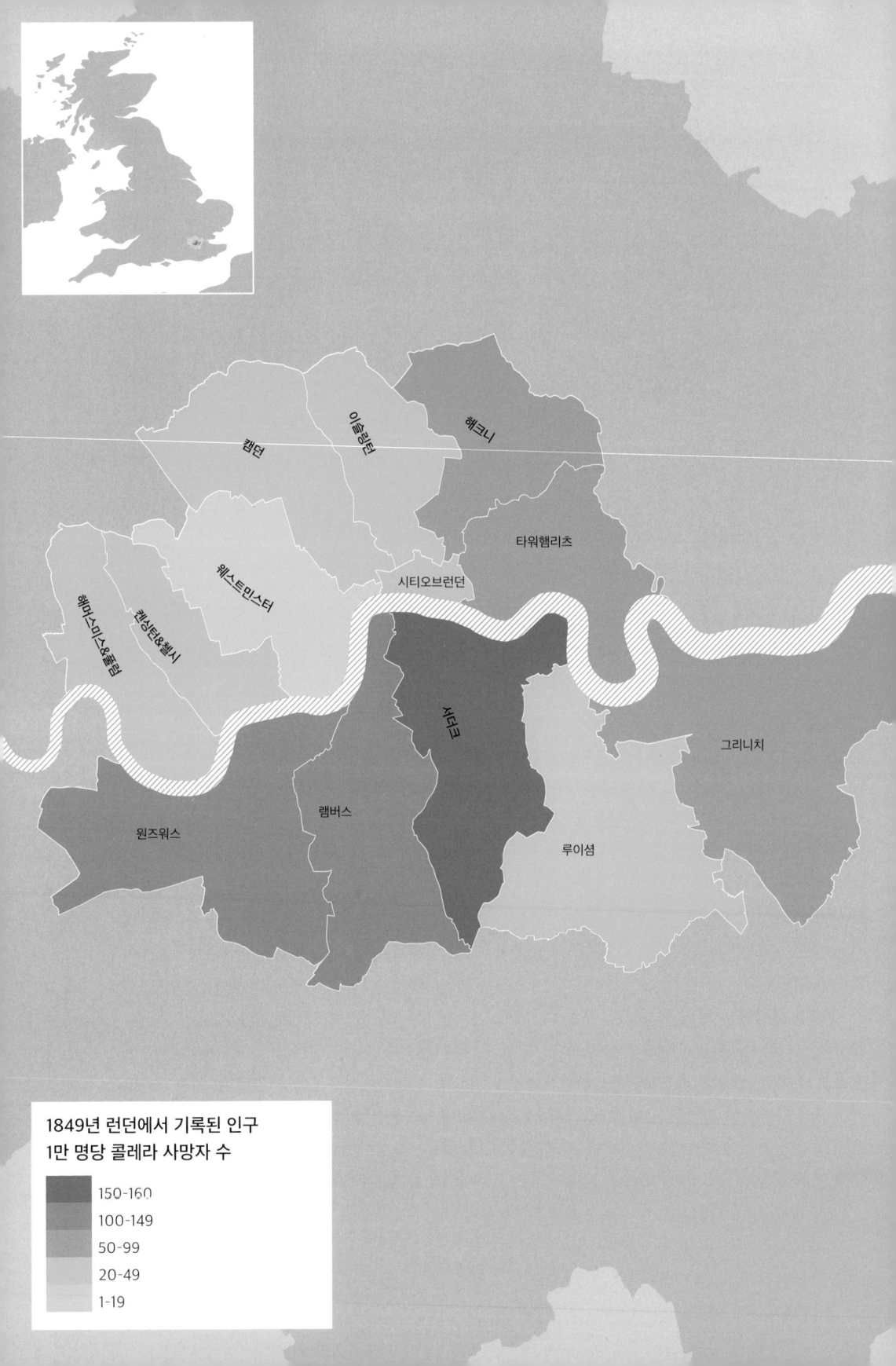

캠던

이즐링턴

해크니

타워햄리츠

웨스트민스터

시티오브런던

해머스미스&풀럼

켄싱턴&첼시

서더크

그리니치

윈즈워스

램버스

루이섬

1849년 런던에서 기록된 인구
1만 명당 콜레라 사망자 수

150-160
100-149
50-99
20-49
1-19

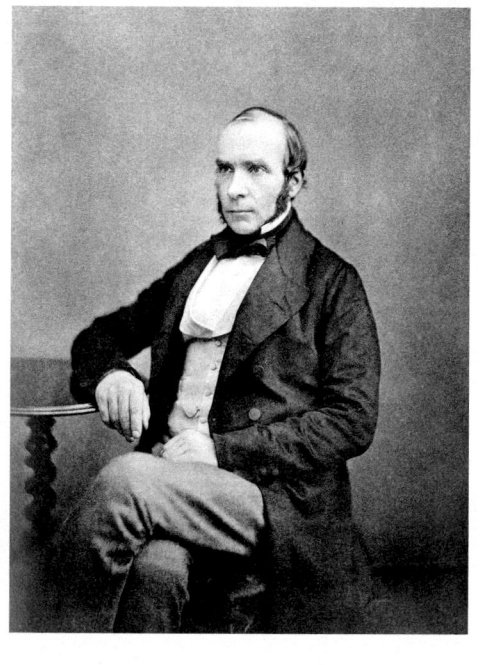

win Chadwick)은 의회에서 '모든 악취는 곧 질병이다'라고 말하기도 했다. 미아스마 이론은 단지 이론일 뿐이었지만 몇몇 사람들은 이를 증명된 사실로 간주했으며 오염이 병의 원인이라는 측과 그렇지 않다는 측 사이에 논쟁이 벌어졌다. 한 가지 의문점은 나쁜 공기가 광범위한 지역을 오염시켰을 때 어째서 어떤 사람은 병에 걸리고 어떤 사람은 걸리지 않느냐 하는 것이었다.

콜레라에 대한 수많은 이론들이 나왔는데, 이 가운데는 환자의 몸 속에 탄소가 과다하게 축적되어 병이 생긴다는 가설도 있었다. 그리고 이런 상황을 피하기 위해 침실 문을 연 채 잠을 자거나, 담배나 대마초를 피우는 것, 야채와 샐러드, 피클을 피하는 것, 고무의 초기 형태인 구타페르차로 만든 신발을 신는 치료법이 제시되었다.

가난한 사람들은 보통 비위생적인 생활환경, 과로, 영양실조로 건강이 나쁘기 때문에 병에 걸려도 상대적으로 큰 타격을 받는다. 하지만 이들 계층은 종종 술을 많이 마시는 것 같은 방탕한 생활 방식 때문에 병을 자초했다며 비난받곤 했다. 콜레라가 유행할 때도 그랬다. 1848년에서 1849년 사이 런던에서 콜레라가 2번 유행하는 동안 처음은 존경받는 중산층이 사는 거리에서, 그다음은 디킨스의 소설에 나올 법한 '아이들이 일하는 농장'에서 발병이 일어났지만 말이다.

그 후 1854년 영국이 세 번째 콜레라 유행의 진통을 겪는 동안, 재야에 은둔하던 런던의 한 의사가 치료법에 커다란 돌파구를 열었다. 그는 콜레라의 수수께끼를 풀었을 뿐만 아니라 과학적인 역학을 정립하고 질병이 퍼지는 지도를 작성했는데, 이것은 오늘날 질병이 어떻게 퍼지는지를 조사하는 데 필수적인 도구가 되었다. 하지만 이 방식이 수용되기까지는 몇 년의 세월이 흘러야 했다.

오염된 식수

바로 이 의사, 존 스노 박사는 감염된 하수가 상수도에 유입된 것이 콜레라의 주요 전염 경로라는 혁명적인 이론을 내놓았다. 스노는 콜레라가 무작위로 발병하는 것 같지만 항상 어떤 지역에 누군가가 방문한 다음에 감염이 일어난다는 사실을 지적했다. 이렇듯 식수를 통한 전염 방식 때문에 콜레라는 많은 사람을 동시에 공격하는 무서운 습성을 갖게 되었다는 것이다.

런던 남부는 1848~1849년 발생한 콜레라 유행으로 시달렸다. 이 지역 주택은 램버스나 서더크, 복스홀에 있는 두 회사 가운데 한 곳에서 물을 공급받았다. 두 회사 모두 런던 템스 강

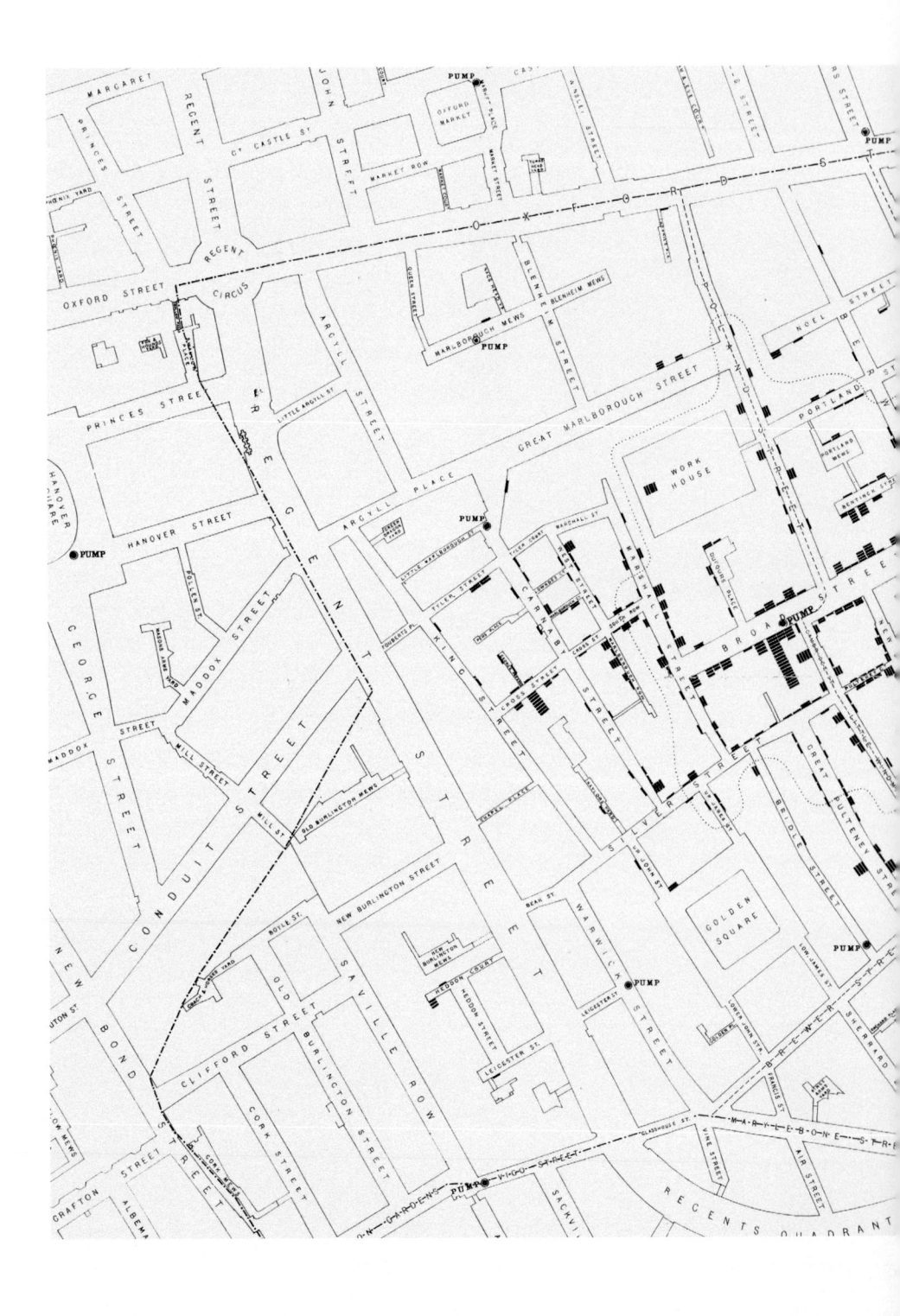

물로 전파되다

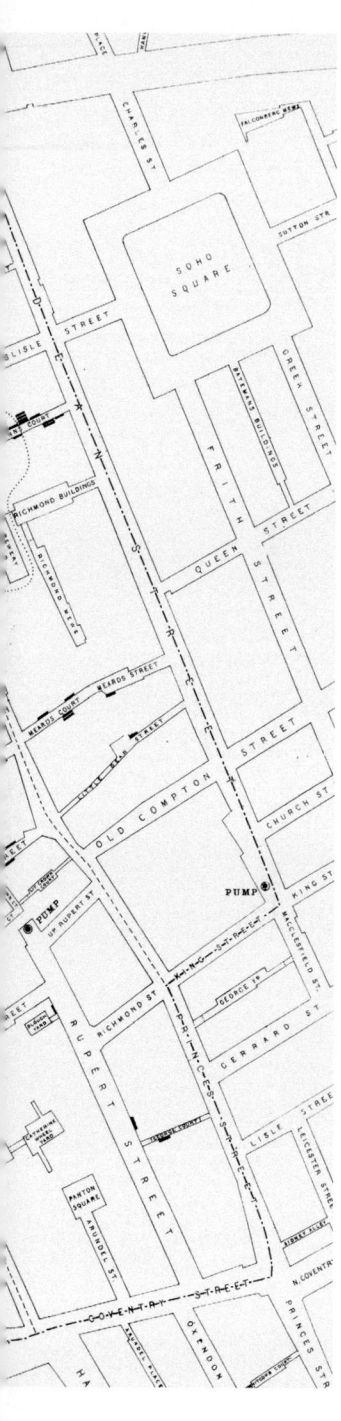

에서 물을 실어 갔는데, 이곳은 이 도시에서 하수도의 내용물이 그대로 배출되는 장소였다. 그런 다음 물은 전혀 여과나 어떤 처리도 거치지 않고 고객의 집으로 펌프질해 실려 갔다. 1852년 램버스의 회사는 하수가 닿지 않는 시골인 템스 디턴으로 이사를 갔지만 서더크와 복스홀의 회사는 그대로 운영되었다.

다음 콜레라 유행이 퍼졌을 때 스노는 이곳의 사례를 통해 가설을 증명할 수 있다는 사실을 깨달았다. 스노는 램버스의 회사가 옮겨가기 전인 1848년 두 회사가 물을 공급한 지역에서 발생한 환자 수와 1854~1855년 두 회사에서 물을 공급받은 지역의 환자 수를 비교했다. 만약 스노의 생각이 옳았다면 1848년까지는 두 회사의 고객들이 똑같이 위험에 처했을 테지만 이후에는 깨끗한 램버스 회사의 물을 마시는 사람들은 사망할 확률이 줄었을 것이다.

스노는 발품을 팔며 조사에 착수했다. 사람들이 콜레라로 사망한 집의 주소를 전부 얻은 스노는 런던 남부의 길거리를 돌아다니며 현관문을 두드리기 시작했다. 범죄를 수사하는 형사처럼 스노는 다음과 같은 질문을 던졌다. "어느 회사의 수돗물 마셔요?"

결과는 분명하게 드러났다. 1848년에는 두 수도 회사의 고객이 콜레라로 사망할 위험이 똑같이 높았지만, 1854년에는 서더크와 복스홀 회사 고객의 사망률이 깨끗한 물을 공급받은 램버스 회사의 고객보다 8~9배 높았다. '대실험'이라고 불렸던 이 실험은 질병이 어떻게 퍼지는지를 조사하는 역학 또는 전염병학에서 최초로 실시된 주요 연구로 꼽힌다.

죽음의 거리

스노가 이 연구 결과 발표를 준비하고 있을 때, 런던의 웨스트엔드에서 발생한 한 사건이 그의 관심을 끌었다. 1954년 8월 31일 밤, 소호에 사는 주민 200명이 동시에 콜레라로 쓰러졌다. 열흘이 지나 사망자 수는 500여 명이 되었고 더 늘어나고 있었다. 스노는 다시 거리로 나와 현관문을 두드렸고 이번에는 얼마나 많은 사람이 어느 집에서 사망했는지 자료를 수집했다. 그런 다음 스

왼쪽 존 스노가 1854년 소호 브로드 가를 돌며 콜레라의 유행을 나타낸 유명한 지도

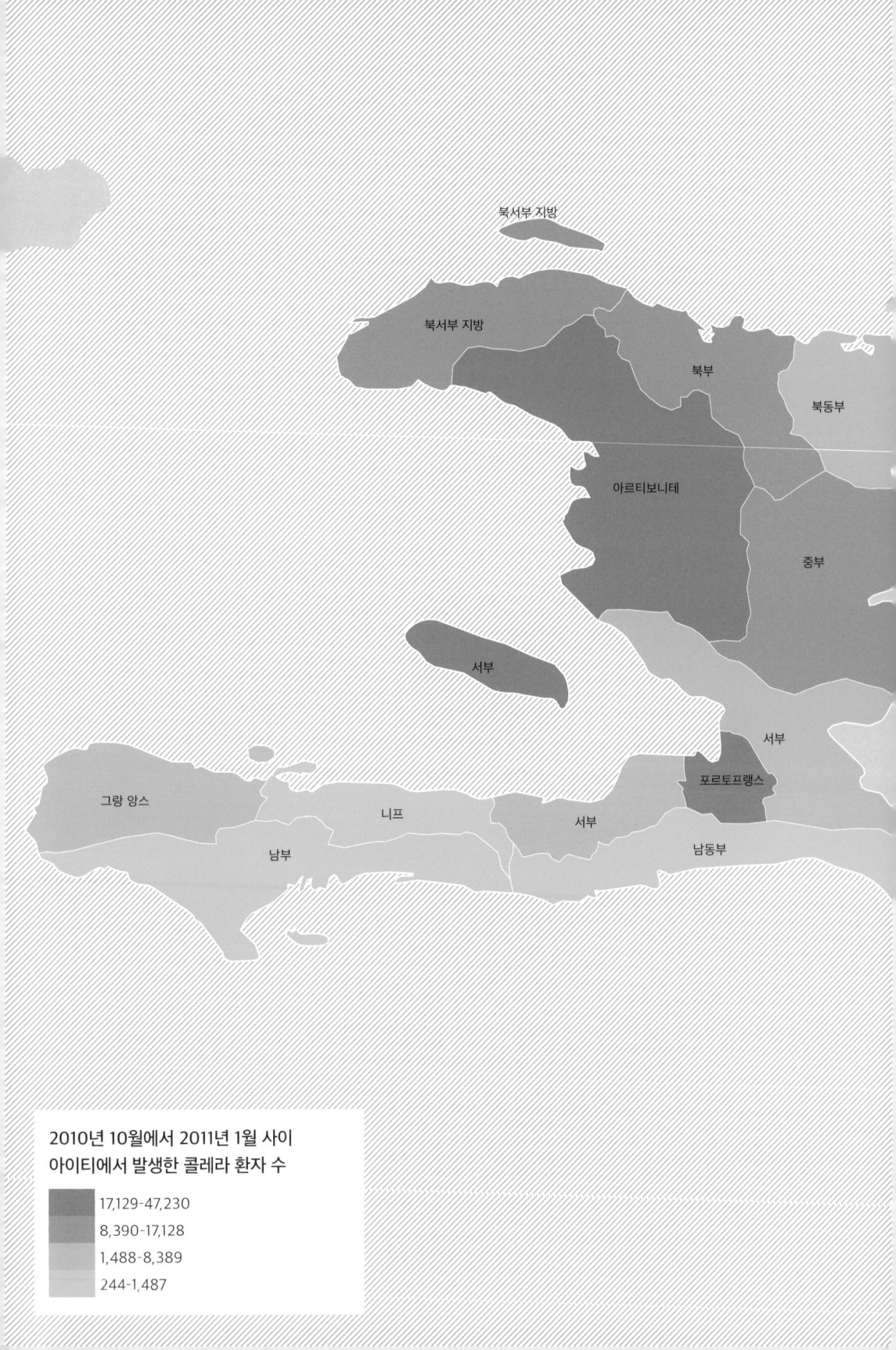

북서부 지방

북서부 지방

북부

북동부

아르티보니테

중부

서부

서부

포르토프랭스

그랑 앙스

니프

남부

서부

남동부

2010년 10월에서 2011년 1월 사이
아이티에서 발생한 콜레라 환자 수

17,129-47,230

8,390-17,128

1,488-8,389

244-1,487

노는 한 걸음 더 나아가서 오늘날 질병의 확산을 추적하는 데 중요한 도구를 활용했다. 거리의 계획도에 사람들이 죽었던 건물을 표시한 다음 사망자 한 사람을 하나의 선으로 나타냈다.

사망자 수는 브로드 가라는 거리에서 가장 많았으며 사망자를 표시한 선은 이곳 대부분의 주택에서 큼직한 검은 블록 모양이 되었다. 그리고 발생지의 정중앙에 브로드 가 펌프가 있었다. 다른 펌프를 이용하는 것이 더 쉬운 지점에서는 사망자 수가 급격히 떨어지거나 아예 사라졌다.

또한 스노는 자신의 이론과 모순되는 것으로 보이는 몇몇 사례를 설명하는 데 성공했다. 펌프의 바로 맞은편에 자리한 라이언 맥주 양조장에서 일하는 70명은 콜레라에 걸리지 않았는데, 직원들은 맥주가 공짜라는 것이었다. 따라서 펌프의 물을 전혀 마시지 않았다. 마찬가지로 이 지역 구빈원에 수용된 450명 역시 아무도 병에 걸리지 않았는데 그 이유는 이곳에 자체 급수 설비가 있어서 문제의 펌프를 이용하지 않았기 때문이었다.

오늘날의 콜레라

19세기 후반에는 사람들에게 효율적인 하수 처리 설비와 깨끗한 식수를 제공하면서 선진국에서는 콜레라가 대부분 사라졌다. 한때 전 세계를 장악했던 이 전염병은 역사의 뒤안길로 자취를 감췄다. 하지만 자연 재해나 전쟁으로 기반 시설이 파괴되었거나 이 질병이 풍토병인 국가에서 위생 상태가 악화된 경우에 여전히 위협적인 존재다.

1961년에는 엘 토르형이라 불리는 보다 덜 치명적인 새로운 콜레라균 변종이 인도네시아에서 발생해 방글라데시, 인도, 중동, 북아프리카까지 퍼졌고 1973년에는 이탈리아까지 확산되었다. 그리고 1990년대와 2000년대에는 보다 치명적인 전염병이 잇따라 발생해 콩고민주공화국, 이라크, 짐바브웨, 나이지리아에서 수만 명이 목숨을 잃었다.

2010년 10월에는 아이티에서 콜레라가 처음 발병했는데, 당시 심각한 지진으로 이 나라의 취약한 기반 시설이 파괴되고 수십만 명의 이재민이 대피소에 몰려들어 생활한지 10개월 만이었다. 이 유행은 환자 수가 70만 명이 넘고 그 가운데 9,000명이 사망한 근래 최악의 사태였다. 이후로 발생 건수는 꾸준히 줄었지만 카리브해, 남아메리카, 중동, 인도, 아프리카, 동아시아, 예멘, 소말리아 등지에서 치명적인 발병 사례가 계속 발생했다. 2017년 상반기에만 7,623명의 신규 환자가 발생했고 이 가운데 70명이 숨졌다. 오늘날에는 항생제나 경구 수분 보충 요법 같은 치료가 가능하지만 효과를 보려면 재빨리 실시해야 한다.

2017년 WHO는 2030년까지 콜레라 사망률을 90%까지 줄이는 전략을 발표했다. 이 질병을 통제하기 위한 핵심적인 접근 방식은 여전히 위생 상태를 개선하는 것이다. 그래도 2018년까지 5년 넘게 1,500만 개 이상의 효과적인 구강 백신이 콜레라가 발생했거나 인도주의적인 위기가 있었던 지역, 또는 콜레라가 매우 널리 퍼진 지역에 투여되었다.

한편 WHO는 콜레라의 발생을 공중보건에 대한 진 세계적인 위협 요인일 뿐 아니라 사회 발전의 결여를 나타내는 주요 지표로 취급하고 있다. 콜레라에 얽힌 비밀은 150여 년 전에 밝혀졌지만, 이 질병을 완전히 정복하기란 아직 갈 길이 멀다.

이질

|||||||||||||||||||||

병원체	세균성 이질의 경우에는 시겔라속의 세균인 이질균이 원인이며, 아메바성 이질은 단세포 기생체인 이질아메바가 원인임
전파	주로 오염된 음식이나 물로 감염되지만 오염된 분변을 통해 사람에서 사람으로 전파되기도 함
증상	피나 점액, 고름이 약간 섞인 물기 많은 설사가 주요 증상임. 열이나 오한, 복통, 체중 감소 같은 증상도 있음
발병률	세균성 이질의 경우 1년에 1억 6,500만 건 가량의 심각한 병증을 일으키는 것으로 추정됨
발생 지역	세균성 이질과 아메바성 이질은 전 세계 여러 곳의 풍토병임
예방	깨끗한 물을 마시고 위생 상태를 개선하는 것. 손 씻기가 특히 도움이 됨
치료	세균성 이질의 경우 항생제로 치료하고 아메바성 이질은 항기생충제로 치료함. 설사로 몸 밖에 빠져나간 체액이나 염분을 보충하기 위해 경구 수분 보충 요법을 실시함
국제적 대응 전략	깨끗한 물을 공급하고 효과적인 위생 설비를 갖추며 사람들에게 적절한 위생 습관을 홍보함

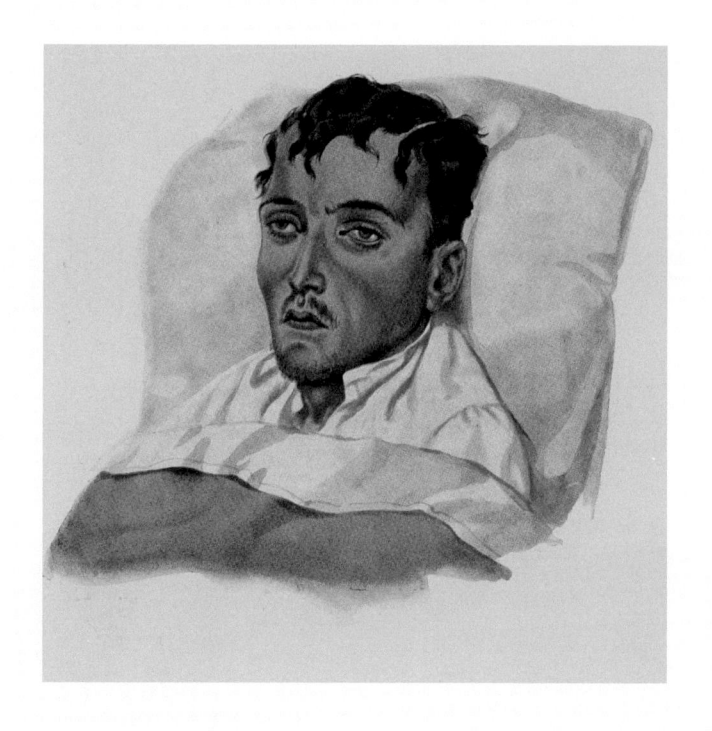

독일의 질병 관련 서적에 실린
이질에 걸린 한 군인의 모습, 1929년

19세기의 역사가 찰스 크레이턴(Charles Creighton)에 따르면 중세 십자군은 "사라센족의 언월도에 패배한 만큼 이질을 비롯한 악성 전염병 세균에 의해서도 무릎을 꿇었다." 이질은 '배반자' 또는 '내부의 적'으로 묘사될 만큼 여러 시대에 걸쳐 여러 군대를 싹쓸이했다.

전쟁터의 재앙

1812년 나폴레옹의 군대에 이질이 돌면서 수천 명이 사망했고 장티푸스와 함께 프랑스가 러시아 원정에서 패배하는 데 한몫했다. 1861년에서 1865년 사이에 벌어진 미국 남북전쟁에서는 이 병 때문에 북군에서 약 4만 5,000명, 남군에서 5만 명의 사망자가 발생했다. 1853~1856년 크림 전쟁에서도 병사들 사이에 이질이 만연했다. 1854년에 나이팅게일(Florence Nightingale)과 의료진이 도착했을 때 한 병원에서만 이질 환자가 2,000명이나 되었는데, 이들은 알아서 회복하거나 혹은 죽도록 방치된 채였다.

이 질병은 20세기에도 이어져서 1914~1918년 1차 세계대전까지도 지속되었다. 하지만 이질이라는 전염병이 전쟁 때 많이 퍼진다는 보고는 기원전 480년 페르시아가 그리스에 쳐들어왔을 무렵까지 거슬러 올라간다. 정확한 사망자 수는 알려지지 않았지만 역사학자들에 따르면 당시 이질이나 페스트로 여겨지는 질병으로 수십만 명이 사망한 것으로 추정된다.

권력이나 지위고하를 따지지 않고 전염되는 이질 때문에 1216년에 존 왕은 잉글랜드 동부에서 전투를 하다 사망했고, 1307년에는 에드워드 1세가 스코틀랜드 군과 싸우다가 병사했다. 1422년 백년전쟁 중에 파리 외곽의 뱅센에서 사망한 헨리 5세의 사인 역시 이질인 것으로 보인다. 스페인 함대와 맞서는 엘리자베스 1세의 함대 부사령관이었던 프랜시스 드레이크(Francis Drake) 경 역시 1596년 파나마 포르토벨로 해안에 배가 정박하던 중 이질로 목숨을 잃었다. 드레이크 경은 선실에서 설사나 혈변을 호소했는데 피 섞인 배설물을 뜻하는 '적리'는 이질의 또 다른 이름이기도 했다.

아일랜드 시골에서도 이질이 수백 년 동안 널리 퍼졌던 것으로 보인다. 옥스퍼드 대학의 연구자 앤서니 우드(Anthony à Wood)에 따르면 1649년 올리버 크롬웰(Oliver Cromwell)이 드로이드를 포위하는 동안 크롬웰의 장교 가운데 한 명이었던 형 토머스가 "적리라는 시골 지방의 병으로 생을 마감했다." 17세기 영국 의사 토머스 시드넘 역시 이 '아일랜드의 풍토병'에 대한 기록을 남겼다. 하지만 이 병의 역사는 더 거슬러 올라간다. 1185년 앞으로 왕위에 오를 존 왕과 함께 아일랜드로 군사 원정을 떠났던 사제이자 역사가였던 웨일스의 제럴드(Gerald of Wales) 역시 '아일랜드의 시골 풍토병'에 대해 언급한다.

크롬웰의 군대는 1655년 카리브해의 일부 지역을 정복하려던 중에 이질로 추정되는 질병으로 타격을 받았다. 4월에는 영국 함대가 산토도밍고에 도착하자마자 "격렬한 적리 증상으로 병사들이 고생했으며 일부는 앓는 데 그쳤지만 일부는 목숨을 잃었다." 2주 뒤 또 다른 파견군이 다음과 같이 보고했다. "비가 점점 거세지고 우리 병사들은 체력이 약해진 데다 죽을 때까지 피 섞인 설사가 멈추지 않는다."

취약 계층의 질병

대부분의 질병과 마찬가지로 이질 역시 영양 상태가 좋지 않은 사람에게 특히 피해가 컸다. 이 병은 주로 오염된 음식이나 물을 통해 전파되며 파리가 종종 매개체가 되지만, 감염자와의 접촉을 통해 확산되기도 하므로 손 씻기가 필수적이다. 위생 시설이 열악하고 사람들이 과밀하게 생활하는 곳에서는 이질이 빠르게 퍼지기 때문에 난민 수용소나 기관, 육군 야전 캠프처럼 밀폐되고 열악한 환경에서 생활하는 사람들이 위험에 처한다. 포위 작전에서도 포위군과 포위당한 군인 모두가 질병에 취약해진다.

17~18세기에는 특히 상황이 끔찍했던 노예선에서 이질을 비롯한 질병들을 겪었다는 참상이 전해진다. 1664년 바베이도스의 한 보고서에 따르면 다음과 같은 일이 있었다.

아프리카 노예선의 의사들은 흑인들의 사망률이 무척 높다는 사실을 발견했다. 병든 자들과 썩어 가는 시체가 한데 몰리면서 끔찍한 병이 퍼졌기 때문이었다.

흑인 노예들은 충격적일 만큼 나쁜 상태였기 때문에 대부분이 인수를 거절했을 정도였다. 20명의 노예를 저렴한 가격에 구한 외과의사 필립 푸세이어스는 노예를 전부 잃었다.

자메이카에서 온 또 다른 보고에 따르면 1672년 제임스 탤러스라는 선장이 3개월 만에 항해를 마치고 배에 정박한 노예들을 샀는데 이들은 "거의 전부가 굶주렸고 이질에 걸렸으며, 배의 선장은 먹을 것을 조금밖에 주지 않았고 그마저도 퀴퀴한 냄새가 나는 옥수수였다." 그리고 필자는 "이렇게 많은 수가 죽은 건 뭔가 특별한 이유가 있을 것이다"라고 덧붙였다.

이러한 개별적인 발병 사례들뿐 아니라 이질은 인구 전반을 강타해 널리 퍼졌다. 아일랜드 감자 기근이 한창이던 1840년대에 만성 이질은 발진티푸스와 함께 빈곤층에 광범위하게 확산되었다는 기록이 있다. 그래서 이곳에서는 이 병이 '기아 이질'로 알려졌다. 또한 19세기 후반 사람들이 우유를 더 많이 마시기 시작하면서 이질 발병률이 높아졌다. 제대로 가공되지 않은 우유는 이질을 일으키는 주요 병원체인 이질균에게 훌륭한 증식 배지였기 때문이었다.

토머스 시드넘은 런던에서 발생한 이질에 대해 기록하면서 1669년의 유행이 근래 10년 동안 최악의 사태였다고 묘사했다. 1658년부터 이 질병은 런던의 주간 사망 보고서에 빈번하게 등장했다. 당시에는 이 병에 걸려 사망하면 '창자의 통증'에 의해 목숨을 잃었다고 기재했다.

창자에 생긴 병

이질을 뜻하는 영어 단어인 'dysentery'는 '병에 걸린 창자'를 뜻하는 그리스어에서 유래했다. 장에 염증이 생기고 괴사(세포 죽음)를 일으킬 수 있는 질환을 가리키는 일반적인 용어였다. 혈액이나 점액이 섞인 설사를 하는 게 이 병의 증상이다. WHO는 이 병을 '붉은 피가 비치며 물기가 많거나 흐트러진 배설물이 나오는 설사 증세'라고 정의한다. 증상이 가벼우면 치료를 받지 않아도 낫지만 심하면 사망에 이를 수 있다.

이 병은 크게 두 가지 종류로 나뉜다. 시겔라균에 의해 발생하는 세균성 이질은 서양에서 가장 흔하게 나타난다. 아메바성 이질은 단세포 기생체인 이질아메바(Entamoeba histolytica)가 일으키며 주로 열대 지방에서 발견된다. 아메바성 이질에 걸린 사람들은 대부분 아무런 증상을 보이지 않지만 일부는 혈액이 섞인 설사나 피로, 체중 감소를 일으키며 간혹 열이 나기도 한다.

이 기생체는 다른 장기에도 퍼지는데 보통 간에 옮겨가 여기서 농양을 일으키지만 죽음에 이르는 경우는 드물다. 예외가 있다면 HIV 바이러스에 감염된 환자들인데, 이들은 이 병에 걸리면 그 결과가 심각할 수 있다.

1형 이질균(*Shigella dysenteriae*)은 세균 가운데 가장 치명적이며 전염을 일으키는 원인이다. 1897년 과학자 시가 기요시(志賀潔)가 일본에서 발생한 대규모 이질 발병을 조사하면서 이 세균을 발견했다. 일본에서는 19세기 말에 이질이 유행해 1897년에는 6개월 동안 9만 1,000명이 넘는 환자가 발생하고 2만 명이 사망했다.

유럽에서부터 확산되다

시겔라속의 세균은 원래 열대 지방에서 기원했다가 유럽으로 전파되었다고 알려져 있었다. 하지만 2016년 전 세계 300종 이상의 세균에 대해 연구한 결과 시겔라속의 1형 이질균이 대규모 지역 발병과 가장 심한 증세를 일으키는 원인이며, 유럽에서 유래했으리라 추정되었다. 연구자들에 따르면 19세기 말 이 세균이 일으킨 병이 유행하면서 전 세계를 휩쓸었다. 경제적인 이유로 이주한 사람들은 미국에, 식민지 개척자들은 아프리카, 아시아, 중앙아메리카에 병을 옮겼다.

오늘날 세균성 이질은 전 세계적으로 널리 퍼져 있으며 매년 1억 6,500만 명의 심각한 환자를 발생시켜 100만 명이 넘는 사람들이 목숨을 잃는다고 추산된다. 대부분의 발병 사례는 개발도상국에서 발생하며 5세 이하의 어린이들이 포함된다. 아메바성 이질 역시 전 세계적으로 발생하지만 위생 상태가 좋지 않은 지역, 특히 열대 지방에서 더 흔하다. 1960년대 후반부터 세균성 이질은 정치적 격변이나 자연 재해가

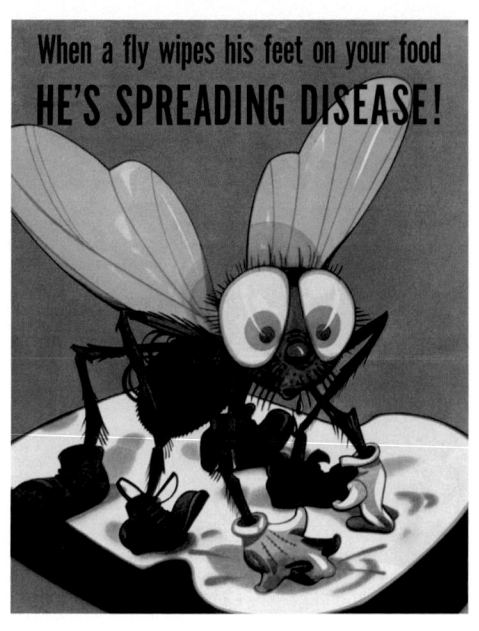

위쪽 질병을 전파하는 파리에 대해 경고하는 미국의 공중보건 포스터, 1944년

자주 일어나는 사하라 이남 아프리카, 중앙아메리카, 남아시아를 강타했다. 1994년 르완다 집단 학살 당시 자이르로 피난간 난민 가운데 2만여 명이 첫 달에 이질로 목숨을 잃었다.

매년 미국에서 발생하는 세균성 이질 환자는 약 50만 명이다. 2010년 시카고 근처의 작은 마을에서 328명이 발병한 사례는 이 지역 서브웨이 지점의 직원 2명이 원인이었다.

우려스러운 점이 있다면 약물 내성이다. 르완다 난민 사이에서 퍼진 시겔라속 변종은 당시 일반적으로 사용되던 항생제에 대해 내성이 있는 것으로 드러났다. 이 약제에 대한 내성은 이제 흔해졌고 의사들은 대체 약물로 눈을 돌린다. 하지만 이제 그 약물에 대해서도 내성을 가진 새로운 변종들이 나타나기 시작한다. 그리고 이 병원체들은 빠르게 환경에 적응할 수 있다.

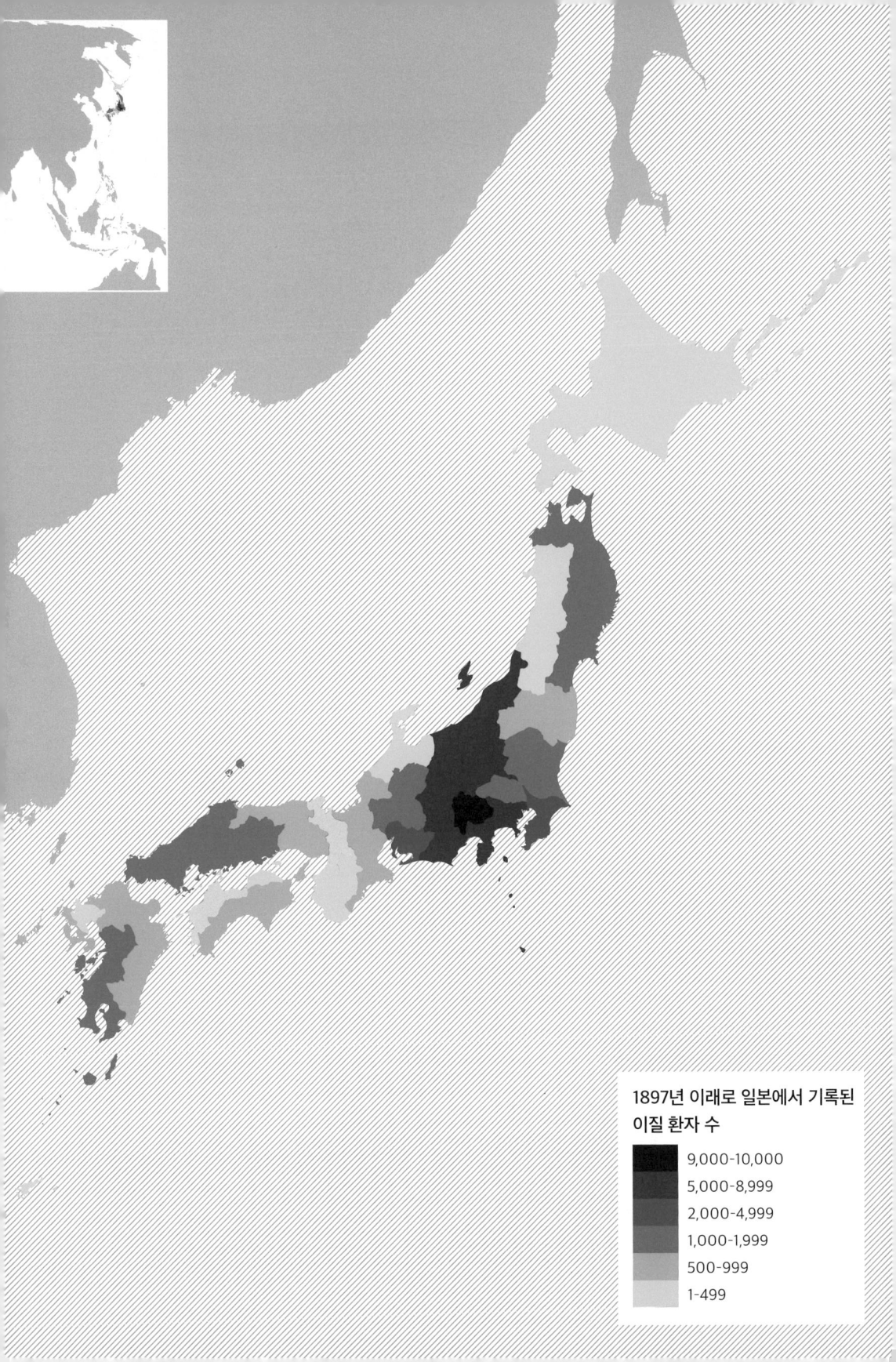

1897년 이래로 일본에서 기록된
이질 환자 수

■ 9,000-10,000
■ 5,000-8,999
■ 2,000-4,999
■ 1,000-1,999
■ 500-999
■ 1-499

장티푸스

|||||||||||||||||||

병원체	장티푸스균
전파	오염된 음식과 물
증상	열, 피로감, 두통, 메스꺼움, 복통, 변비나 설사. 가끔 발진이 돋기도 함
발병률과 사망률	전 세계적으로 1년에 1,100만~2,000만 건이 발생하고 12만 8,000명에서 16만 1,000명이 사망하는 것으로 추정됨
발생 지역	전 세계적으로 발생하지만 주로 아프리카, 남북 아메리카, 동남아시아, 태평양 서부 지역에서 환자가 나옴
예방	백신 접종, 깨끗한 물을 공급하고 적절한 위생 시설을 갖추며 식품 위생을 지키는 것
치료	항생제로 치료하지만 오늘날 약제 내성이 증가하고 있음
국제적 대응 전략	장티푸스가 고질적으로 발생하는 국가의 어린이들에게 일상적으로 백신을 접종하기 위해 2019년부터 8,500만 달러의 기금이 조성되었음

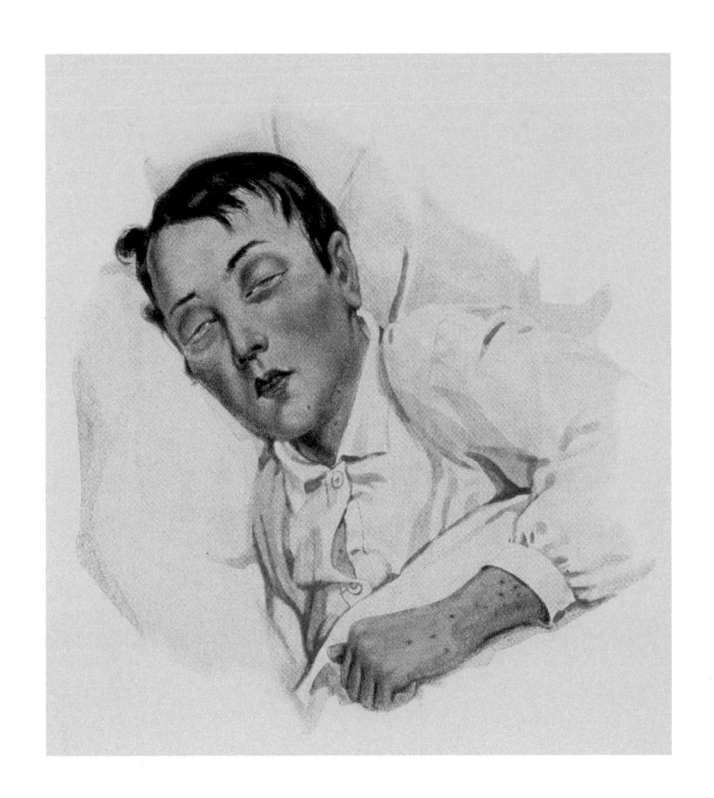

독일의 질병 관련 출판물에 실린 한 남성
장티푸스 환자의 모습, 1929년.

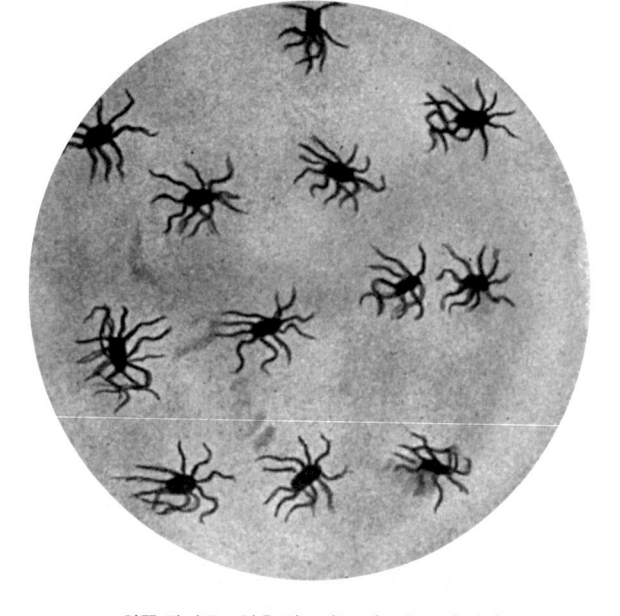

위쪽 장티푸스열을 일으키는 세균을 그린 삽화

1900년 4월 28일 밤, 수백 명의 영국 군인들이 병들어 생사의 기로를 헤맸고 상당수가 죽어 갔다. 이 군인들은 주변 환경 때문에 더 고생하고 있었다. 6인용 텐트에 10명이 쑤셔 넣어졌고 몇몇은 담요와 방수 시트만 두른 채 딱딱한 땅바닥에 누웠다. 보어 전쟁이 벌어지던 이날 밤 블룸폰테인 야전병원의 환자 2,291명 가운데 873명이 장티푸스를 앓고 있었다.

블룸폰테인에서 발생한 장티푸스 유행이 어느 정도 규모였는지에 대해서는 의견이 엇갈리지만 수천 명이 목숨을 잃었던 것은 사실이었다. 이들 가운데 일부는 제대로 된 치료와 보살핌을 받지 못해 회복 가능성이 줄어들었다. 의료 시설을 조사하는 정부 위원들은 이곳에 대한 충격적인 증언을 들었고 윌리엄 버뎃-쿠츠(William Burdett-Coutts) 하원의원은 군인들이 창자

열로 "파리처럼 죽어가고 있다"고 보고했다.

복잡하게 얽힌 역사

장티푸스와 파라티푸스는 둘을 아울러 창자열로 알려졌으며 인류와 오랜 옛날부터 함께했다. 하지만 이 병의 역사를 추적하는 데 어려움이 있는데 그 이유는 발열, 피로감, 복통, 두통, 변비, 설사, 식욕부진 같은 증상이 다른 여러 위장병에서도 흔하기 때문이었다. 기원전 5세기 히포크라테스의 글에서도 장티푸스처럼 보이는 병에 대한 묘사가 발견된다. 그리고 로마의 황제 카이사르가 열병을 치료하고자 냉수욕을 했다는 보고에서 그가 앓았던 병이 장티푸스일 것이라고 여겨지지만 확실하지는 않다.

17세기에는 미국 버지니아 주 제임스타운에서 장티푸스가 유행해 식민지 개척자

7,500명 가운데 6,500명이 사망했다. 남북전쟁 (1861~1865년) 동안 장티푸스는 약 3만 명의 남군과 3만 5,000명의 북군을 사망하게 했다고 추정된다. 1898년 스페인-미국 전쟁에서는 미국 군대의 5분의 1이 피해를 입었는데 부상으로 사망한 숫자보다 장티푸스로 사망한 숫자가 6배나 더 많았다. 1920년대 이 병은 러시아도 휩쓸었다.

장티푸스와 파라티푸스는 비슷한 질병으로 살모넬라 엔테리카(*Salmonella enterica*)의 서로 다른 아종에 의해 발생한다. 하지만 파라티푸스는 증상이 보다 가볍고 사망률이 낮은 경향이 있다. 사람에게서 거의 유일하게 발견되는 이 세균은 감염된 사람의 대변이나 소변으로 오염된 음식과 물로 전염되거나 직접 접촉으로 전파될 수 있다. 예컨대 손에 대소변이 약간 묻은 감염자가 건강한 사람과 접촉하면 병에 전염된다. 감염자의 대변에 앉았던 파리에 의해서도 전파되고, 손수건이나 수건 같은 물건으로 전염되는 경우도 드물지만 존재한다. 그런 이유로 콜레라와 같은 창자열은 빈민가, 난민 수용소, 자연 재

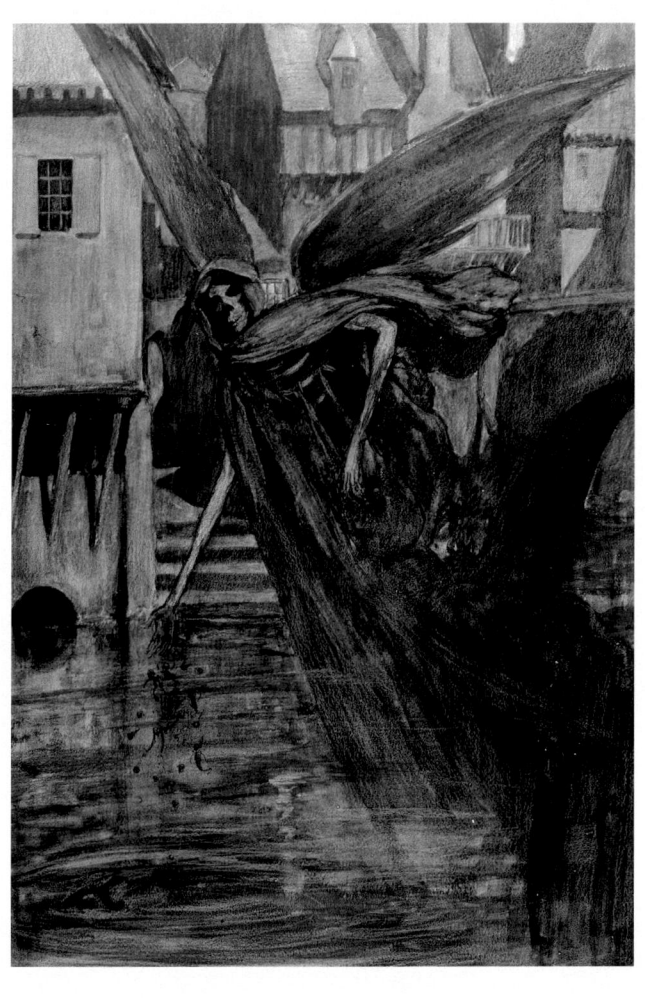

왼쪽 죽음의 사자가 마을 근처에 치명적인 독극물을 푸는 모습을 그린 수채화로 장티푸스의 발병을 나타냄, 1912년경

 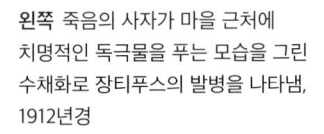

해로 하수도나 상수도가 파괴된 지역의 열악한 위생 상태와 연관성이 깊다.

지금까지 실모넬라균의 혈청형 또는 변이체가 1,700종류 이상 발견되었는데 대부분은 인간과 동물 숙주를 가진다. 사람에서 발생하는 장티푸스는 애완 거북이나 감염된 소의 우유, 감염된 가금류의 고기나 알을 먹는 것을 통해 발병한다. 그렇지만 장티푸스는 전적으로 사람에게서만 발생하는 질병이다.

1830년대까지 장티푸스(typhoid)와 발진 티푸스(typhus)는 자주 혼동되었다. 그래서 전염 원인이나 방식, 일부 증상은 다르지만 이름이 비슷하다. 그러다가 1850년 영국 의사 윌리엄

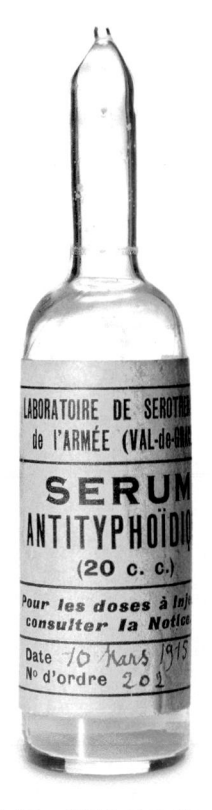

위쪽 장티푸스 혈청을 담은 앰플, 1915년

제너(William Jenner)가 두 질병이 진행하는 과정, 기간, 증상을 체계적으로 비교하면서 구별법을 찾아내 획기적인 발전을 이뤘다.

물에 의해 전파되는 병

또 다른 기념비적인 사건은 1873년 영국 의사인 윌리엄 버드(William Budd)가 40년 동안의 관찰에 기초해 이 질병이 주로 물에 의해 전염된다는 사실을 밝혀낸 순간이었다. 질병이 물을 매개로 전파된다는 생각은 1849년 존 스노가 콜레라와 관련해 처음 제시했지만(97쪽 참고) 이런 주장은 1870년대가 되어서야 받아들여졌으며 그에 따라 깨끗한 식수와 하수 설비의 중요성이 대두되었다.

19세기 중반, 장티푸스는 다른 전염병들과 마찬가지로 유기 물질이 썩어서 생긴 악취인 미아스마에서 발생한다고 여겨졌다. 하지만 버드는 장티푸스가 오물에서 저절로 생기는 것이 아니라 어딘가에서 전파된 것이라고 주장했다. 1847년 버드는 브리스톨 근처의 클리프턴에서 소규모로 발생한 발진티푸스에 대해 연구하던 과정에서, 1854년 존 스노가 소호의 콜레라 발병을 조사했던 것처럼 병에 걸린 사람과 그렇지 않은 사람의 주요한 차이점은 특정 우물에서 물을 길어다 마셨는지 아닌지 여부라는 사실을 깨달았다.

이런 사실이 밝혀지면서 19세기 산업화된 여러 사회에서 공공 의료 개혁이 추진되었다. 특히 영국에서는 일련의 법 조항이 시행되면서 장티푸스 사망자가 크게 감소했고, 콜레라는 사실상 사라지다시피 했다. 1862년 영국 의학 전문지 《란셋》은 새로 임명된 보건 관료들이 도심지를 무척 효과적으로 청소했고, 그에 따라 노동자 계

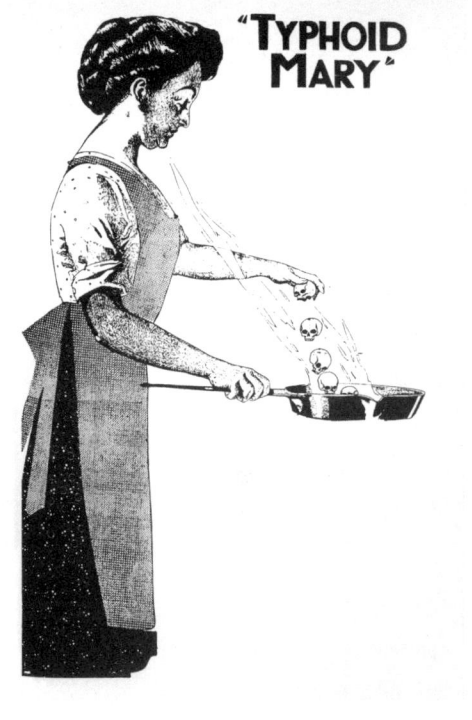
"TYPHOID MARY"

왼쪽 미국에서 건강한 최초의 장티푸스 보균자로 알려져
'장티푸스 메리'라는 별명을 얻은 메리 맬런(1869~1938)의
모습, 1909년

날의 몇몇 전문가들은 이 진단에 의구심을 보이
기도 한다. 하지만 당시 영국의 황태자였던 에
드워드 7세의 목숨을 빼앗을 뻔했던 병에 대해
서는 논란의 여지가 없다. 에드워드 7세는 아버
지가 사망한지 정확히 10년 뒤 스카버러의 런
데스버러 산장에서 병에 걸려 위독해졌다. 이
사건은 다시금 배관을 잘 정비해야 할 필요성을
일깨웠다.

그럼에도 1890년 버킹엄 궁전의 위생 시설
에 대해 조사한 결과 궁전은 "불량 배관 때문에
오수의 늪에 잠겼다." 궁전의 지하 몇 피트 안쪽
에서 흐르는 인근의 거대한 배관은 세인트 조지
병원과 연결되었는데 "이 배관 공사에도 결함이
있어 오수가 사방으로 새고 있었고" 그에 따라
문제는 더욱 심각해졌다.

층이 사는 지역에서 장티푸스를 몰아냈다고 논
평했다. 하지만 이 글은 다음과 같이 이어졌다.

부자들의 동네는 법적으로 빈민 계층의 주거지
에 보장되는 섬세한 보살핌과 감시를 받지 못
했다. 그에 따라 오늘날 대도시의 중산층은 오
물이나 하수에서 발생하는 가스, 더러운 물에
의해 발생하는 열병에 시달리고 있다.

사실 영국 사회의 최고위층마저도 위협을 받
고 있었다. 빅토리아 여왕의 남편인 앨버트 공
은 1861년에 윈저 성에서 겨우 42세의 나이로
사망했는데 주치의 윌리엄 제너는 사인이 장티
푸스라고 진단했다. 장티푸스와 발진티푸스를
구별하는 공을 세웠던 바로 그 제너였다. 오늘

장티푸스 메리

미국에서는 19세기 후반 도시에서 식수로 사용
하는 상수도를 정비하면서 장티푸스 사망률이
시골 지역보다 낮아졌다. 하지만 1906년 뉴욕
주에서 일어난 특별한 사건은 위험이 계속 존재
한다는 사실을 명백하게 보여 주었다.

부유한 은행가 찰스 워런은 롱아일랜드의 별
장에 요리사 메리 맬런을 새로 고용했다. 하지
만 그 뒤로 일주일 동안 집 안에서 11명 중 6명
이 장티푸스로 쓰러졌다. 그래서 위생 기사였던
조지 소버가 조사를 위해 별장에 투입되었다.
처음에 소버는 이 지역의 민물조개가 원인이라
고 의심했지만 이후에는 맬런이 건강한 상태에
서 세균을 몸에 지닌 채 퍼뜨리고 있다고 판단

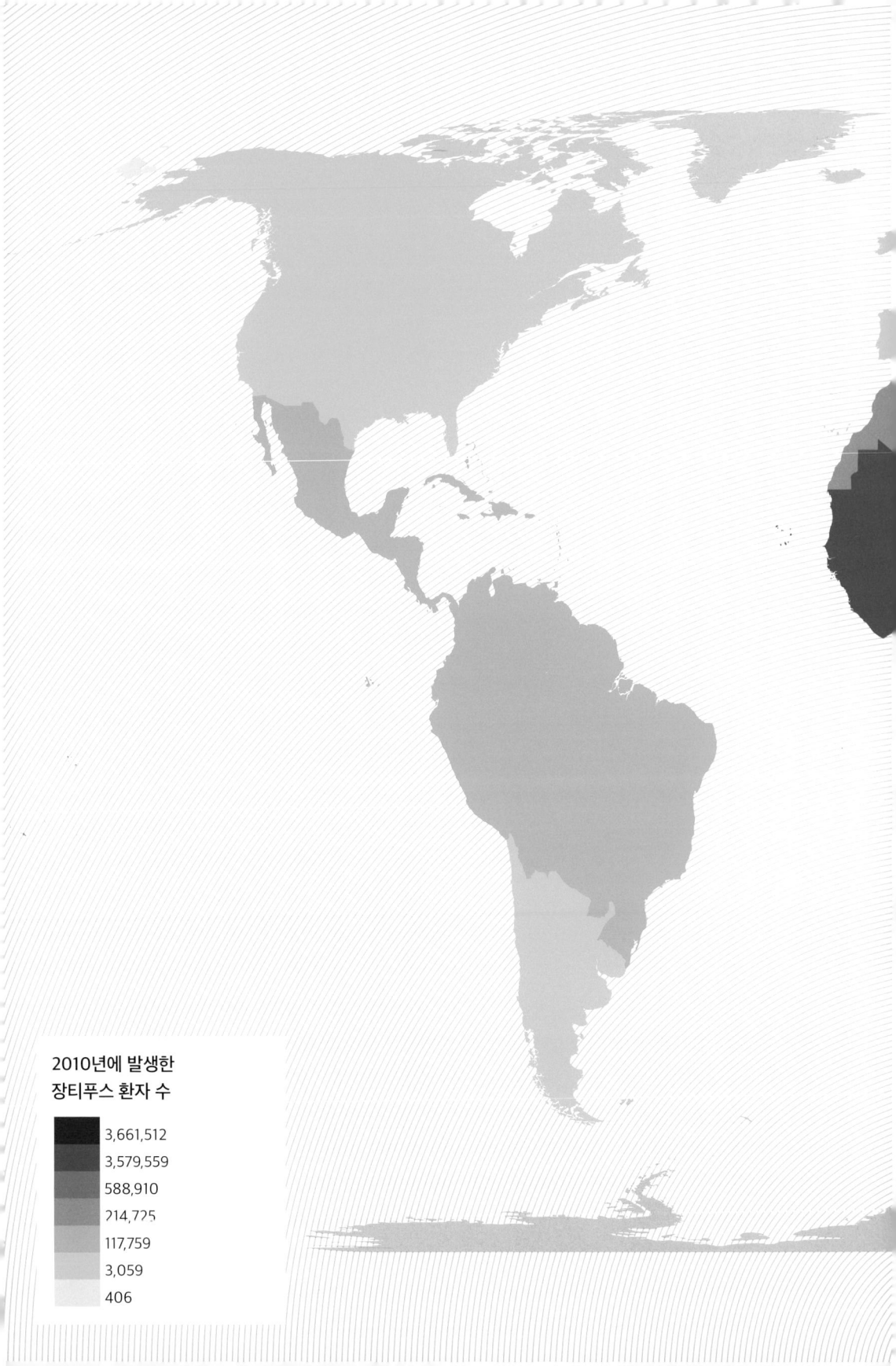

2010년에 발생한
장티푸스 환자 수

3,661,512
3,579,559
588,910
214,725
117,759
3,059
406

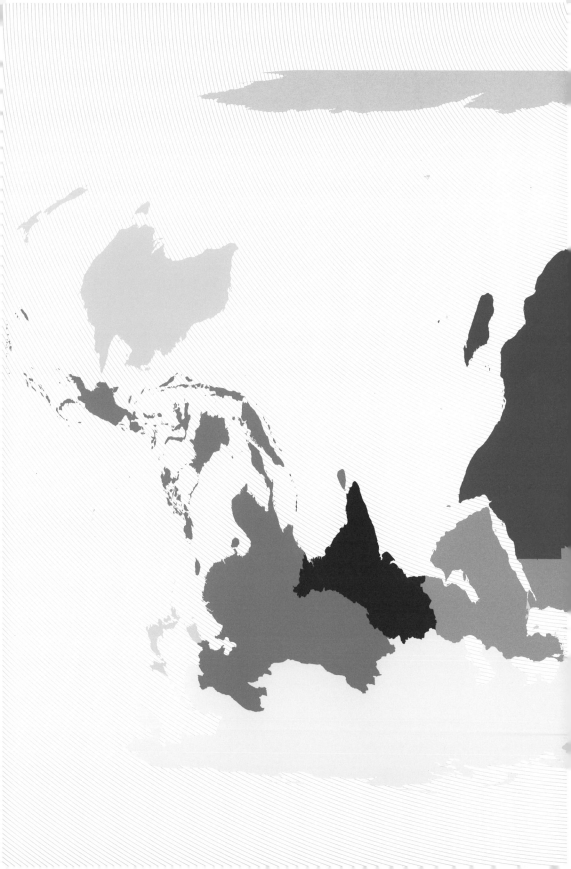

했다. 당시 과학자들은 어떤 사람이 병의 증상을 보이지 않은 채 그 병을 전염시킬 수 있다는 사실을 막 깨닫던 차였다.

소버는 이 조사를 탐탁지 않게 여겼던 맬런을 따라다니며 대변과 소변, 혈액 표본을 얻고자 애썼다. 그리고 비록 성공하지는 못했지만 맬런을 고용한 가족 구성원 8명 가운데 7명이 장티푸스 증상을 보였고 일부는 사망했다는 사실을 알아냈다. 그 해에 뉴욕 시민 3,000명이 장티푸스로 목숨을 잃었는데 병의 주요 원천을 거슬러 올라가면 바로 맬런일 것이라 지목받았다.

경찰은 검사를 위해 맬런을 강제로 데려올 수밖에 없었다. 그 결과 맬런은 장티푸스에 양성 반응을 보여 3년 동안 격리되었다. 그리고 다시는 요리하지 않는 조건으로 1910년 석방되었다. 맬런은 세탁소에서 일하기 시작했지만 요리사의 월급이 훨씬 많았기 때문에 다시 요리로 돌아갔다. 맬런은 자기 이름을 매리 브라운이라고 소개하면서 5년 동안 당국의 눈을 피해 맨해튼의 한 산부인과 병원의 조리실에서 일했다. 그 결과 3개월 동안 적어도 25명을 감염시켰으며 그 가운데 2명이 사망했다. 이런 사실이 밝혀지면서 맬런은 다시 격리 수용되어 1938년 사망할 때까지 그곳에 머물렀다.

미국의 공중보건 담당자는 보균자 문제에 대해 이렇게 설명했다.

차량 손잡이를 붙잡았던 지저분한 행색의 남성이 장티푸스 보균자일 수도 있고 바로 전에 손잡이를 사용했던 유행하는 옷을 입은 여성이 그 혐오스러운 병에 감염되었을 수도 있다. 만약 이 사람들이 침대에 누워 병을 앓고 있다면 우리는 이들을 피할 수 있다. 하지만 지금 이 상태라면 그럴 수가 없다.

'장티푸스 메리'라는 별명이 붙은 맬런의 이야기가 전해지면서 국가의 필요성에 반하는 개인의 권리에 대한 논쟁을 불러일으키기도 했다. 몇몇 사람들은 맬런이 가난한 아일랜드 이민자였기 때문에 국가가 그녀를 가혹하게 대했다고 주장했다. 맬런은 한 기자에게 이렇게 말했다. "나는 평생 장티푸스 증상을 보이지 않았고 항상 건강했다. 그런데 어째서 내가 나병 환자처럼 추방되어야 하고 개 한 마리만 들일 수 있는 독방에 갇혀 살아야 하는가?"

의무적인 백신 접종

블룸폰테인에 장티푸스가 유행하던 1900년부터 이미 이 병에 대한 백신은 준비되어 있었다. 셜록 홈스라는 캐릭터를 창조한 작가이자 은퇴한 의사 아서 코난 도일(Arthur Conan Doyle) 경은 장티푸스 환자를 돌보는 일을 돕고자 남아프리카로 떠났다. 그리고 돌아오면서 영국군에게 백신을 의무적으로 접종해야 한다고 주장했다. 당시 대부분의 군인들은 부작용이 있다는 이유로 백신을 접종하지 않았다. 아무리 장티푸스가 발진티푸스, 이질, 매독만큼이나 수 세기 동안 교전 지역에서 골칫거리였다 해도 군인들의 생각은 바뀌지 않았다. 그러다가 1차 세계대전 때 영국은 군인들이 의무적으로 백신을 접종하도록 했으며 이후로 영국군은 비교적 장티푸스로부터 자유로워졌다.

2018년으로 시계바늘을 앞으로 돌려 봐도 장티푸스는 여전히 걱정거리다. 연간 1,100만 명에서 2,000만 명이 이 질병에 걸리며 12만 8,000명에서 16만 1,000명이 사망한다. 생활 조

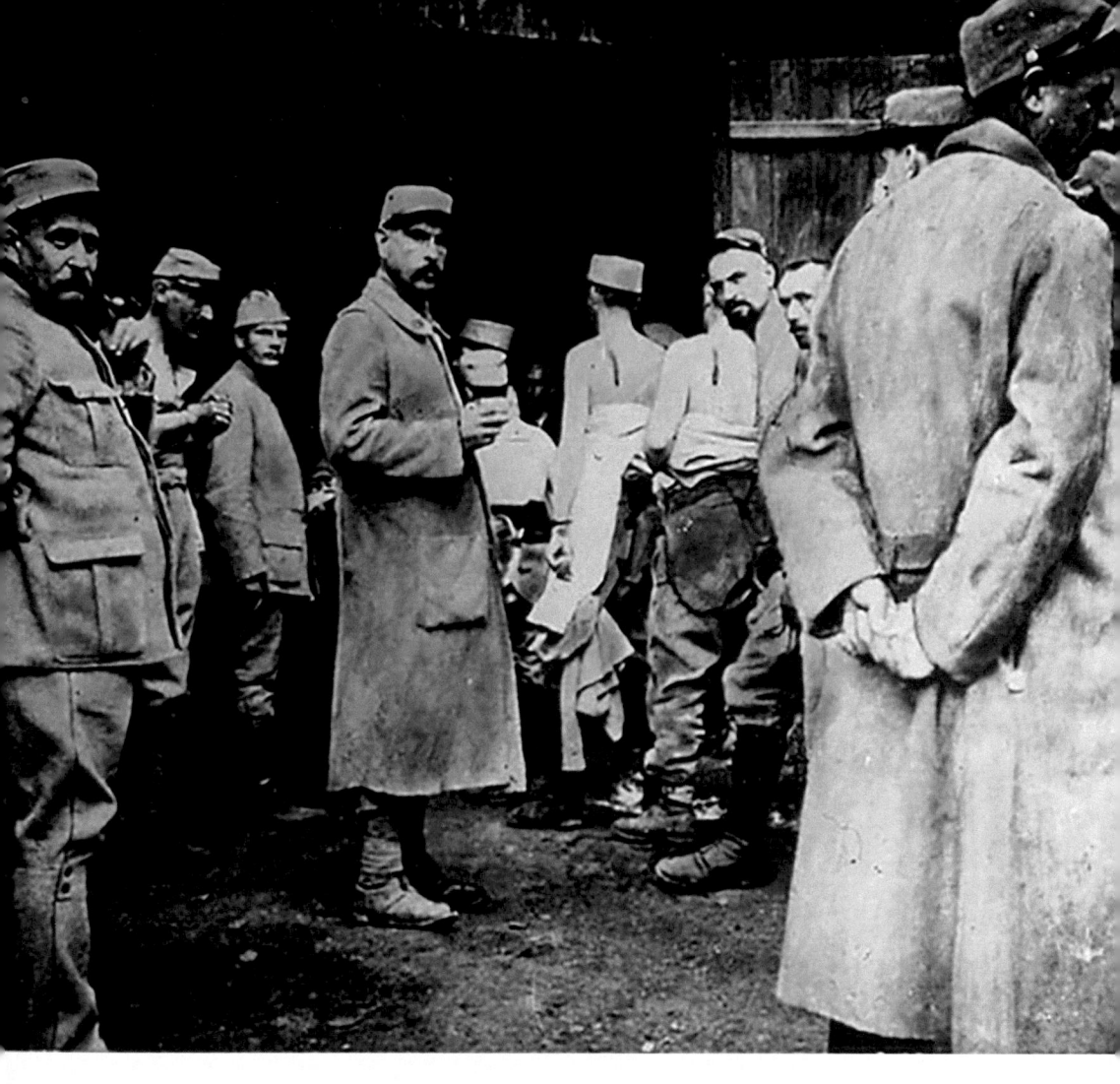

건이 나아지고 항생제가 개발되면서 선진국에서는 발병률과 사망률이 극적으로 감소했지만, 아프리카와 남북 아메리카, 동남아시아, 서태평양의 일부 지역에서는 장티푸스가 여전히 공중보건 문제로 남아 있다. 이런 지역에서는 깨끗한 식수나 적절한 위생 시설에 접근하지 못하는 사람이면 누구든 병에 걸릴 위험에 처해 있으며 아동은 가장 취약하다.

2017년에 전문가들은 장티푸스가 만성적으로 발생하는 국가에서 생후 6개월 이상의 어린

위쪽 1차 세계대전 당시 장티푸스 예방 접종을 받고 있는 군인의 모습

이들에게 면역력이 보다 오래 지속되는 새로운 백신을 주기적으로 접종해야 한다고 WHO에 권고했다. 이후 2019년부터 약 8,500만 달러의 자금이 이 사업을 위해 지원되었다. 또한 WHO에 따르면 도시화와 기후 변화가 "장티푸스의 전 세계적인 위험성을 높일 가능성이 있으며" 이 병을 치료하는 데 사용되는 항생제에 대한 내성도 증가하는 추세라고 경고한다.

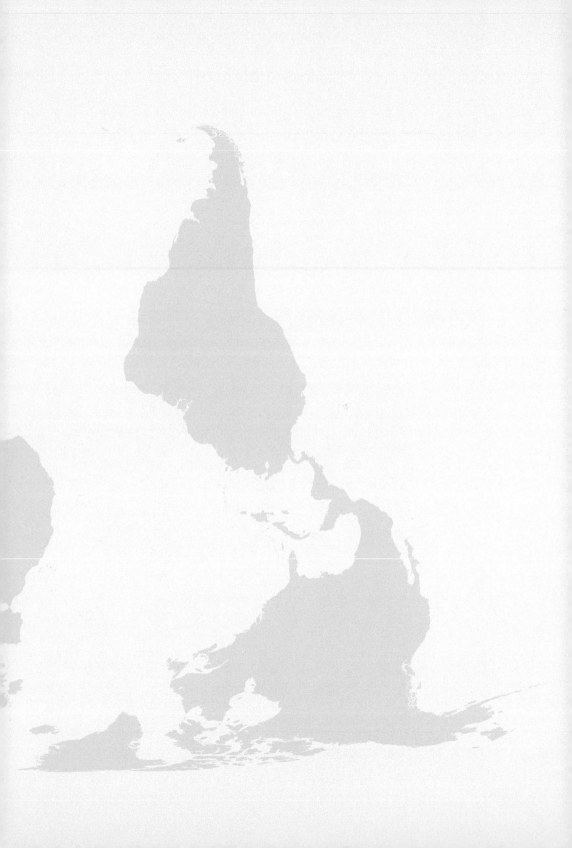

제3장

곤충에서 사람으로
전파되다

말라리아

||||||||||||||||

병원체	말라리아 원충
전파	아노펠레스속 암컷 모기에게 물려서 감염됨
증상	피로감, 발열, 두통, 식은땀, 오한, 구토 등 독감과 비슷한 증상을 보임. 근육통과 설사를 동반하기도 함
발병률과 사망률	2016년 전 세계적으로 2억 1,600만 명이 감염되었고 44만 5,000명이 사망함
발생 지역	아프리카, 아시아, 중앙아메리카와 남아메리카의 넓은 지역에 걸쳐 100개국 이상에서 발생함
예방	살충제 처리한 모기장을 많은 사람들에게 배포하는 등 생활환경 측면의 조치와 약제
치료	원충의 유형과 감염이 발생한 지역 같은 요인에 따라 약제를 선택함
국제적 대응 전략	생활환경과 약제를 통해 예방하며 여기에 빠른 진단과 처치, 감시 체제를 구축하는 것. 2030년까지 발병률과 사망률을 적어도 90% 감소시키는 것을 목표로 함

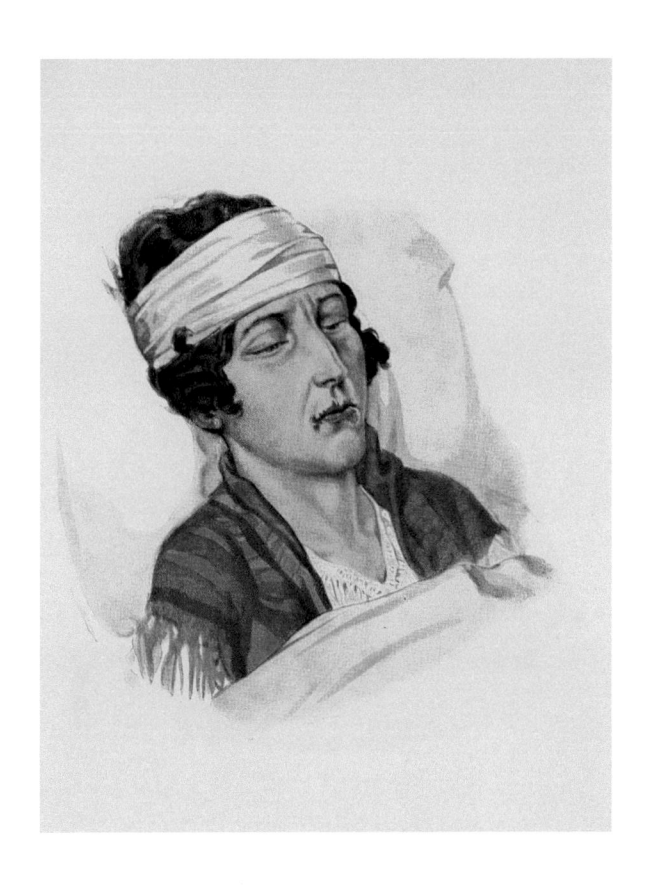

독일의 질병 관련 출판물에 실린
말라리아에 걸린 여성의 모습,
1929년.

1740년 영국 정치가인 호레이스 월폴(Horace Walpole)은 친구에게 보낸 편지에서 로마를 떠난 이유를 다음과 같이 설명했다. "말라리아라고 불리는 무시무시한 병이 매년 여름 로마에 퍼져 사람들을 죽인다네."

수백 년 전부터 습지대와 고온다습한 기후, 감염 사이의 연관성이 알려져 있었지만, 다른 여러 전염병들과 마찬가지로 문제는 악취와 함께 발생한다고 여겨졌다. 말라리아의 경우에는 늪의 공기가 병을 일으킨다고 여겨졌으며 그래서 이탈리아어로 '나쁜 공기'를 뜻하는 '말라리아'라는 이름이 붙었다. 이 병은 습지대열, 학질, 로마열로도 불렸는데 월폴이 지적한 바와 같이 로마가 말라리아로 고통을 받은 전력이 있기 때문이었다.

많은 사람들을 죽이는 오래된 질병

말라리아는 결핵, 에이즈와 함께 전 세계적으로 사람들의 목숨을 많이 빼앗는 질병이다. 동시에 말라리아는 가장 오래된 전염병이기도 하며 과학적인 증거에 따르면 사람과 이 질병을 퍼뜨리는 모기는 오래전부터 함께 얽혀 생활했다. 하

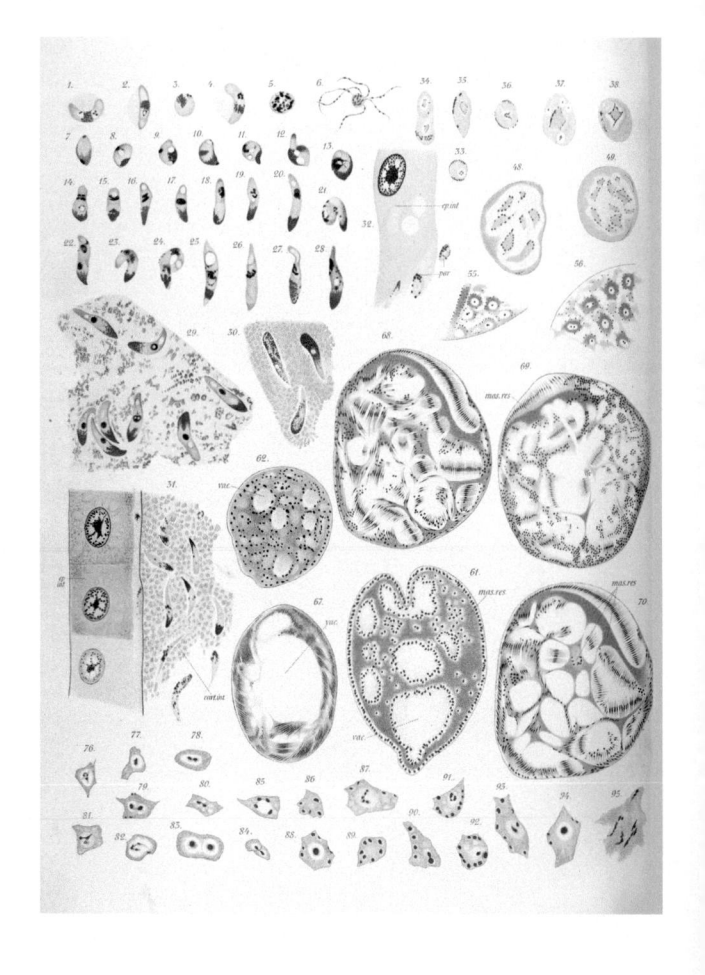

오른쪽 말라리아를 일으키는 기생충의 단면을 나타낸 그림, 1901년

곤충에서 사람으로 전파되다

지만 말라리아는 뼈에 흔적을 남기지 않기 때문에 골격 화석에서 감지되지는 않는다.

말라리아를 일으키는 기생충은 광합성에 필수적인 엽록소를 생산할 수 있었던 것으로 보이기 때문에, 처음에는 아마 조류 같은 식물성 단세포에서 시작되었을 것이다. 진화의 어느 시점에서 이 기생충은 원숭이에서 인간으로 종을 바꿔 기생했고, 그에 따른 질병은 남아시아에서 처음 나타났다가 아프리카와 유럽을 거쳐 아메리카 대륙까지 이동했으리라 여겨진다.

기원전 2700년, 중국 의학 문헌에는 말라리아의 몇 가지 특징적인 증상들이 기술되었다. 그리고 기원전 5세기에는 히포크라테스가 다른 유형의 감염에 따른 증상의 진행 단계에 대한 설명을 남겼다. 히포크라테스는 이 병이 고인 물을 마셨기 때문에 걸린다고 여겼다. 기원전 600년 전으로 추정되는 산스크리트어로 된 의학 문헌인 『수슈루타 삼히타』 역시 말라리아가 벌레에 물려서 발생한다고 설명했다.

로마 제국 시대에 말라리아는 유럽과 지중해 분지 주변에서 흔했다. 초기에는 가장 치명적인 기생충인 열대열말라리아원충(*Plasmodium falciparum*)이 드물었기 때문에 그렇게 위험하지 않았다. 하지만 감염을 일으키는 두 종의 모기가 북아프리카와 아시아에서 남유럽으로 보다 많이 도착하면서 상황은 바뀌었다. 이 지역을 로마가 지배하던 마지막 해에 말라리아는 맹위를 떨쳤다. 몇몇 역사가들은 말라리아가 제국에 종말을 가져오는 데 한몫했다고 생각한다. 페스트 역시 만만치 않은 큰 역할을 했지만 말이다.

중세와 르네상스 시대에는 말라리아가 소멸된 것처럼 보였지만 17세기와 18세기 들어 다시금 유럽에 확산되었고 남유럽뿐만 아니라 북부의 스칸디나비아까지 퍼졌다.

말라리아가 어떤 경로로 아메리카 대륙과 카리브해까지 전해졌는지는 알려지지 않았다. 하지만 어쩌면 15세기 말에 콜럼버스와 그가 데려온 선원들과 함께 도착했는지도 모른다. 당시 말라리아 감염이 유럽과 아프리카에 널리 퍼진 상황에서 유럽인들이 신대륙에 상륙한 직후 카리브해 일대에 말라리아가 퍼졌다는 보고가 있다. 신대륙의 모든 지역이 말라리아를 퍼뜨리는 모기가 살기에 적합한 환경이나 기후는 아니었지만, 19세기에 이르러 이 질병은 미시시피 계곡, 캘리포니아 중부 계곡, 남아메리카 북부의 해안 저지대에 널리 퍼졌다.

과학자들이 돌파구를 찾다

1860년대에 프랑스의 화학자 루이 파스퇴르(Louis Pasteur)가 세균 이론을 발표하자 과학자들은 유기체가 말라리아를 일으키는 범인일지도 모른다고 의심하기 시작했다. 최초의 돌파구는 1880년에 프랑스의 군의관 알퐁스 라브랑(Alphonse Laveran)이 인간에게 감염을 일으키는 기생충 무리를 발견한 것이었다. 당시 과학자들이 질병의 원인은 세균일 것이라 여겼기 때문에 라브랑의 발견은 무척 논란거리였다. 하지만 이후로 다른 종류의 비슷한 기생충들과 기생충을 실어 나르는 여러 종의 모기들을 밝혀내는 작업이 시작되었다.

실제로 말라리아원충(*Plasmodium*)이라는 기생충 무리 가운데 4종이 각각 네 가지 유형의 말라리아 감염을 일으킨다. 예전 의사들이 병과 관련이 있다고 여겼던 습지대는 모기가 사는 곳이었다. 그 가운데서도 가장 심각한 감염은 열

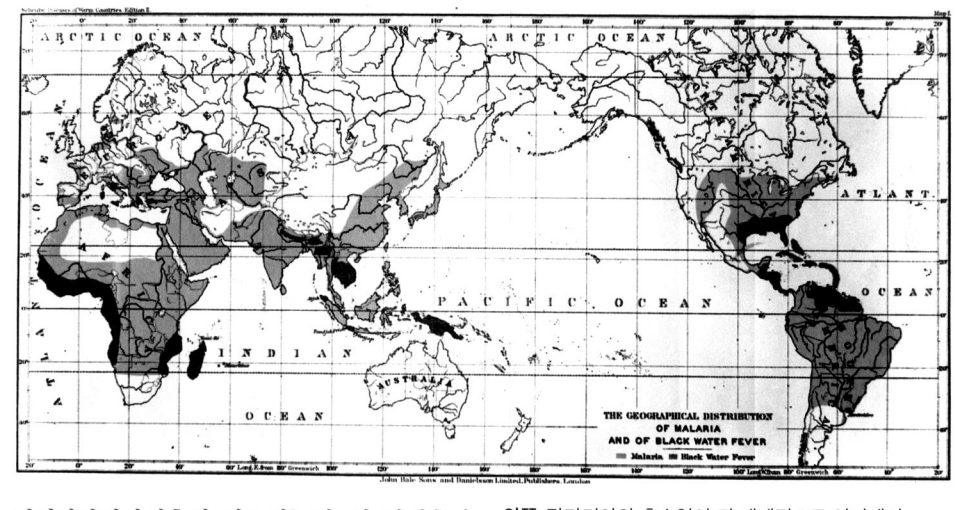

위쪽 말라리아와 흑수열이 전 세계적으로 어디에서
발병하는지 알려 주는 세계 지도, 1903년경

대열말라리아원충이 일으켰는데, 이 기생충에
의해 악성 삼일열말라리아를 앓으면 오한에 이
어 고열, 식은땀, 탈진 증세가 48시간마다 반복
된다. 반면 다른 세 가지 유형은 보통 생명을 위
협하지는 않는다.

열대열말라리아원충은 열대 지방에서만 번
성하지만 다른 기생충인 삼일열말라리아원충(*P.
vivax*)은 보다 낮은 온도를 견딜 수 있기 때문에
영국과 캐나다 남부에서도 발견된다. 유럽인들
이 삼일열말라리아원충을 신대륙에 전파했다
면, 아프리카 출신 노예들은 열대열말라리아원
충을 퍼뜨렸다. 카리브해 지역에서는 노예들이
열대열말라리아원충에 감염되고도 살아남는 타
고난 면역력을 보였지만 이 특성은 노예로서의
가치를 훨씬 높였을 뿐이었다. 그리고 면역력이
없는 유럽인들이 열대열말라리아원충과 처음
접촉하자 그 결과는 파괴적이었다. 아프리카의
몇몇 지역에서 백인이 많이 죽어 나가 '백인의
무덤'이 생겨났을 정도였다.

1897년에는 인도의 영국군 의무대였던 로널
드 로스(Ronald Ross)에 의해 감염자가 말라리아

기생충을 모기에 옮긴다는 사실을 보여 주면서
이 질병을 이해하는 데 큰 진전이 있었다. 로스
는 이 모기들이 기생충을 새들에게 전파하면 이
후 새들 사이에서 전염이 일어난다는 사실을 보
여 주었다. 감염이 어떤 식으로 퍼졌는지를 발
견한 것이다. 이 공로로 로스는 1902년 노벨 생
리의학상을 받았다.

인간에게 말라리아를 일으키는 유일한 매개
체는 이렇게 기생충에 감염된 암컷 아노펠레스
속 모기인데, 이 가운데 60여 종이 세계 각지에
분포한다. 1898년 이탈리아 연구팀은 인간에게
감염되는 기생충의 완전한 생활사를 알아냈다.

환경 요인들

말라리아가 확산되는 미생물학적인 과정에 대
해 연구가 진행되는 동안, 병과 관련된 환경 요
인을 조사하는 현장 연구도 벌어졌다. 예컨대
19세기 중반, 인도양의 섬 2곳에서는 치명적인

위쪽 1941년에 제작된 말라리아 포스터, 날개가 두개골의 눈구멍을 이루며 모기에 대해 경고함 전염병이 발생했지만 근처의 섬 3곳은 그렇지 않았다. 연구자들은 사탕수수를 재배하기 위한 대규모 삼림 벌채에 더해 사이클론 같은 자연현상 덕분에 아프리카에서 온 말라리아모기가 번성하는 데 완벽한 조건이 되었다는 사실을 알아냈다. 이 병은 결국 통제되었지만 언제든 다시 확산될 위험이 존재한다.

20세기에는 기생충의 생활사를 이해하는 것이 병에 대한 통제력을 향상시키는 열쇠가 되었다. 살충제 등을 활용할 수 있기 때문이었다. 1950년대 초까지 이탈리아, 미국, 루마니아 같은 나라에서 말라리아 퇴치 프로그램을 실시했지만 말라리아는 여전히 세계적으로 엄청난 위협이 되었다. 한 공식 추정치에 따르면 말라리아는 전 세계적으로 연간 약 3억 건이 발생했고 300만 명 이상이 목숨을 잃었다.

20세기 초 파나마 운하의 건설은 말라리아와 황열병이 어느 정도 통제된 이후에야 가능했다. 파나마 지협은 모기가 번식하기에 이상적인 환경이었다. 높은 기온이 지속되며 9개월 동안 우기가 이어지는 열대 정글 기후이기 때문이다. 운하 건설 작업이 시작되었을 때 운하의 입구와 가까운 콜론이라는 도시에서는 인구의 약 6분의 1이 말라리아에 시달렸을 정도였다.

1901년 미국은 쿠바의 아바나에서 모기가 매개하는 또 다른 질병인 황열병이 확산되지 않도록 도움을 주었다. 도시에 새로 도착한 사람들을 격리하고 건물에 모기가 쉽게 드나들지 못하도록 처리하며 늪지대에 고인 물을 빼는 방식이었다. 이는 성공적이었고, 황열병뿐만 아니라 말라리아 역시 크게 감소시키는 추가적인 이점을 보였다. 이 경험을 바탕으로 위생 전문가

아래 WHO의 말라리아 임시 위원회, 1947년

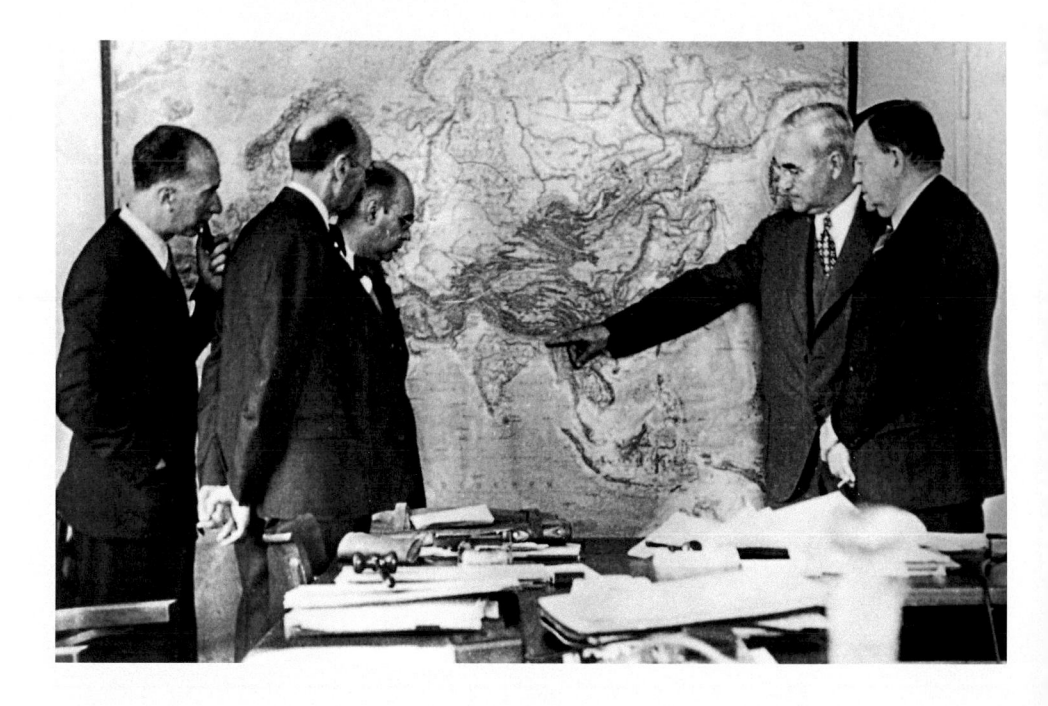

곤충에서 사람으로 전파되다

들은 파나마 운하와 인근 도시에 말라리아 방역 계획을 세웠다.

1906년 한 해 동안 운하에서 건설 작업을 하는 약 2만 6,000명 가운데 2만 1,000명 이상이 말라리아로 입원했다. 하지만 1912년에는 노동자 5만 명 가운데 5,600명만이 병원 신세를 졌다. 그리고 1909년 말까지 3년 동안 노동자를 비롯해 인구 전체에서 말라리아 사망률이 급격하게 줄어들었다. 하지만 이 질병은 건설 작업 내내 해결해야 할 숙제였다.

1940년대에는 말라리아를 통제하는 데 디클로로디페닐트리클로로에탄(DDT)이라는 물질이 도입되었다. 최초의 현대적인 합성 살충제였던 DDT는 말라리아, 황열병, 발진티푸스를 비롯한 곤충이 매개하는 여러 질병들을 퇴치하는 데 효과적이었고 농업과 가정의 정원에서 널리 사용되었다. 하지만 1960년대에는 DDT가 환경에 끼치는 피해와 사람들의 건강에 미치는 위험에 대한 우려의 목소리가 높아졌다.

그에 따라 2004년에는 잔류성 유기오염물질에 관한 스톡홀름 협약이 발효되었는데, 이것은 말라리아 통제를 제외하고는 DDT의 사용을 금지하는 국제적인 조약이다. 그리고 2006년 WHO는 말라리아가 여전히 심각한 보건 문제로 남아 있는 아프리카 국가에서는 DDT를 실내에서 사용해도 좋다고 발표했다. 그 위험성보다는 말라리아 퇴치를 위한 혜택이 더 크기 때문이다.

말라리아를 뿌리 뽑으려는 노력

1955년 WHO는 지구상에서 말라리아를 박멸하겠다는 계획을 발표했지만 1969년에 마무리된 이 프로그램은 실패했다. 이후 2015년에는

2030년까지 말라리아 발병률과 사망률을 90% 줄이는 것으로 계획이 수정되었다. 이 계획은 환경과 약제를 통한 예방, 빠른 진단, 치료와 감시로 구성된다. 2014년에서 2016년에는 살충제가 도포된 모기장 5억 8,200만 개가 배포되었는데 이 가운데 5억 500만 개가 사하라 사막 이남 아프리카에 배분되었다.

2016년에는 말라리아 발병자 수가 1만 명 미만인 나라가 44개국으로 2010년 37개국에 비해 늘어났으며, 키르기스스탄과 스리랑카는 말라리아가 근절되었다는 인증을 받았다. 그리고 2020년에는 21개국이 말라리아를 근절할 가능성이 있다고 발표되었다.

하지만 WHO가 "말라리아 통제에 유례없는 성공을 거둔 기간"이라고 불렸던 2017년부터 더이상 큰 발전이 없는 교착 상태가 되었다. 그리고 2016년 1년 동안 전 세계적으로 2억 1,600만 건이 발생해 전년 대비 약 500만 건이 증가했으며 사망자는 44만 5,000명에 달했다. 전체 사망자의 91%가 아프리카에서 발생했으며 사하라 사막 이남 국가들이 대다수를 차지했다.

WHO는 2015년에 비해 말라리아 발병률과 사망률이 40% 이상 감소한다는 첫 번째 목표를 달성하기 위해서는 지원금이 2배 이상 늘어야 한다며 부족한 자금 지원을 지적했다. 그뿐만 아니라 지속적으로 이 병에 대해 감시할 필요성도 있었다. 특정 지역이나 국가에서 환자가 0명이 된 이후 다시 환자가 발생하지 않도록 막는 것이 핵심 관심사가 된 것이다. 또한 과학자들은 기후 변화와 지구 온난화에 따라 말라리아를 옮기는 모기가 현재 서식하지 않는 지역에 출현하거나 다시 나타날 가능성이 있다고도 경고한다.

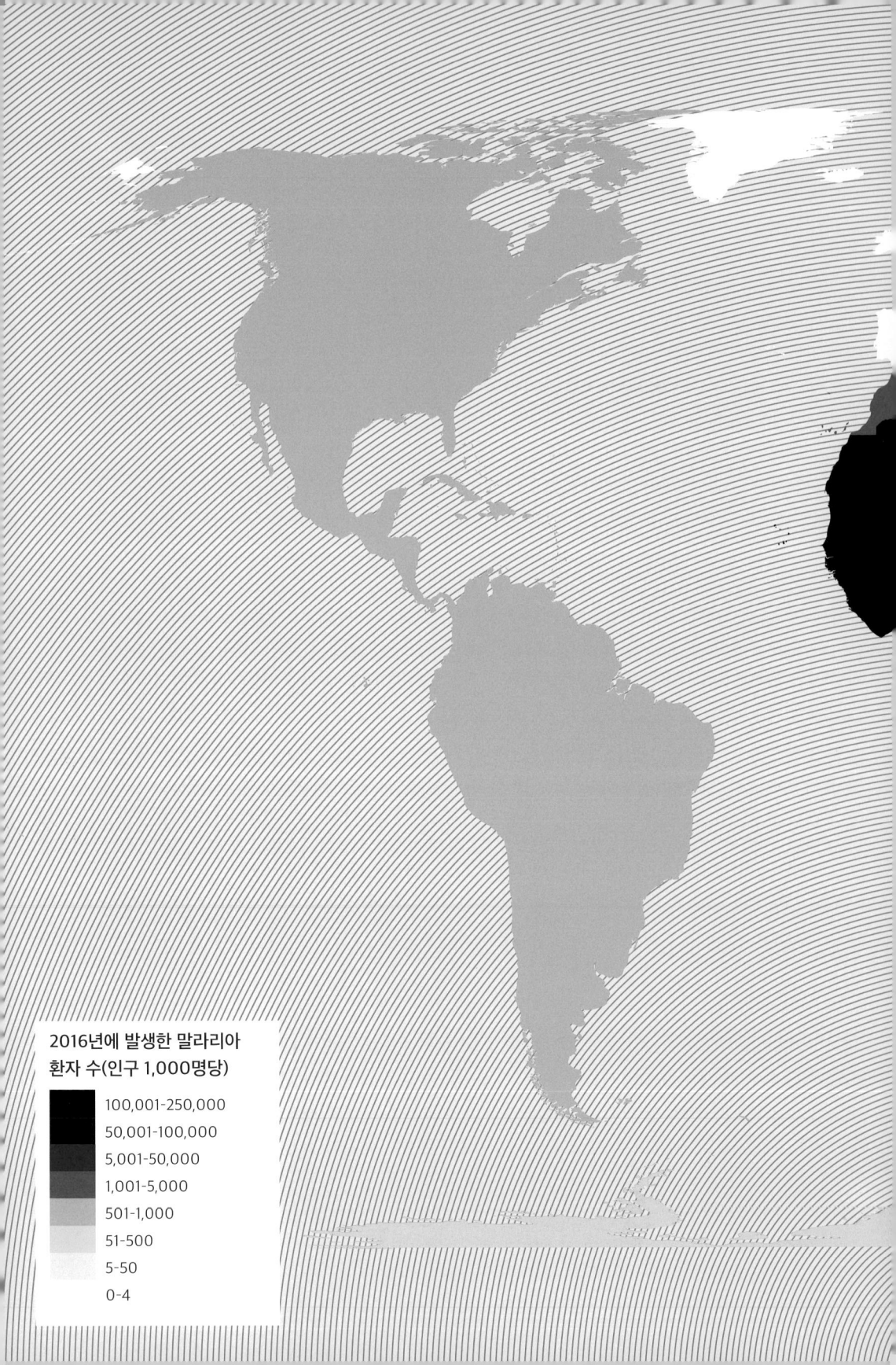

2016년에 발생한 말라리아
환자 수(인구 1,000명당)

100,001-250,000
50,001-100,000
5,001-50,000
1,001-5,000
501-1,000
51-500
5-50
0-4

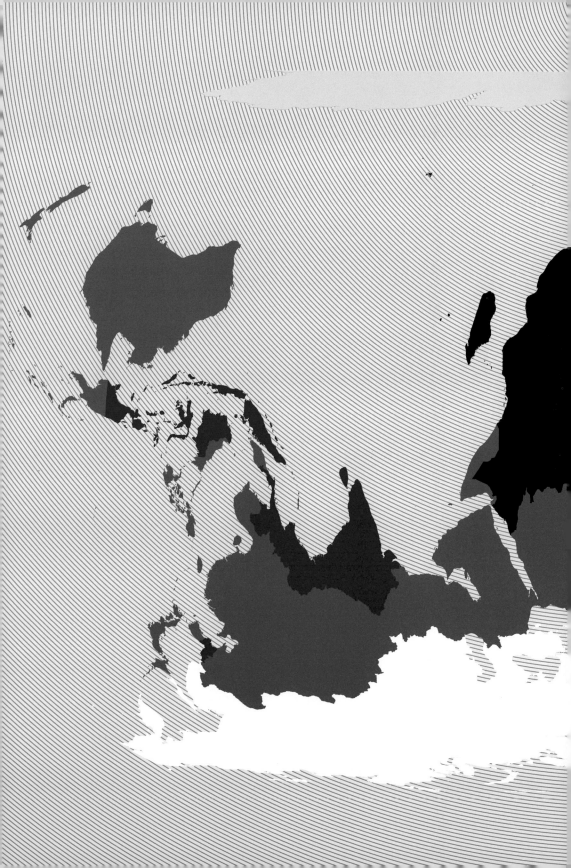

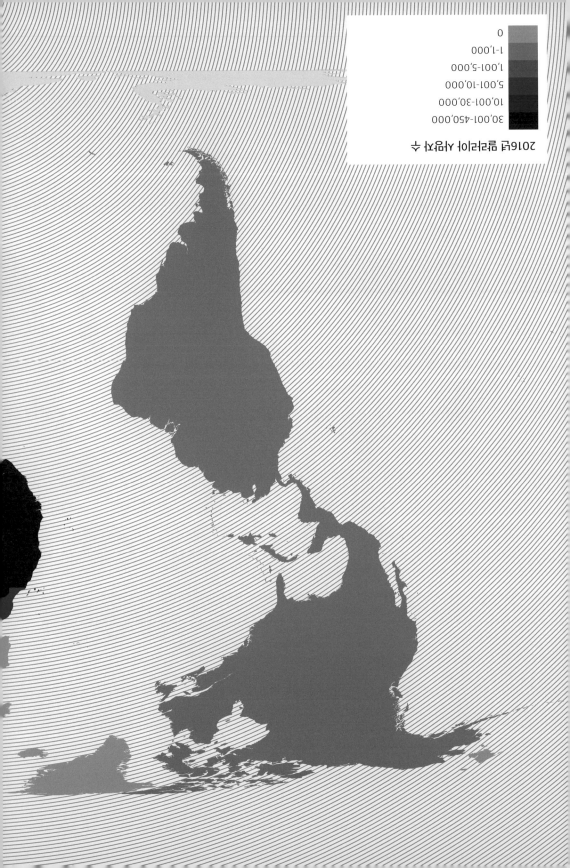

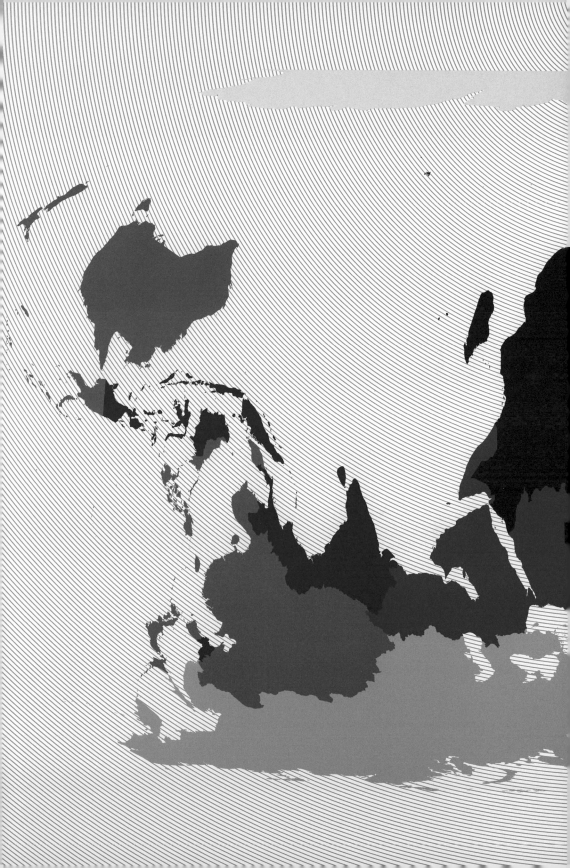

페스트

||||||||||||||||||

병원체	페스트균
전파	벼룩에게 물려 설치류에서 사람으로 전파됨. 호흡기를 통해서, 또는 감염된 조직의 직접 접촉을 통해서 사람에서 사람으로 퍼지기도 함
증상	발열, 오한, 두통과 근육통, 피로감, 구토와 메스꺼움. 가장 흔한 유형인 선페스트의 경우 림프절이 부어올라 통증을 야기하며 고름이 차서 터진 상처가 되기도 함
발병률과 사망률	2010년에서 2015년 사이에 전 세계적으로 3,248건이 발생했고 584명이 사망했음. 선페스트는 사망률이 30%에서 60%임. 두 번째로 흔한 유형인 폐페스트는 치료받지 않으면 거의 사망에 이름
발생 지역	남북 아메리카와 아프리카, 아시아의 시골 지역에서 발생하는 풍토병이지만 대부분 콩고민주공화국, 마다가스카르, 페루에서 발생함
예방	발생 지역에서 매개체인 설치류들의 서식지를 파괴하고 살충제를 사용함
치료	항생제 투여와 함께 산소 요법, 정맥으로 수분 보충
국제적 대응 전략	병이 발생할 위험이 있는 지역을 감시하며 발병 시에 빠르게 대처함

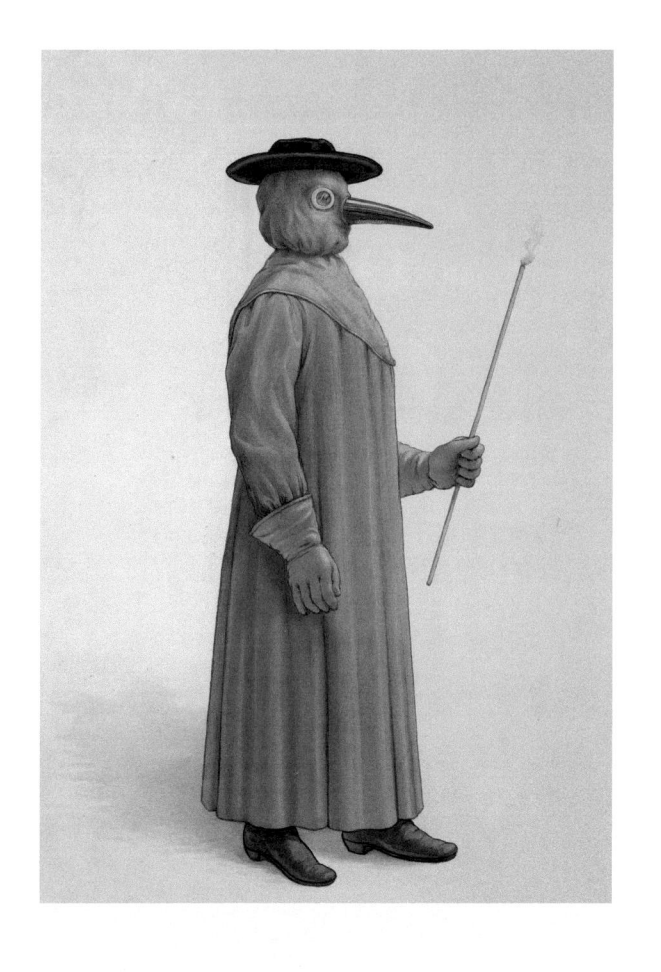

페스트를 예방하는 복장을 입은
17세기의 한 의사.

수 세기 동안 페스트는 모든 대륙으로 퍼져나가 경제와 정치 구조, 사회 위계질서를 뒤흔들었다. 라틴어로 '상처' 또는 '타격'을 뜻하는 단어에서 비롯한 페스트는 사람들을 공포에 떨게 할 위력을 가졌으며, 구약 성서에 등장하는 열 가지 재앙을 포함해 온갖 종류의 재난을 묘사하는 데 사용된다.

페스트의 역사는 옛날부터 시작되었다. 2017년 과학자들은 러시아와 크로아티아에서 석기시대 후기로 거슬러 올라가는 유골에서 페스트를 발견했다고 발표했다. 역사가들은 기원후 165년에 로마를 강타한 치명적인 '전염병'이 로마 제국의 몰락을 가져오는 데 역할을 했다고 주장하지만 이것이 선페스트인지 천연두 같은 다른 전염병인지는 확실하지 않다. 페스트는 3번의 대규모 범유행을 일으키기도 했다.

유스티니아누스 페스트

최초로 기록된 범유행은 당시 비잔틴 제국 황제의 이름을 딴 유스티니아누스 페스트로 알려져 있다. 이 유행은 모든 질병을 통틀어 신뢰도가 높게 보고된 첫 번째 대규모 발병이었다. 이 유행은 기원후 541년 콘스탄티노플(오늘날 이스탄불)에서 시작되었고 동쪽으로는 페르시아, 서쪽으로는 남유럽까지 퍼졌으며 전 세계 인구의 33~40%를 죽음에 이르게 했다.

하지만 콘스탄티노플을 지나 페스트가 어떻게 진행했는지는 추적되었어도 이 질병이 어떻게 이 도시에 도달했는지는 여전히 불분명하다. 참화를 목격한 비잔틴 제국의 역사학자 프로코피우스는 페스트가 교역로를 따라 이집트에서 왔다고 주장했다. 그렇지만 보다 최근 이론에 따르면 페스트는 사하라 이남 아프리카인 케냐, 우간다, 자이르에서 유래해 나중에 이집트나 비잔틴 제국의 수도로 옮겨 갔다고 추측된다. 다른 전문가들은 이 질병이 오늘날 러시아와 중국 사이에 걸친 지역에서 비롯했다고 여기는데, 이 지역은 이후 800년이 지나 흑사병 유행의 발원지였다고 받아들여진다.

페스트는 콘스탄티노플에 겨울이 찾아오자 사라졌다가 이듬해 봄 비잔틴 제국 전체를 가로질러 폭발하듯 다시 등장하는 전형적인 패턴을 보였다. 그 뒤로 범유행은 8세기까지 산발적으로 계속되었다. 이 질환은 보통 감염된 벼룩에 물린 설치류에서 사람에게 전파되는 페스트균(Yersinia pestis)에 의해 발생한다. 하지만 감염자

아래 「죽음의 춤」이라는 제목이 붙은 석판화, 1831년경

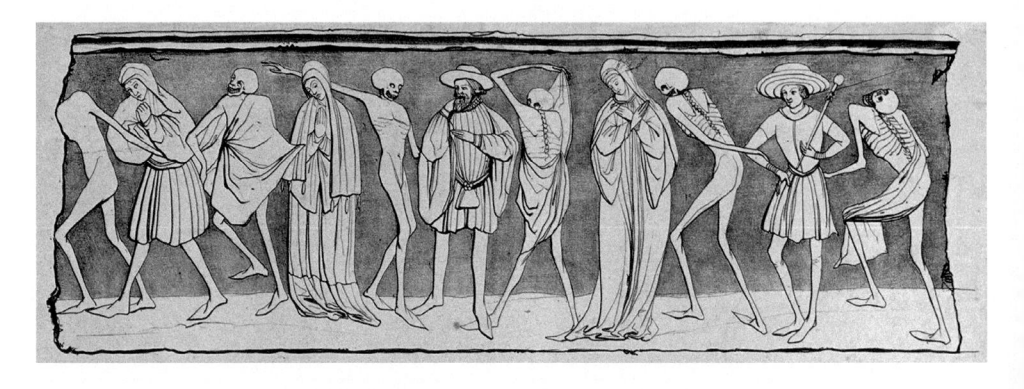

곤충에서 사람으로 전파되다

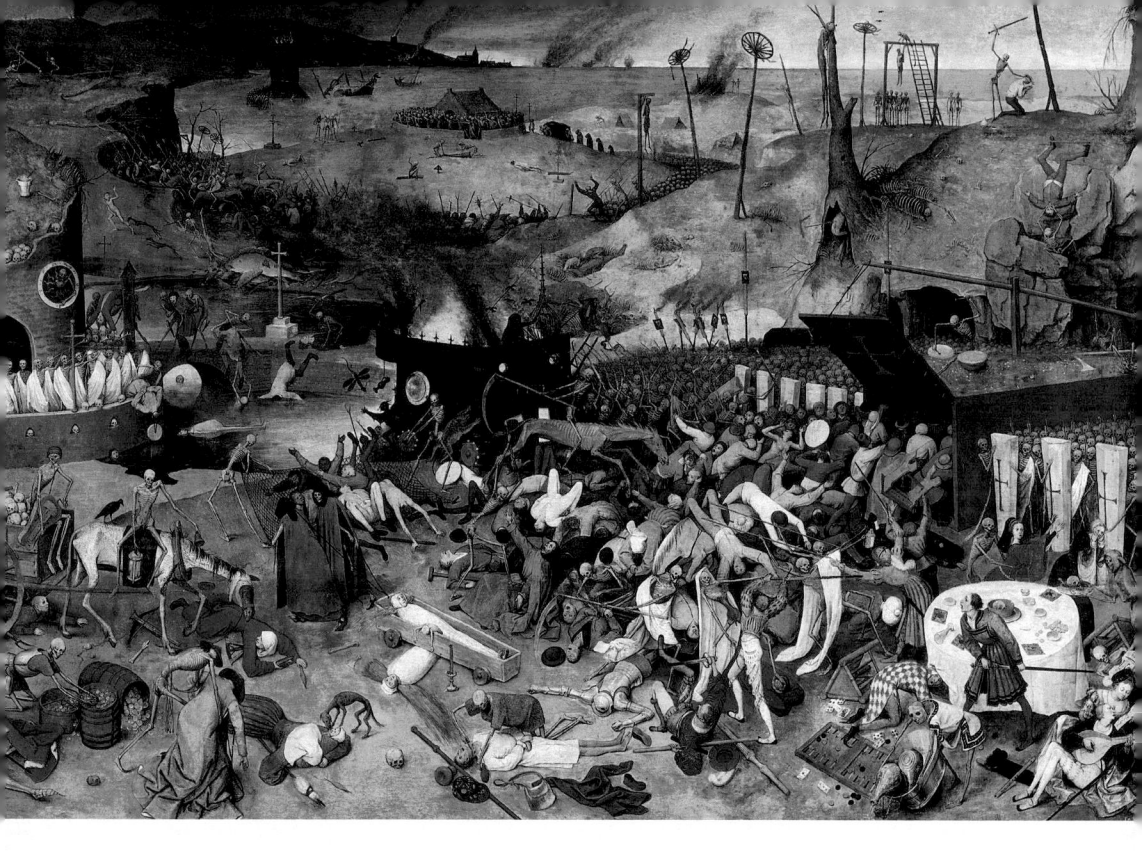

가 기침이나 재채기를 할 때 튀어나오는 침방울을 들이마시거나 감염된 조직에 직접 접촉해도 전파될 수 있다. 하지만 2018년 초 연구에서 과학자들은 흑사병으로 알려진 대유행에서 설치류인 쥐가 얼마나 큰 역할을 했는지 의문을 제기했다. 쥐만으로는 세계적으로 빠르게 퍼져 나간 전파 양상을 설명할 수 없다는 것이다. 이들은 페스트가 사람의 몸이나 옷에 사는 벼룩이나 이에 의해 전염되었을 가능성이 더 높다고 보고했다. 페스트는 선페스트와 폐페스트 두 가지 주요 유형이 있다. 선페스트는 림프절에 집중적으로 감염되며 보다 흔하다. 폐를 중심으로 감염되는 폐페스트는 선페스트보다 치명적이지만 쉽게 걸리지 않으며 소수의 환자들이 걸린다. 세 번째 변종인 패혈성 페스트는 세균이 혈류에 들어갈 때 발생한다.

위쪽 「죽음의 승리」, 페테르 브뤼겔, 1562년경의 그림

흑사병

선페스트 환자들의 몸에서 발견되는 고통을 일으키는 부어오른 혹들, 즉 목, 겨드랑이, 사타구니의 검은 종창(가래톳)은 악명이 높다. 14세기 웨일스의 시인 유안 게딘(Ieuan Gethin)은 이 증상에 대해 이렇게 썼다. "겨드랑이가 동전만큼 부어오르고 고통스럽다. 그것은 어디에 있든 끔찍하게 부글거리는 고통을 주는 머리이며 커다란 울음소리를 내고 팔 밑에 짐을 지운다."

역사상 최악의 전염병으로 손꼽히는 흑사병은 유럽 인구 8,000만 명 가운데 약 60%를 사망에 이르게 했고, 전 세계적으로 7,500만 명에서 2억 명이 죽었다. 이 병은 오랫동안 중국에서 유래되었다고 여겨졌지만 유럽과 아시아 사

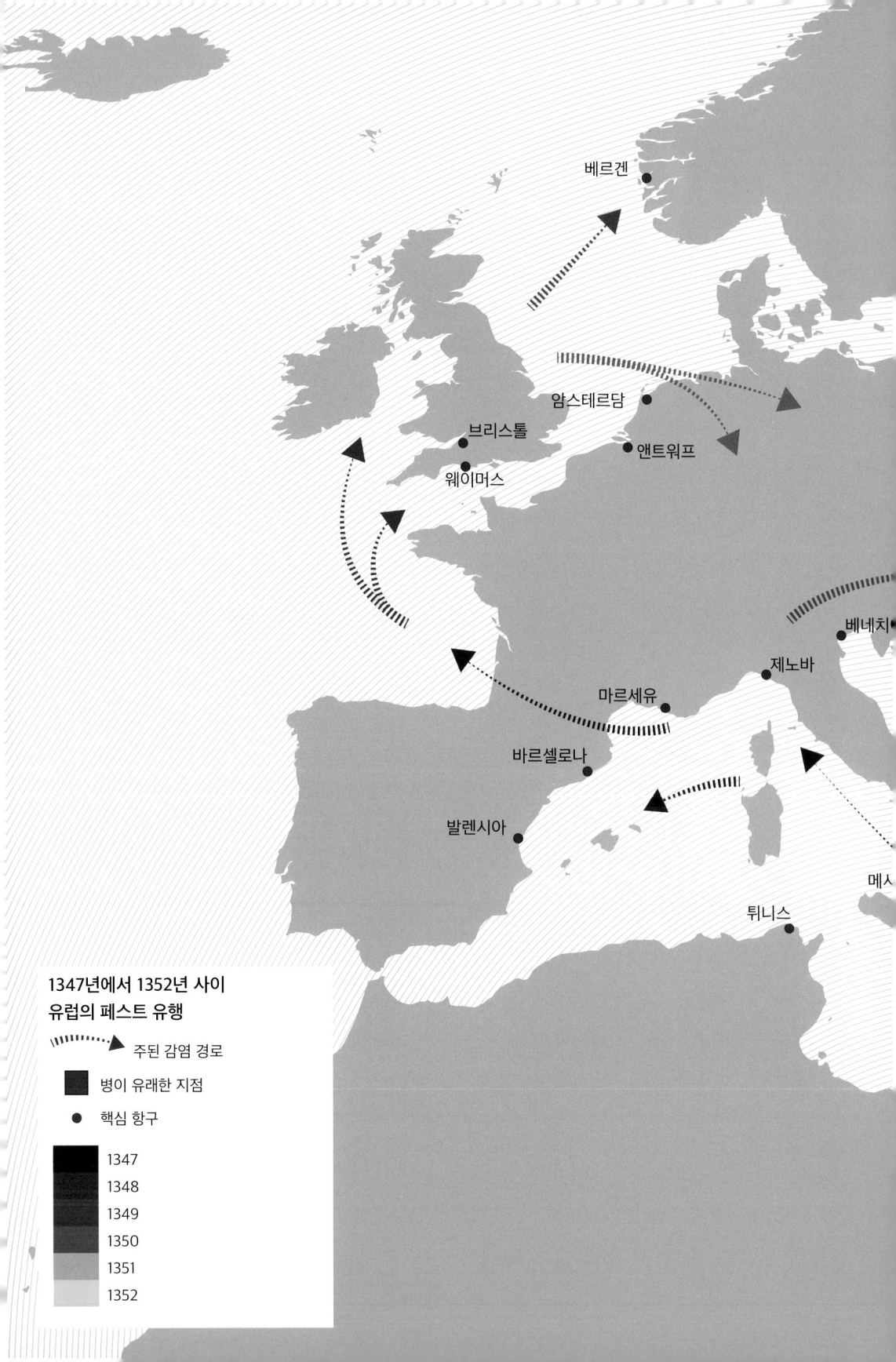

베르겐

암스테르담
브리스톨
앤트워프
웨이머스

베네치
제노바
마르세유
바르셀로나
발렌시아

메시

튀니스

**1347년에서 1352년 사이
유럽의 페스트 유행**

주된 감염 경로

병이 유래한 지점

핵심 항구

1347
1348
1349
1350
1351
1352

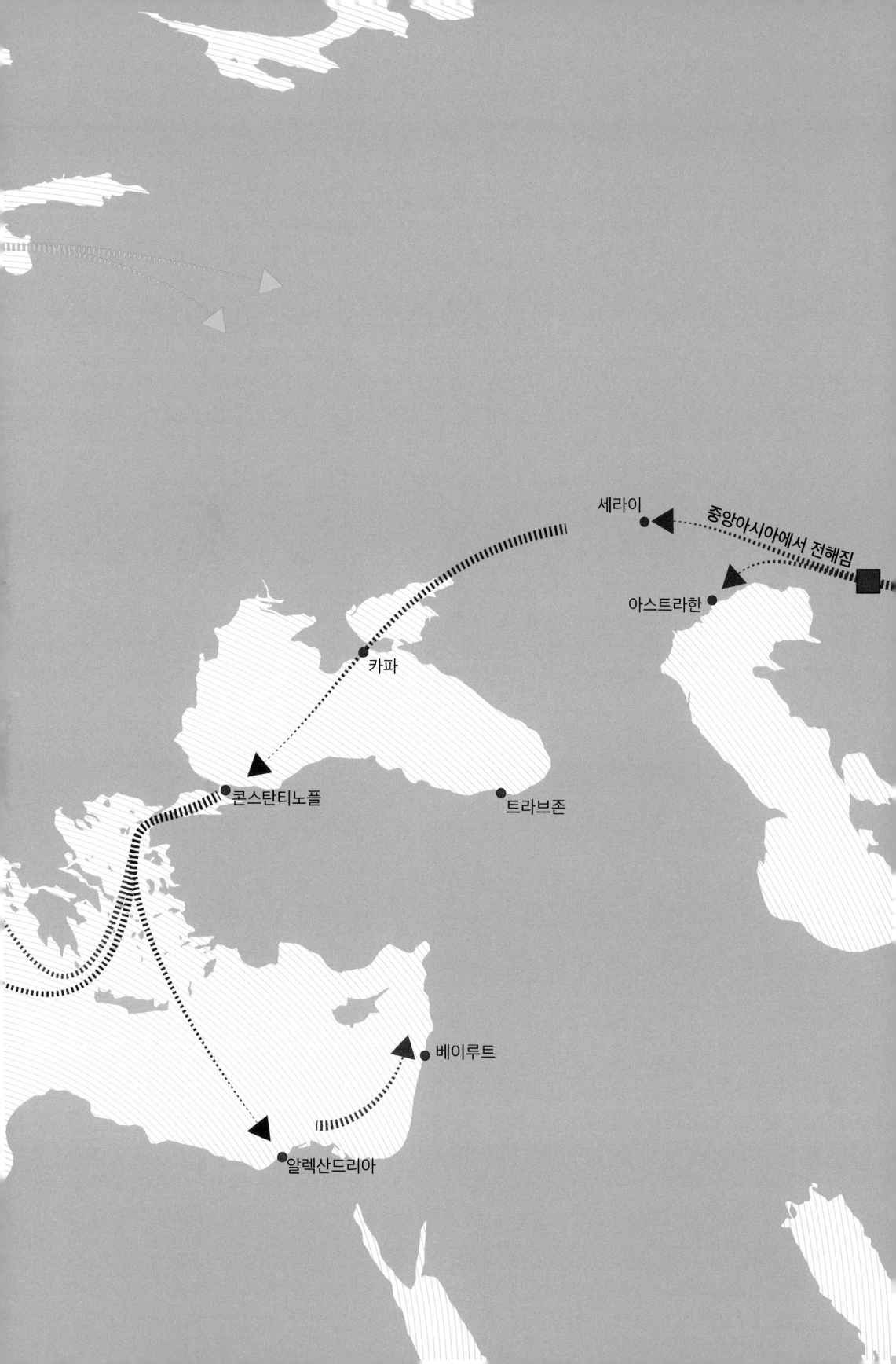

세라이

중앙아시아에서 전해짐

아스트라한

카파

콘스탄티노플

트라브존

베이루트

알렉산드리아

이의 대초원에서 비롯했다는 이론도 있다. 이곳에는 바글바글 서식하는 야생 쥐 무리에 세균이 우글대는 페스트 병원소가 카스피해 북서 해안에서 러시아 남부까지 뻗어 있다.

최초의 페스트 발병 사례는 1346년 몽골이 크림 반도의 이탈리아 교역소를 공격하던 1346년으로 거슬러 올라간다. 당시 몽골인들 사이에 발생한 전염병이 마을로 퍼졌다. 이탈리아 상인들은 집으로 피신하는 과정에서 페스트에 감염된 쥐를 함께 데려갔고 배를 여러 항구에 정박했다.

이탈리아 피렌체와 시에나는 심한 타격을 받았다. 시인 프란체스코 페트라르카(Francesco Petrarca)는 당시의 비극을 목격하지 못한 사람이라면 참상의 규모를 상상도 하지 못할 것이라고 할 정도였다. 대신 페트라르카는 '우리의 증언을 꾸며낸 이야기로 여기라고' 말했다. 아이 다섯을 페스트로 잃은 시에나 출신의 구두장이 아그놀로 디 투라는 이렇게 회고했다.

인간의 혀로 끔찍한 진실을 그대로 말하기란 불가능하다. 돈이나 우정을 위해서라도 죽은 사람을 매장할 사람은 아무도 없었다. 집안 가족들은 성직자나 교회의 도움을 받지 않고 최선을 다해 시체를 도랑에 가져갔다.

당국이 처리할 수 있는 양보다 시체가 더 빠른 속도로 쌓이는 이런 모습은 페스트와 강하게 연관되어 있다.

교역로를 따라 전파되다

흑사병이 전례 없이 확산된 것은 유럽 전역에서 무역이 확대된 배경과 관련이 있다. 만든지 얼마 안 된 선박들은 보다 멀리까지 더 큰 화물을 운반할 수 있었다. 새로운 항로는 이탈리아 항구인 베네치아와 제노바를 콘스탄티노플, 크림 반도, 알렉산드리아, 튀니스, 런던, 브루게와 연결했다. 그리고 런던과 브루게에서 바다로 북유럽 국가와 발트해까지 이어졌다.

1347년 5월에 크림 반도의 이탈리아 선박들은 콘스탄티노플에 도착했고 7월 초에 이곳에서 페스트가 발생했다. 더 많은 배들이 콘스탄티노플에서 알렉산드리아로 병을 옮겼으며 그곳에서 북아프리카, 중동, 지중해를 거쳐 9월에 마르세유에 도착했다. 마르세유에서는 북쪽으로 론 계곡을 따라 리옹에 퍼졌고, 남서쪽으로는 스페인으로 전파되었다. 그런 다음 이탈리아 상선은 제노바, 베네치아, 피사로 향했다.

곧 페스트는 두 개의 분리된 전선을 따라 스페인을 덮쳤고 프랑스 서쪽으로 브르타뉴, 남동쪽으로 파리, 북쪽으로 네덜란드와 벨기에까지 전파되었다. 그러는 동안 페스트균에 오염된 또 다른 선박이 노르망디 루앙에 정박했다.

1347년 6월에는 프랑스 남서부의 페스트균이 영국에 상륙해 오늘날 도시 해안의 웨이머스에 도착했다. 이후 영국은 유럽 본토와 마찬가지로 남서쪽으로는 브리스톨, 동쪽으로 콜체스터와 해리치, 북쪽으로 그림스비까지 항구를 통해 여러 전선에서 공격을 받았다. 8월에는 페스트가 런던을 덮쳤다. 그리고 곧 잉글랜드 전역으로 퍼졌다. 스코틀랜드, 웨일스, 아일랜드에도 뒤를 이어 전파되었다.

노르웨이, 덴마크, 스웨덴, 독일, 오스트리아, 스위스, 폴란드도 비슷한 시기에 또는 직후에 페스트에 무릎을 꿇었다. 러시아는 1351년 말에 전염병의 타격을 받았다. 인구가 적고 외부

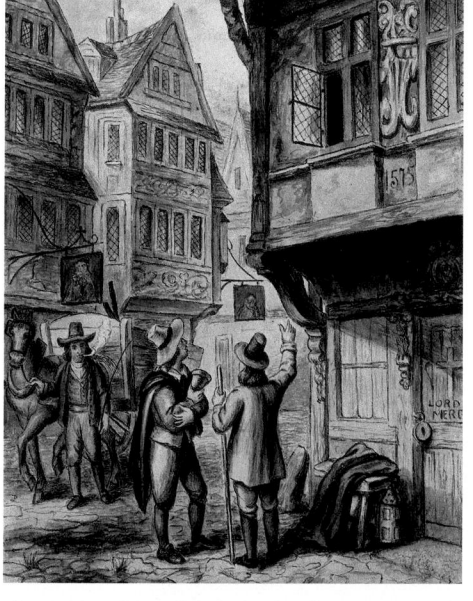

위쪽 1665년 페스트의 범유행 당시 런던에서 죽은 사람을 실어 나르는 수레의 모습

와 접촉이 적은 아이슬란드와 핀란드는 유럽에서 세균이 도착하지 못한 유일한 지역이었다.

하지만 유럽 전역에서 감염을 확산시키는 데 도움을 주는 인구와 여행이 더 많아지는 와중에도 질병이 어떻게 전염되는지에 대한 이해는 거의 없었고, 그에 따라 병을 예방하려는 효과적인 시도도 없었다. 전염병, 특히 페스트는 죄에 대한 신의 벌로 여겨졌다. 그래서 이 병에 대한 반응은 참회 또는 운명이라 여기고 수용하는 것이었다.

흑사병은 소규모로 산발적으로 계속 이어지기는 했지만 조금씩 잦아들다가 1453년 들어 마침내 사라졌다. 영국에서는 15세기 초반까지 지속되었다. 그러다가 1563년에 런던 인구의 4분의 1에서 3분의 1 사이인 2만 명 이상이

죽었다. 전문가들은 중세 후기에 흑사병에 의한 대규모 사망자 수가 증가했다고 주장한다. 그 결과 노동력이 부족해 사회 개혁이 불가피했고 기술 발전도 가속화되었다는 것이다.

런던 대유행

'런던 대유행'의 최초 기록은 1665년 초 도시 성벽 바깥에 있는 웨스트민스터의 드루리 레인에서 2명이 사망한 사례였다. 재난 내내 환자를 치료하며 런던에 머물렀던 나다니엘 호지스(Nathaniel Hodges) 박사는 당국이 조금만 더 빨리 대처했더라면 비극을 막을 수 있었을 것이라 주장했다. 호지스는 다음과 같은 글을 남겼다.

> 몇몇 겁먹은 이웃들이 런던 시티 지역으로 이사 가는 과정에서 불행히도 그 전염병을 동반했고, 발전 초기였던 전염병은 갑자기 힘을 얻어 치명적인 독성을 퍼뜨리기 시작했다. 처음에 병에 걸렸던 사람들을 격리하지 않았던 탓에 도시 전체가 되돌릴 수 없게 감염되었다.

무더운 여름 이후로 9월까지 사망자 수는 7,165명에 달하며 계속해서 증가했다. 왕족, 법조계, 의회를 포함해 부유한 권력자들은 대부분 도망쳤다. 그러는 동안 런던 시장은 전염병 확산을 막기 위한 비상 규정을 시행하기 위해 머물렀다. 환자들은 자택에 격리된 채 음식을 제공받았고 보수를 받는 '수색자'들이 전염병으로 사망한 시신을 찾아 마차에 잔뜩 싣고 밤에 도시 성벽 밖의 구덩이에 묻었다. 걸어서 주변 시골 지역으로 도망친 가난한 사람들은 주민들의 공격을 받고 쫓겨났다. 당국의 예방책은 런던이 황폐화하지 않게 보호하는 데 실패했지만 그래

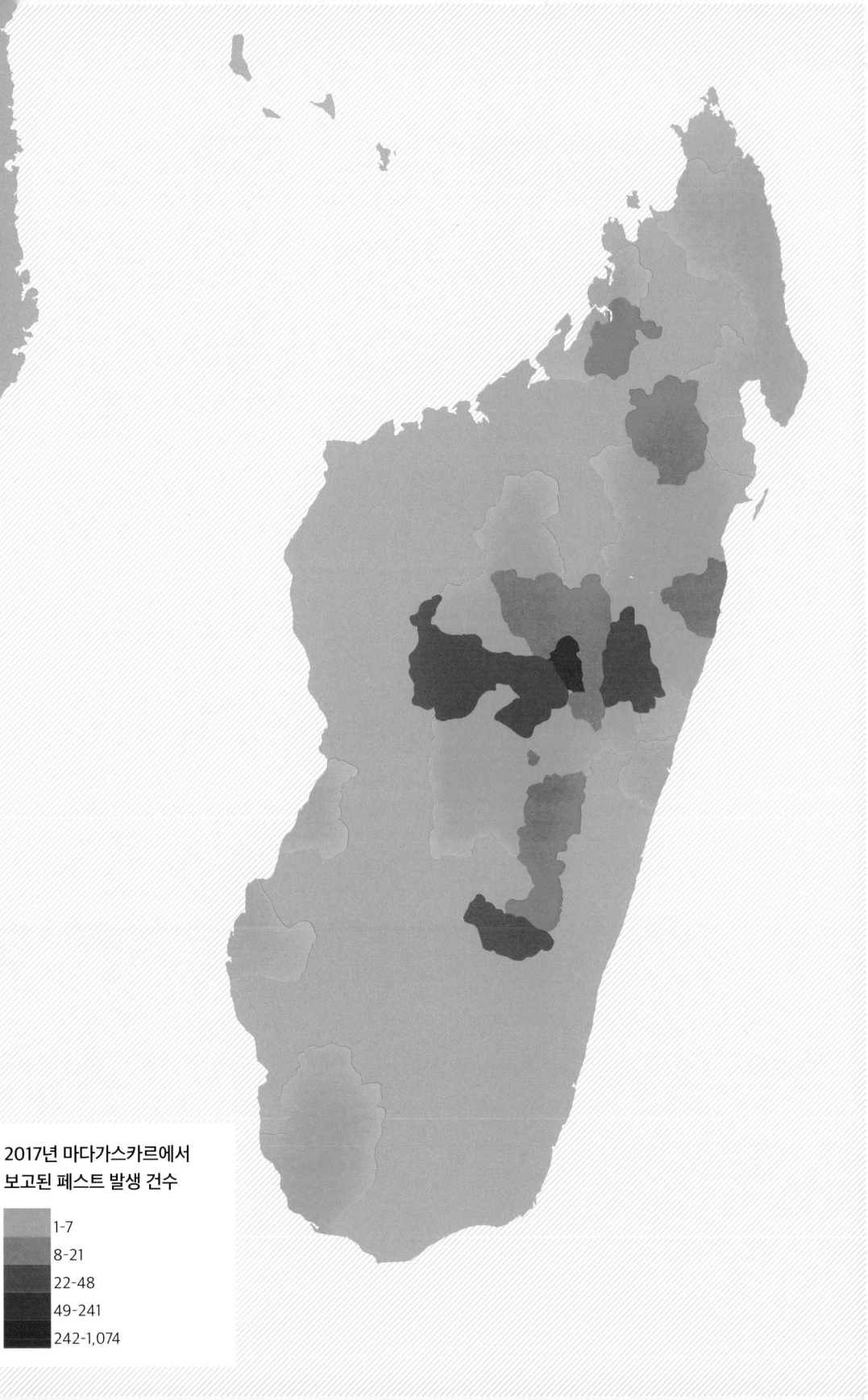

2017년 마다가스카르에서
보고된 페스트 발생 건수

1-7
8-21
22-48
49-241
242-1,074

도 전염병은 대체로 런던 안에 머물렀다.

영국에서 전해지는 한 가지 예외는 더비셔의 에얌 마을의 사례였다. 이곳은 9월에 벼룩이 우글거리는 런던에서 온 직물 더미를 통해 전염병의 습격을 받았다. 병이 퍼지기 시작하자 담당 목사는 마을 사람들이 스스로 격리되도록 설득했다. 그래도 마을 주민 350명 가운데 259명이 사망한 것으로 알려졌다. 어째서 이 이야기가 대중의 상상력을 사로잡았는지는 쉽게 추측할 수 있다. 하지만 오늘날의 역사학자들은 사실 사망자 수는 마을 주민의 50%였으며 격리라는 방역 방식은 이 마을에서만 실시한 것이 아니라고 주장하며 일부 측면에 의문을 제기한다.

전형적으로 그렇듯 가을에 접어들면서 기온이 떨어졌고 페스트는 줄어들기 시작했다. 그해 10월 중순에 수필가 새뮤얼 피프스(Samuel Pepys)는 이런 글을 남겼다. "주님, 거리는 텅 비고 우울하며 가난하고 병든 수많은 사람들은 상처투성이입니다. 하지만 이번 주에는 환자 수가 크게 감소할 것이라는 희망이 있습니다. 주님 덕분입니다." 다행히 피프스의 소망은 실현되었다. 런던의 페스트 대유행이 끝나가고 있었다. 공식 사망자 수는 6만 8,596명으로 집계되었지만 실제 사망자 수는 10만 명 이상이었을 것이라 추정된다.

근대의 페스트 유행

근대의 페스트 대유행이라 알려진 세 번째이자 마지막 유행은 1860년대 중국에서 시작되어 1894년 홍콩에 도달했다. 이후 20년 동안 이 질병은 익숙한 패턴으로 전 세계 항구 도시를 통해 퍼졌고 결국 1,000만 명에서 1,200만 명에 이르는 사망자를 발생시켰다. 보다 최근의 유행은 20세기 전반이었다. 1960년대와 1970년대에 벌어진 인도와 베트남의 전쟁 도중에 시작된 유행이었다. 페스트는 오늘날에도 사하라 사막 이남 아프리카와 마다가스카르에서 흔하게 발견되고 있으며 현재 보고되는 페스트 발생 건수의 95%를 이 지역이 차지한다.

하지만 근대의 페스트 대유행이 일어나는 동안 전염병에 대한 과학적 이해가 진전되었다. 루이 파스퇴르의 세균 이론을 바탕으로 19세기 후반과 20세기 초반 과학자들은 질병의 원인이 되는 다양한 세균을 밝혀냈다. 1894년 페스트 대유행의 흐름이 홍콩에 이르자 프랑스의 세균학자 알렉상드르 예르생(Alexandre Yersin)은 페스트를 일으키는 병원체를 확인하고 병의 전염 방식을 규명했다.

그에 따라 얼마 지나지 않아 대부분의 도시 지역에서 쥐가 옮기는 페스트가 통제되었지만 남북 아메리카, 아프리카, 아시아에서는 이 전염병이 들다람쥐 같은 다른 작은 포유류의 개체군을 통해 쉽게 확산되었다. 이 새로운 보균자 종은 페스트가 미국 서부를 포함한 여러 시골 지역의 풍토병이 되도록 했다. 하지만 2017년 10월 기준으로 페스트가 가장 만연한 국가는 콩고민주공화국, 마다가스카르, 페루다.

페스트는 빠른 속도로 전파되고 사망률도 높았기 때문에 페스트균은 수 세기 동안 시체를 투석기에 올려 성벽 위로 던지고 감염된 벼룩을 비행기에서 떨어뜨리는 등 조잡한 형태의 생물학 무기로 사용되었다. 최근에도 이 세균은 테러리스트들이 사용할 가능성이 있기 때문에 보안 위협 요인으로 여겨진다. 미국의 전문가들은 이 세균이 '에어로졸로 살포되는 치명적인 무기'로 활용될 가능성을 경고하기도 했다.

발진티푸스

병원체	세균의 한 종류인 리케치아 프로바체키
전파	이(*Pediculus humanus corporis*)를 통해 옮겨짐
증상	두통, 오한, 탈진, 고열, 기침, 심한 근육통에 이어 상체에 어두운 색의 발진이 생김. 이 발진은 보통 얼굴과 손바닥, 발바닥을 제외한 몸 전체로 퍼짐
발병률	2차 세계대전 이후로 브룬디, 에티오피아, 르완다에서 대부분 발병함. 1997년에는 브룬디에서 2만 건이 발생했음
발생 지역	중앙아프리카와 아프리카 동부의 서늘한 지역, 중앙아메리카와 남아메리카, 아시아의 교도소나 난민 수용소처럼 인구가 밀집되고 위생 상태가 불량한 환경에서 발생함
예방	주변 환경을 전반적으로 청결하게 하고 몸에 이가 발견되면 살충제로 죽임
치료	항생제로 치료함

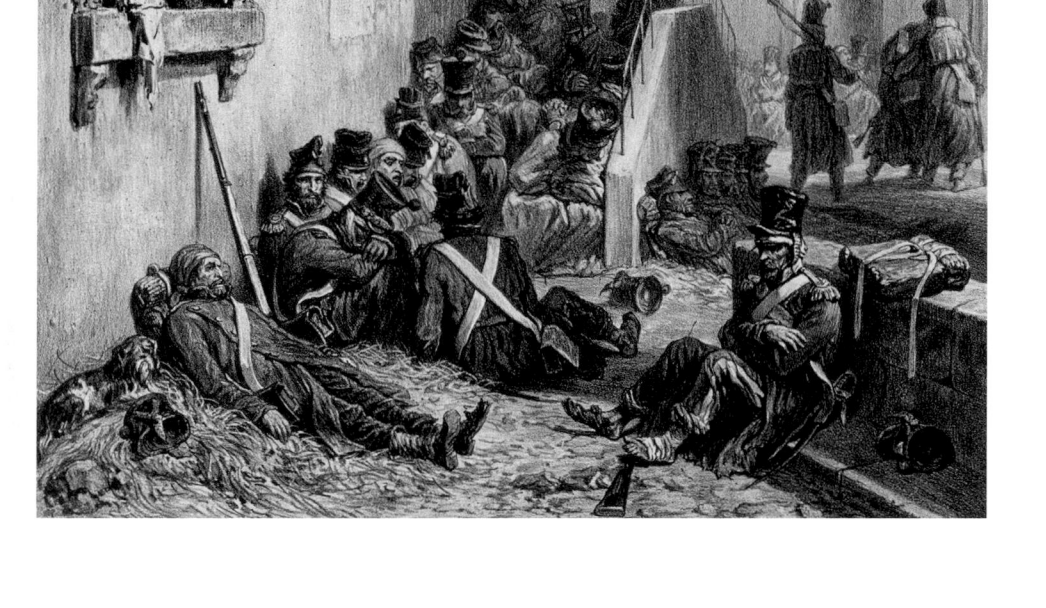

발진티푸스에 걸린 채 독일 마인츠의 길거리에
누워 앓고 있는 군인들을 묘사한
19세기의 석판화.

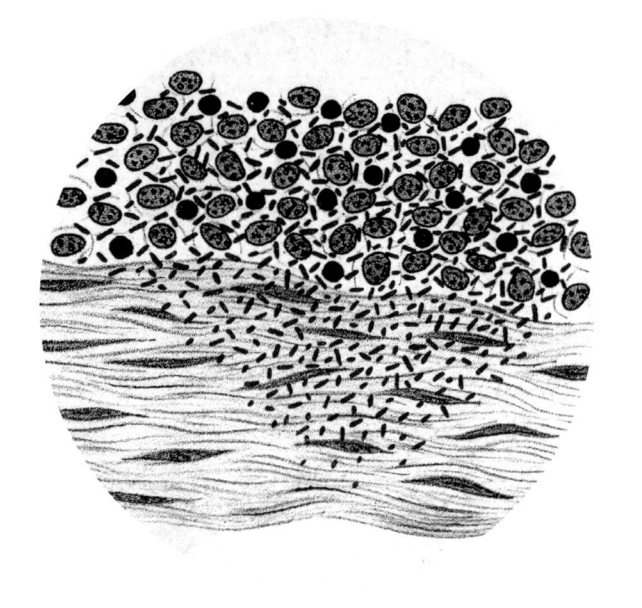

위쪽 발진티푸스균에 감염된 장 조직을 나타낸 그림

"발진티푸스의 역사는 인류 고난의 역사와 같다." 19세기 역학자 아우구스트 히르슈(August Hirsch) 의 말이다. 히르슈가 발진티푸스를 지목한 이유 는 수 세기 동안 가장 비참한 상황에 놓인 사람 들이 이 병에 걸렸기 때문이었다. 감옥에 갇히거 나 빈민가에서 생활하고, 기아로 굶주리고, 전쟁 터에서 싸우는 사람들이었다. 따라서 발진티푸 스는 감옥 열병, 야영지 열병, 전쟁 열병으로 불 렸다. 이 병이 '지저분한 하층민'과 관련이 있다 는 이유로 환자들이 비난받는 경우도 있었다.

전쟁과 기아로 고생하던 먼 옛날을 생각해 보면 이질이나 굶주림으로 발생한 사망자와 발 진티푸스 사망자를 분리하기가 어려울 수도 있 다. 세 가지는 종종 동시에 나타났기 때문이었 다. 18~19세기까지 아일랜드를 덮쳤던 감자 기 근은 그 완벽한 사례다.

전염성 발진티푸스는 리케치아 프로바체키 (*Rickettsia prowazekii*)에 의해 발생하며 이 병원 체는 로키산홍반열, 리케치아두창, 아프리카진 드기열, 오스트레일리아진드기발진티푸스를 포 함하는 다양한 질병을 일으키는 무리 가운데 하 나다. 리케치아균은 세포 내 그람 음성균으로 알려진 작은 세균이다.

리케치아 프로바체키는 사람의 몸에 기생하는 이에 의해 퍼지는데, 이 기생동물은 사람의 옷 속 에서 살다가 발진티푸스에 걸린 사람의 피를 먹 으면서 리케치아균에 감염된다. 감염된 이는 두 번째 숙주의 피를 빠는 과정에서 피부에 리케치 아균을 배설하며, 두 번째 숙주는 이의 배설물이 나 으깨진 이의 몸을 물린 상처에 문지르는 과정 에서 병원체에 감염된다. 머릿니나 사면발이는 여 기서 어떤 역할도 하지 않는다. 사람들이 밀집한

곤충에서 사람으로 전파되다

비위생적인 환경에서 이가 빠르게 퍼지는데 특히 사람들이 옷이나 담요를 많이 껴입거나 사용하는 춥고 습한 날씨에 퍼지는 속도가 보다 빠르다.

발진티푸스가 최초의 전염병이었을까?

역사학자들은 발진티푸스의 기원이 불분명하지만 아주 오래되었다고 여긴다. 몇몇 역사학자들은 기원전 430년 펠로폰네소스 전쟁 중에 발생했던 최초의 대규모 전염병인 소위 '아테네의 전염병'이 바로 발진티푸스였다고 추측한다. 이때 사망자 수는 7만 5,000명에서 10만 명 사이로 생각되며 이것은 아테네 인구의 약 25%나 되지만 정확한 추정치는 알 수 없다.

이 아테네 전염병에 걸렸다가 살아난 그리스의 역사가 투키디데스는 병의 증상에 대해 생생한 기록으로 남겼다. 일단 머리에 '격렬한 열'이 나고 눈에 염증이 생겼으며 '목구멍이나 혀 같은 몸의 안쪽에 피가 나는 바람에 부자연스럽고 냄새가 나는 숨을 내뱉는다.' 이후 재채기와 기침이 났고 설사와 구토, 심한 경련이 이어졌다. 다음에는 온몸에 농포와 궤양이 생겼으며 아무리 물을 마셔도 가시지 않는 타는 듯한 갈증이 생겼다. 그러다가 대부분의 환자들은 증상이 발생한 뒤 7일이나 8일 뒤에 사망했다. 하지만 이 다양한 증상만 놓고 보면 천연두, 장티푸스, 선페스트, 심지어 에볼라열까지 포함되는 다양한 질병이 후보가 될 수 있었다.

전쟁터와 감옥에서 흔한 질병

그러다가 15세기가 되어서야 질병에 대한 보다 신뢰할 만한 기록이 등장하는데, 주로 유럽의 전쟁터에서 나온 기록이다. 발진티푸스는 스페인이 무어인들로부터 이베리아 반도를 되찾기 위해 싸웠던 800년 세월의 끝자락인 1489년에서 1490년 사이 유럽 대륙에 뿌리를 내린 것으로 보인다. 스페인 군대는 그라나다 전쟁에서 발진티푸스로 수천 명의 병사를 잃었다. 그 뒤로 이 전염병은 오스만 전쟁, 30년 전쟁, 발트 전쟁, 영국 내전을 포함한 유명한 군사 작전에서 군대를 계속 공격했다. 1812년 나폴레옹이 모스크바에 쳐들어갔다가 후퇴하는 과정에서는 사실 발진티푸스가 러시아 군대나 러시아의 겨울 못지않게 큰 역할을 했다고 여겨진다.

그뿐만 아니라 발진티푸스는 수백 년 동안 영국의 감옥과 궁정의 단골손님이었다. 수많은 죄수들이 사람으로 붐비는 지저분한 감옥에 갇힌 채 목숨을 잃었는데, 사형 집행이 흔하게 이뤄졌던 시기에도 발진티푸스는 교수형보다 더 많은 사람들을 사망에 이르게 했다. 1577년 여름에는 옥스퍼드 순회 법정에서 이 병이 돌면서 재무 재판소의 판사였던 로버트 벨(Robert Bell) 경을 포함한 300명 넘는 사람의 목숨을 빼앗았다. 그래서 나중에 이 법정은 '검은 순회 법정'이라 불렸다. 1730년에는 영국 남서부의 렌트 순회 법정에서 고등 보안관, 판사, 최고위 법정 변호사, 법정 관리들이 전부 목숨을 잃었다.

1737년에는 런던에서 중앙 형사 법원이 폐쇄되었고 인근의 뉴게이트 감옥 건물과 연결되도록 통로가 만들어졌다. 이 조치는 전염병의 위험을 낮추기 위해서였지만 오히려 위험은 높아졌으며 1750년에는 발진티푸스가 돌아 60명이 사망했다. 사망자는 주로 죄수들이었지만 시장과 판사 2명도 포함되었다. 조사관들은 이 무서운 병이 '죄수들을 끔찍한 환경에 방치'한 결과라는 사실을 알아냈다. 당시에 꽉 막힌 공기와 악취가 병을 일으킨다고 여겨졌기 때문에 재판관들은 냄새를 지우기 위해 약초와 꽃을 법원에 가져오기 시작했다.

아일랜드 열병

18~19세기 아일랜드는 전염병으로 고통 받았다. 그런데 이 발병 사례들은 감자 농사의 실패와 관련이 있었다. 1847년, 아일랜드 대기근이라고 알려진 시기에는 병들고 굶주린 아일랜드 이민자들이 리버풀에 많이 모인 나머지 도시 전체의 병상이 동날 정도였다. 발진티푸스 환자들은 열병 헛간이라 불리는 선착장 창고의 임시 병동에서 간호를 받았다.

한때 리버풀 사람 가운데 6만 명이 발진티푸스 증상을 보였는데 이들 가운데 대부분이 아일랜드인이었기 때문에 이 병은 아일랜드 열병이라 불렸다. 지역 주민들 중 일부는 이 질병이 술에 취해 방탕한 생활을 한 결과이기 때문에 아일랜드인에게만 책임이 있다고 주장했다.

캐나다도 상황이 비슷했다. 1847년 발생한 발진티푸스 유행으로 2만 명 넘게 사망했는데 대부분 배를 타고 온 아일랜드 이민자들이었다. 이들이 타고 온 선박은 무척이나 붐비고 긴 항해에 적합하지 않아 '관짝 배'라고 불릴 정도였다.

신대륙의 발진티푸스

콜럼버스가 도착하기 전 신대륙에 이 질병이 있었는지 아닌지는 잘 알려지지 않았지만, 16세기 후반에 대서양을 건넜으며 멕시코 고지대에서 200만 명 정도의 목숨을 앗아간 '코콜리즈틀리'라는 병의 경쟁자였던 것 같다. 15, 16세기 스페인 침략자들은 '모도로'라는 질병과 맞닥뜨렸는데 역사학자들은 이 병이 발진티푸스라고 추측한다. 1629년 뉴잉글랜드에서 침략자와 원주민들의 목숨을 빼앗다가 이후 200년 동안 동쪽으로 꾸준히 퍼졌던 병은 확실히 발진티푸스였다.

병의 확산을 통제하기

해군도 이 병에 시달렸다. 괴혈병을 예방하기 위해 라임 즙을 처방했던 것으로 잘 알려진 18세기 영국의 외과의사 제임스 린드(James Lind)는 선원들에게 옷을 벗은 다음 몸을 문질러 닦고 면도한 다음 깨끗한 옷을 입으라고 지시를 내렸다. 영국 선원들의 몸에서 발진티푸스를 옮기는 이를 없애기 위해서였다.

1910년에는 튀니스에 자리한 파스퇴르 연구소의 샤를 니콜(Chaeles Nicolle)이 발진티푸스를 퍼뜨리는 데 이가 어떤 역할을 하는지 밝혀냈다. 그래서 1차 세계대전 당시 서부 전선에서 싸운 국가들은 이를 죽이는 방역 작업에 들어갔고 발진티푸스가 발병하지 않았다. 하지만 동쪽에서는 사정이 달랐다. 세르비아는 전쟁 초기 6개월 동안 15만 명이 발진티푸스로 사망했고 러시아는 혁명 이후 몇 년 동안 이 병으로 끔찍한 고통을 겪었다. 1918년에서 1922년 사이에 소비에트 연방과 동유럽에서 3,000만 명의 환자가 발생했으며 이 가운데 300만 명이 목숨을 잃은 것으로 추산된다. 소비에트 연방의 지도자 블라디미르 레닌(Vladimir Lenin)은 이런 말을 남겼다. "사회주의가 이를 물리치지 않으면 이가 사회주의를 물리칠 것이다."

1939년에 영국 정부는 2차 세계대전에 참전할 아일랜드인들을 선별 검사하기 시작했다. 몸에 이가 있는 사람들이 몸의 털을 밀고 목욕탕에 벌거벗은 채 서 있으면 고무 앞치마와 부츠 차림의 수행원들이 소독약을 호스로 뿌렸다. 이 조치에 처해진 사람들은 '부끄러움과 두려움,

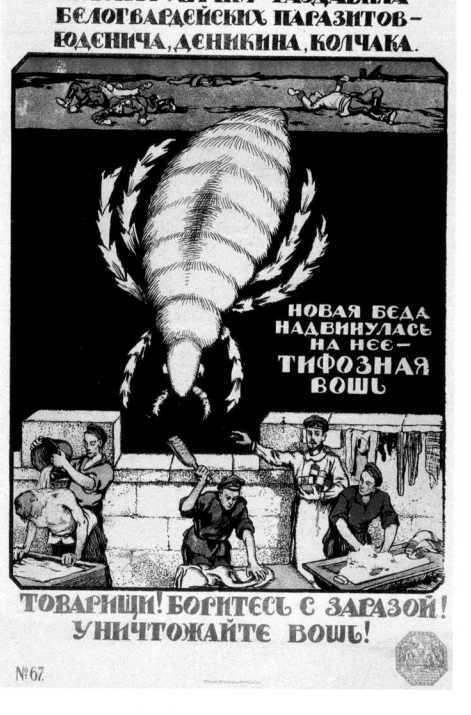

위쪽 소비에트 연방 사회주의 공화국 포스터, 1921년
(백군이 패배한 이후로 발진티푸스를 옮기는 이를 통해
백인들이 퍼뜨리는 새로운 형태의 위기가 발생했음)

분노'를 뚜렷하게 보였다. 그렇지만 비록 방법
은 조잡하더라도 이론은 잘못되지 않았다.

1943년에는 북아프리카에서 고국에 돌아온
이탈리아 군대가 발진티푸스를 나폴리에 퍼뜨
렸고 전쟁 포로들에게 병이 처음 퍼진 다음 민
간인들에게까지 확산되었다. 이듬해 나치는 암
스테르담에서 14살의 안네 프랑크와 가족을 발
견했다. 안네와 언니 마르고트는 베르겐-벨센
강제수용소로 보내졌고 그곳에서 4개월을 지내
다 발진티푸스로 목숨을 잃었다.

강력한 살충제인 DDT는 2차 세계대전 중에
이를 죽이기 위해 사용되었고 약효가 좋아 환
영을 받았다. 가끔은 DDT를 공중에서 살포하
기도 했다. DDT가 발진티푸스로부터 사람들을
보호한 것은 사실이지만, 오늘날에는 전 세계적
으로 거의 사용이 금지된 상태이다.

최근의 발병 사례

2006년에는 미국 펜실베이니아주의 한 야영지
에서 직원 1명이 야생 전염성 티푸스 진단을 받
았는데, 이 병은 발진티푸스를 일으키는 같은
이에 의해 발생하지만 날다람쥐 접촉과 관련
이 있었다. 지난 2년 동안 3명의 근로자가 이 병
에 걸렸던 것으로 밝혀졌다. 이들은 같은 오두
막에서 잠을 잤고 침대 옆 벽을 통해 날다람쥐
소리를 듣거나 이 동물을 본 적이 있었다. 당시
미국에서는 이 병이 처음 발견된 1976년부터
2002년까지 41건만이 기록되었다. 날다람쥐를
대상으로 실험한 결과 이 동물의 71%는 리케치
아 프로바체키에 감염되었다는 사실이 드러났
다. 날다람쥐의 몸에 사는 병원체에 감염된 벼
룩이나 이가 사람에게 병을 옮기는 원인일 수는
있지만 정확하게 어떤 과정을 거쳐 그렇게 되는
지는 아직 밝혀지지 않았다.

오늘날 유행성 발진티푸스는 전 세계적으로
드물게 발생하지만 중앙아프리카와 동아프리
카, 중앙아메리카와 남아메리카, 아시아의 고지
대와 추운 지역에서 환자가 계속 나오고 있다.
최근의 발병 사례는 대부분 부룬디, 에티오피아,
르완다에서 발생했다. 1995년 부룬디에서는 몇
년 동안 이 병이 발생하지 않다가 응고지 교도
소에서 환자가 나왔고 1997년에는 내전으로 집
을 잃고 열악한 난민 수용소에서 살아가던 사람
들 사이에서 다시 발진티푸스가 발병한 바 있다.

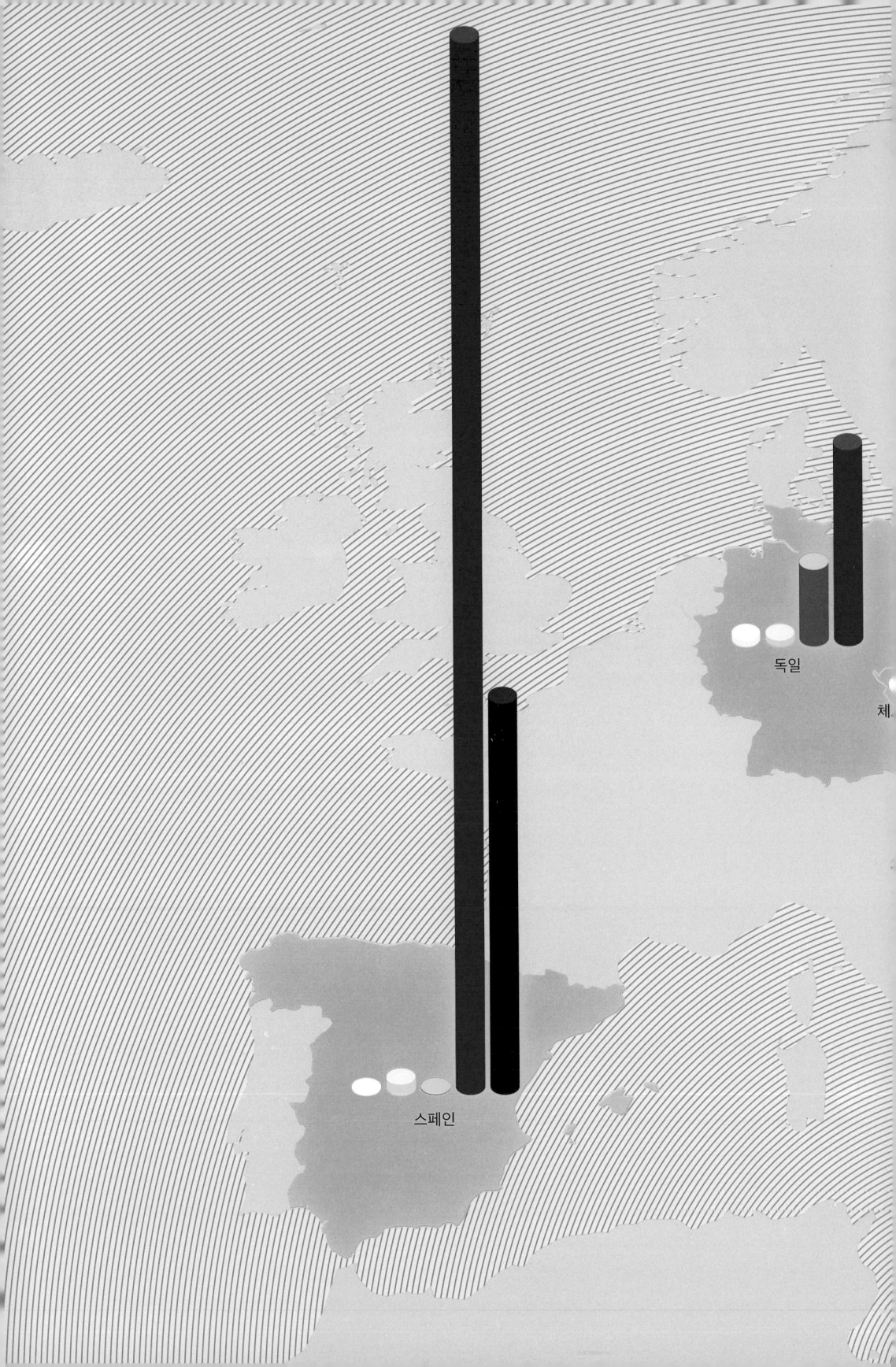

독일

체

스페인

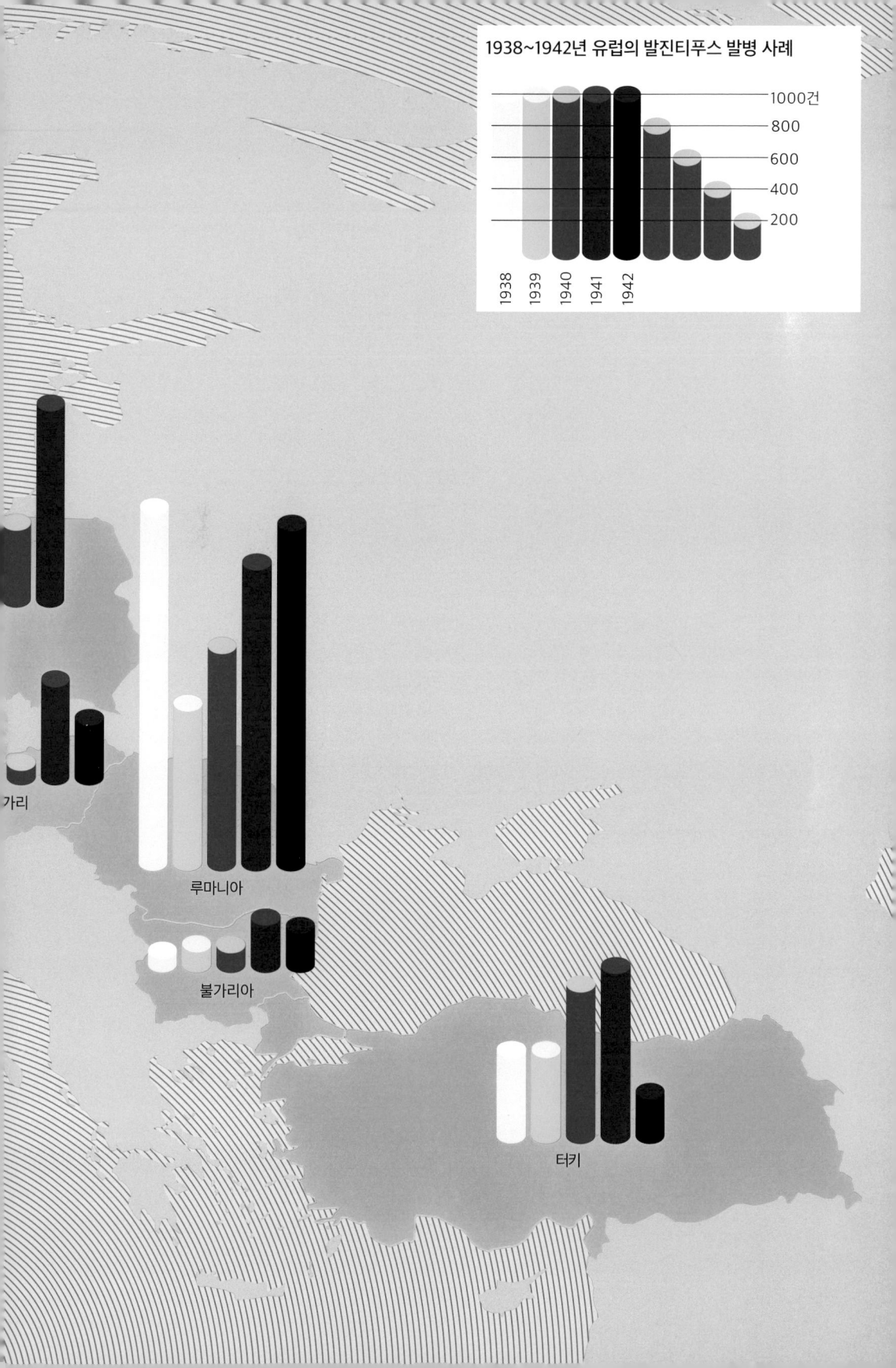

1000건
800
600
400
200

1938
1939
1940
1941
1942

가리

루마니아

불가리아

터키

황열병

|||||||||||||||||||||

병원체	황열바이러스
전파	바이러스에 감염된 모기를 통해서 퍼짐
증상	열, 두통, 황달, 근육통, 메스꺼움, 구토, 피로감
발생 지역	아프리카와 남아메리카의 열대와 아열대 지역
발병률과 사망률	알려지지 않음. 2013년에 8만 4,000건에서 17만 건의 심각한 환자가 발생했고 2만 9,000명에서 6만 명이 사망했다고 추산되지만 발병 사례가 상당히 축소·보고되었다고 여겨짐
예방	백신
치료	특별한 치료가 없으며 증상에 맞는 약을 처방함
국제적 대응 전략	WHO는 위험에 처한 사람들에게 비교적 저렴한 백신을 공급하고 발병을 신속하게 통제해 2026년까지 이 병을 근절하겠다는 목표를 세웠음

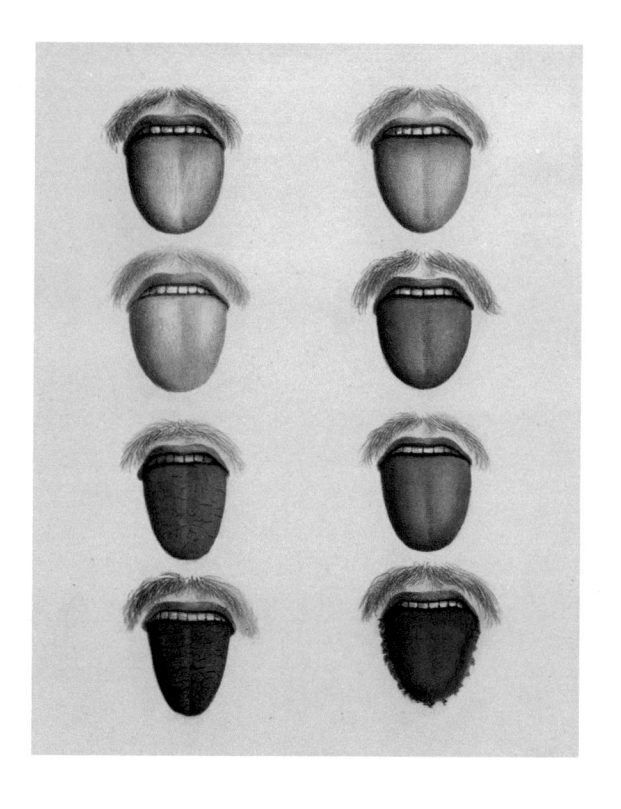

병의 진행 단계가 서로 다른
황열병 환자들의 혀 그림, 1820년.

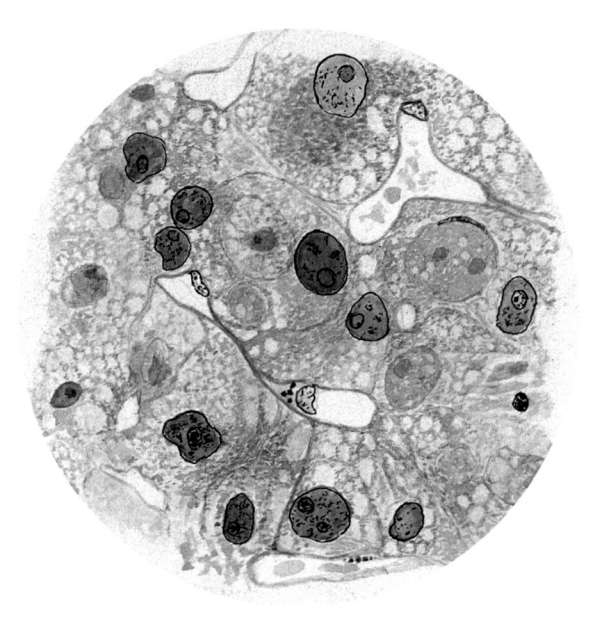

위쪽 황열병에 감염된 환자의 간 단면을 수채화로 묘사한 그림, 약 1920년경

워싱턴 국립 대성당의 전쟁 기념 예배당에 있는 스테인드글라스 창문에는 성자 대신 피부밑 주사를 들고 모기 옆에 있는 젊은이의 모습이 그려져 있다. 오늘날 제시 W. 러지어(Jesse W. Lazear) 박사에 대해 아는 사람은 드물지만 의학에 대한 그의 희생을 기려 이런 희귀한 기념물이 제작되었다.

1900년 아바나를 기반으로 일하던 34세의 미군 외과 의사였던 러지어는 황열병의 원인을 조사하기 위해 신설된 위원회의 일원이었다. 1898년 스페인-미국 전쟁에서 쿠바에서만 황열병으로 3,000명 가까운 미군 병사가 사망했다. 전투로 상처를 입어 목숨을 잃는 숫자는 300명도 되지 않았다. 그래서 이 질병을 통제할 방법을 찾는 것이 미군의 최우선 과제로 떠올랐다.

1881년 쿠바 의사 카를로스 핀라이(Carlos Finlay)는 황열병을 퍼뜨리는 매개체가 모기라고 제안했다. 이후 사람들은 약간 주저하면서 이 주장을 받아들였지만, 1899년 과학자들이 모기에 의해 말라리아가 전파된다는 사실을 발견하면서 핀라이의 주장은 더 진지하게 수용되었다.

미군 황열병 위원회의 책임자였던 육군 소속의 세균학자 월터 리드(Walter Reed)는 이미 가설 한 가지가 틀렸다고 입증한 참이었다. 바로 강물을 마셔 병에 감염된다는 가설이었다. 리드는 병에 걸린 군인들은 밤에 모기가 득실거리는 삼림지대를 지나 철로를 지나는 습관이 있었던 반면, 이 지역을 지나가지 않았던 군인들은 건강을 유지하고 있다는 사실을 알아차렸다. 그래서 러지어와 그의 동료 제임스 캐럴(James Carroll)은 상관인 리드가 워싱턴에 있는 동안 핀라이의 아이디어를 시험해 보기로 결심했다. 그리고 일부러 모기에 물렸다. 러지어는 아내에

곤충에서 사람으로 전파되다

게 다음과 같이 편지를 보냈다. "나는 세균에 대해 실마리를 잡아 제대로 추적하는 기분이 든다오." 17일 뒤에 러지어는 사망했고 캐럴은 심하게 앓았지만 목숨은 건졌다.

이후 리드는 캠프 러지어를 설치했다. 외진 곳에 자리하며 몇 개의 헛간으로 구성된 이 캠프에서는 보다 많은 인간 자원자들을 상대로 통제된 실험을 수행했다. 리드는 부하들이 자기가 무엇에 동의하고 있는지 제대로 이해하도록 조심스럽게 신경썼다. 이런 연구 방식이 당시에는 결코 일반적이지 않았기 때문이었다. 리드는 최초의 '연구 동의 절차 서식'을 만들기도 했다. 그 결과 병원체에 감염된 모기가 사람들을 물면 황열병이 환자에게서 건강한 사람에게 전염된다는 사실, 그리고 모기가 유일한 매개체라는 사실이 밝혀졌다(몇몇 과학자들은 체액과 직접 닿는 방식으로도 사람 간에 전염될 수 있다고 제안했다).

이러한 발견을 바탕으로 미국은 엄격한 통제 프로그램을 도입하고 모기가 있는 곳에 살충제를 뿌리며 건물에 모기장을 설치하고 늪에서 물을 뺐다. 그 결과 처음에는 아바나에서, 그 다음에는 이전에 운하 건설 노동자들이 황열병과 말라리아로 고생했던 파나마 지역에서 황열병이 사실상 사라졌다.

아프리카 열대우림에서 신세계까지

이 질병의 기원에 대해서는 알려진 바가 거의 없지만, 원인이 되는 바이러스는 중앙아프리카의 열대 우림에서 출현했다고 추정된다. 아프리카인들은 여러 세대에 걸쳐 황열병에 대한 약간

아래쪽 자메이카 식민지 개척자들의 삶의 이면을 보여주는 풍자적인 우주도. 밑바닥에는 황열병 지옥이 묘사되어 있음, 1800년경

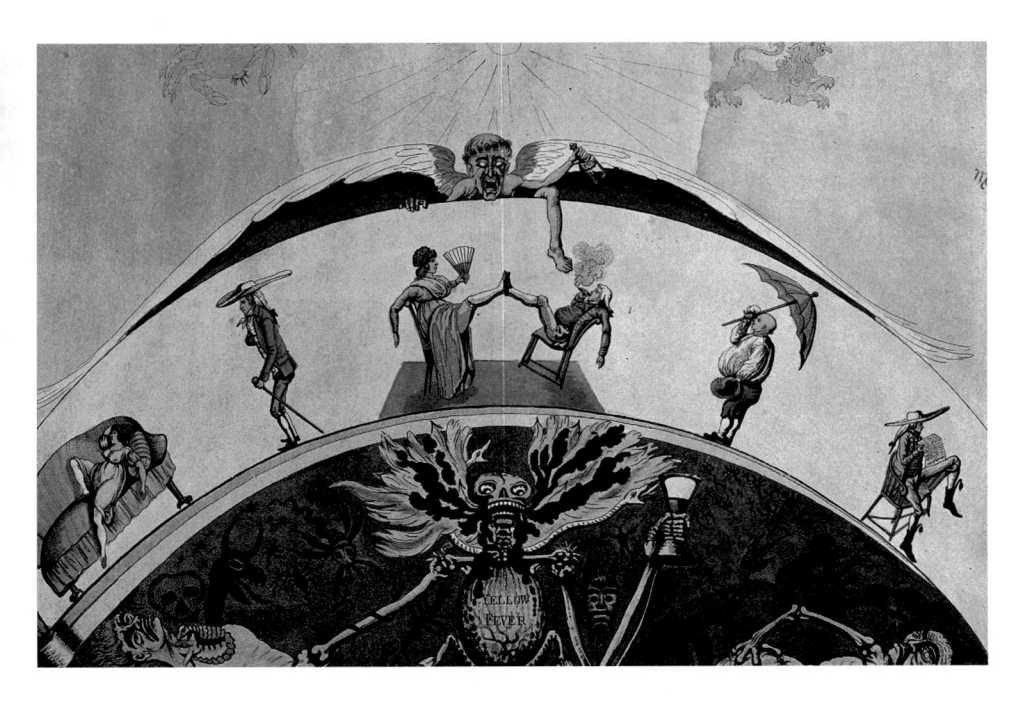

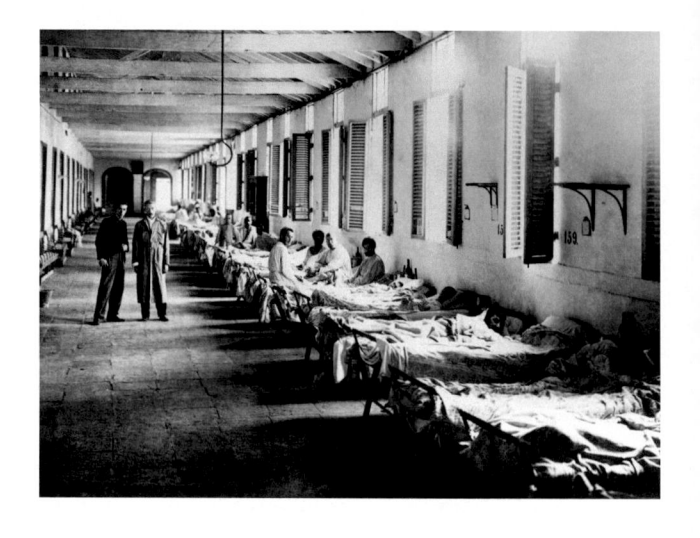

오른쪽 쿠바 아바나의 황열병 병원
남자 병동, 1899년경

의 저항력을 발전시켰고 어린 시절에 이 병을 가볍게 앓고 지나갔다. 하지만 16세기와 17세기 아프리카 대륙에 들어온 유럽의 노예 무역상들은 이런 저항력이 없었고 이들에게 황열병은 치명적이었다.

그리고 스페인 정복자들과 노예들은 아메리카 대륙에 황열병을 퍼뜨렸다. 1647년 바베이도스에서 아메리카 최초로 황열병이 발생했으며, 이듬해 멕시코 남동부의 유카탄반도에서도 이 병이 발생했다. 1741년에는 '젠킨스의 귀 전쟁'이라는 묘한 이름이 붙은 전쟁을 치르는 동안 콜롬비아 바닷가의 카르타헤나를 포위하던 영국 제독은 많은 부하 병력을 질병으로 잃었는데, 대부분은 황열병 때문이었다. 당시 사망자가 얼마나 되는지의 추정치는 범위가 넓어서 환자 1만 2,000명 가운데 8,000명이 사망했거나 2만 7,000명 가운데 2만 명이 사망했을 것이다.

18세기 말에는 이 병이 보스턴에서 리우데자네이루에 이르기까지 아메리카 대륙의 동쪽 해안을 따라 널리 퍼졌다. 1793년에는 필라델피아

주민의 약 10%가 사망했고 인구의 3분의 1 이상이 피난을 갔다. 뉴올리언스도 여러 차례 타격을 받아 1853년에는 이 병으로 약 9,000명이 사망했고, 멤피스는 1878년과 1879년 재앙에 가까운 전염병이 돈 이후 거의 사람이 살지 못하는 곳으로 버려졌다. 당시에 이 병은 '황색 잭'이라고 불렸는데 그 이유는 황달로 환자들의 피부가 누렇게 되었기 때문이기도 했지만, 환자들을 태우고 입항하는 선박이 경고의 의미로 황색 깃발을 걸었기 때문이기도 했다.

리스본, 생나제르, 스완지를 비롯해 유럽 서부 해안의 항구들도 황열병의 공격에서 자유롭지 못했다. 1865년에 스완지에서 발생한 전염의 경우에는 모기가 유난히 더운 날씨에 쿠바에서 배를 타고 도착한 것으로 추정된다. 이후 25일에 걸쳐 최소 27명이 이 병에 걸렸고 이들 가운데 15명이 사망했다.

황열병은 증상이 지독하고 사망률이 높아 많은 사람들을 공황 상태에 빠뜨렸다. 1897년에는 멤피스에 사는 한 남자가 조카로 추정되는 어린

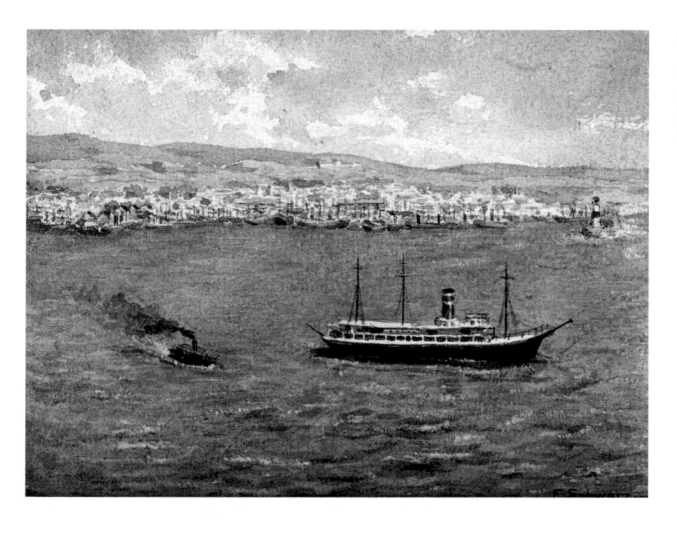

왼쪽 항구에 어느 정도 거리를
두고 닻을 내린 한 선박에 황열병을
표시하는 노란색 격리 깃발이
걸려 있음

여자아이의 죽음에 대해 다음과 같이 무시무시하게 묘사했다. "루실은 우리가 살면서 결코 겪지 않기를 바라는 고통을 겪던 끝에 화요일 밤 10시에 세상을 떠났다. (……) 이 가엾은 여자아이의 비명은 멀리까지 퍼졌을 것이다." 이 병의 특징 가운데 하나는 위산이 위의 내용물을 검은색으로 변하게 해서 환자의 토사물이 커피 가루와 비슷하다는 것이었다. 그래서 스페인에서는 이 병을 '검은 토사물'이라는 뜻의 '보미토 네그로'라고 불렀다. 또 다른 곳에서 새로 온 사람들이 황열병 증세를 보일 때가 많았기 때문에 이 병은 '이방인의 병'이라고도 알려졌다.

전염 방식이 알려지기 전에는 황열병이 더위, 습한 날씨와 함께 오물에서 뿜어져 나오는 악취인 미아스마에서 비롯한다는 것이 보통의 믿음이었다. 필라델피아에서 발병이 일어났을 때는 썩어가는 커피콩 더미가 병을 일으켰다고 여겨졌다. 하지만 이런 설명에 모두가 동의하지는 않았다. 19세기 뉴올리언스의 한 의사는 이렇게 말했다. "거리마다 열과 습기, 죽은 개와 고양이, 닭

이 널려 있고 사실을 알고 싶은 의사들도 많지만 '황색 잭'은 나타나지 않을 것이다."

서식지가 다른 두 모기

황열병 바이러스는 서로 다른 서식지에 사는 2종의 모기에 의해 전파된다. 한 종은 주거지 근처에서 번식하고(도시형) 다른 종은 밀림에서 번식하며(야생형), 두 환경 모두에서 번식하는 모기도 있다(반야생형). 일단 감염되고 나면 모기는 평생 그 상태를 벗어나지 못한다. 전파가 되는 순환 단계는 3가지 유형이 있다. 야생의 밀림 황열병은 열대 우림에서 발생한다. 여기서 주요 숙주, 다시 말해 병원소는 원숭이다. 야생의 모기는 병원체에 감염된 원숭이를 물면서 상처를 통해 다른 원숭이들에게 바이러스를 전달한다. 가끔 숲에서 일하거나 여행하는 사람들이 이 모기에 물려 병에 걸리기도 한다.

중간 단계인 반야생형 황열병을 옮기는 모기는 야생과 사람들의 집 주변 모두에서 번식하며 원숭이와 사람을 다 감염시킨다. 사람과 감염된

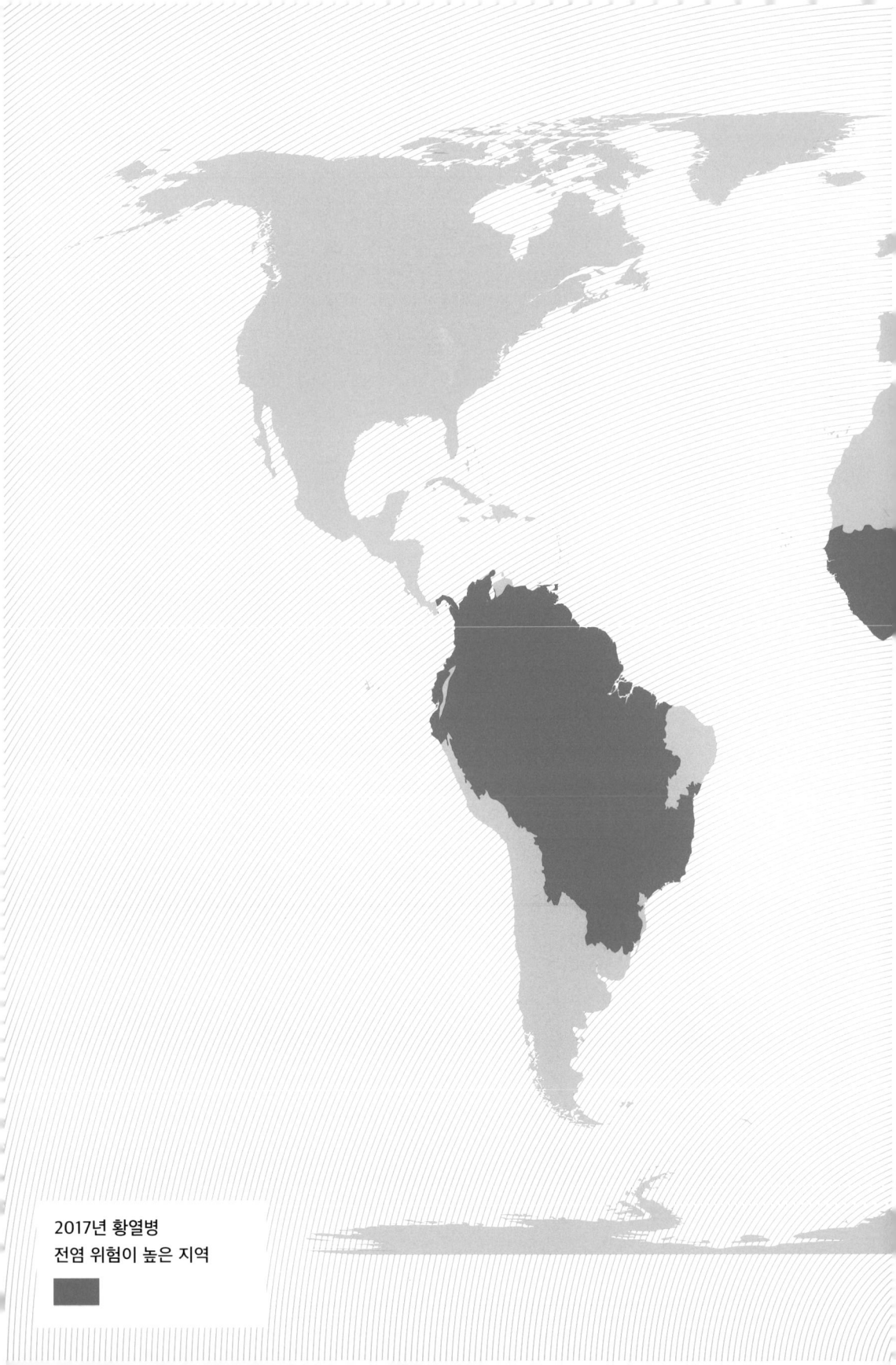

2017년 황열병
전염 위험이 높은 지역

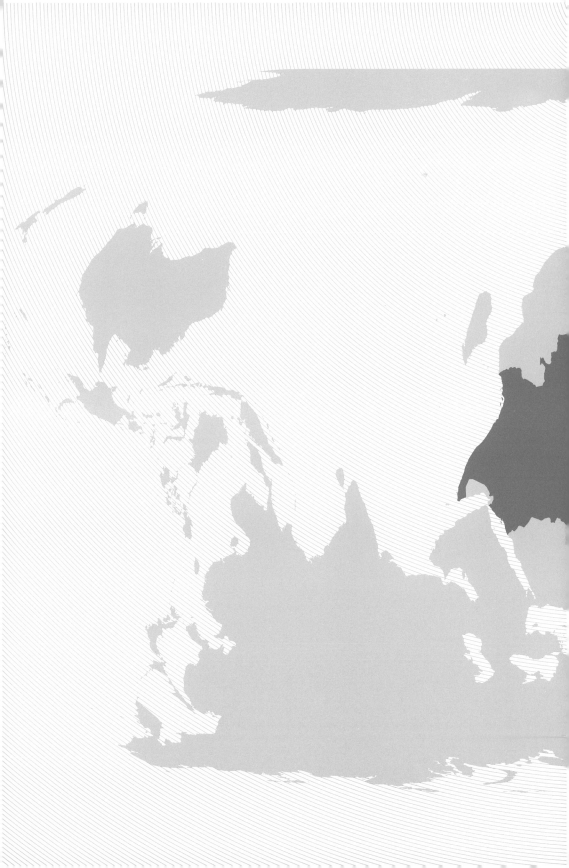

모기 사이의 접촉이 많아지면 전염이 더 가속화되며 여러 마을에서 동시에 발병한다. 이는 아프리카에서 가장 흔한 유형이다.

도시형 황열병은 이 병의 세 번째 유형이자 대규모 전염을 일으킨다. 이 유형은 모기가 많으며 대부분의 사람들이 면역력이 거의, 또는 전혀 없는 인구 밀집 지역에 병원체에 감염된 사람들이 바이러스에 노출될 때 발병한다. 이런 상황에서 감염된 모기는 사람에서 사람으로 바이러스를 옮긴다.

21세기의 황열병

황열병 바이러스는 아프리카와 중남미의 열대 지방에 여전히 널리 퍼져 있다. 2013년에는 8만 4,000명에서 17만 명의 위중한 환자가 발생했고 2만 9,000명에서 6만 명이 사망했다. 오늘날 전 세계적으로 이 질병에 감염된 인구가 얼마나 되는지는 아무도 모르지만, 아마도 실제 수치는 상당히 적게 보고되어 공식적으로 발표된 수치보다 최소 10배~ 최대 250배는 많을 것으로 추정된다.

그래도 그동안 황열병을 통제하는 과정에는 여러 진전이 있었다. 2006년에는 WHO에서 안전하고 효과적이며 저렴한 백신을 어디서든 사용하는 계획을 시행하기 시작했다.

이 백신이 개발되기까지는 길고 복잡한 과정이 필요했으며 당대 과학 지식을 한계까지 몰아붙였다. 그 결과 1930년대부터 한동안 2개의 백신을 사용할 수 있었다. 하나는 미국 록펠러 재단에서 생산되어 대부분 서양에서 사용되었으며, 다른 하나는 프랑스의 파스퇴르 연구소와 영국에서 개발되어 프랑스와 프랑스의 아프리카 식민지에서 쓰였다. 하지만 1982년 이래 17D라는 이름의 백신 한 종류만 사용되고 있다.

2016년까지 서아프리카에서 1억 500만 명 이상이 백신을 맞았고 2015년에 이 지역에서는 황열병 발병 사례가 보고되지 않았다. 하지만 2018년 1월까지 6개월 동안 브라질에서는 35명의 환자가 발생했고 20명이 사망했으며 145명은 의심 사례로 검사를 받았다.

도시형 황열병을 옮기는 이집트숲모기(*Aedes aegypti*)는 한때 엄격한 통제 프로그램 덕분에 중남미 대부분의 지역에서 사라졌다. 1940년대에는 최초의 현대적인 화학 살충제이자 DDT로 잘 알려진 디클로로디페닐트리클로로에탄이 도입되었다. 이 물질은 모기를 없애는 데 효과적이었다. 범아메리카보건기구(PAHO)에 따르면 이집트숲모기는 아메리카 대륙의 22개국에서 박멸되었다.

오늘날 이집트숲모기는 도시 지역에서 다시 나타났다. 이 문제를 해결하려면 저수조를 비롯해 물을 모아 놓는 장소 같은 모기 서식지에서 이 곤충의 애벌레를 타깃으로 삼는 살충제를 뿌리는 조치가 필요하다. 하지만 이런 통제 프로그램은 숲에 사는 야생 모기를 다루는 데 실용적인 대처법은 아니다. WHO에 따르면, 황열병이 발생했을 때 신속하게 그 사실을 알아내고 대규모 비상 백신 접종을 실시해야 한다. 또한 위험에 처한 모든 국가가 기본적인 진단 검사를 수행할 수 있는 한 곳 이상의 실험실을 갖춰야 한다고 권고한다. 백신 접종을 받지 않은 집단을 대상으로 실험실에서 확인한 사례가 하나만 있더라도 황열병이 발병한 것으로 간주한다. 가끔은 여행자들이 황열병이 발생하지 않은 나라에 이 병을 가져오는 경우가 있기 때문에 많은 나라들은 입국 허가를 내리기 전에 백신을 맞았는지 확인 증거를 요청한다.

곤충에서 사람으로 전파되다

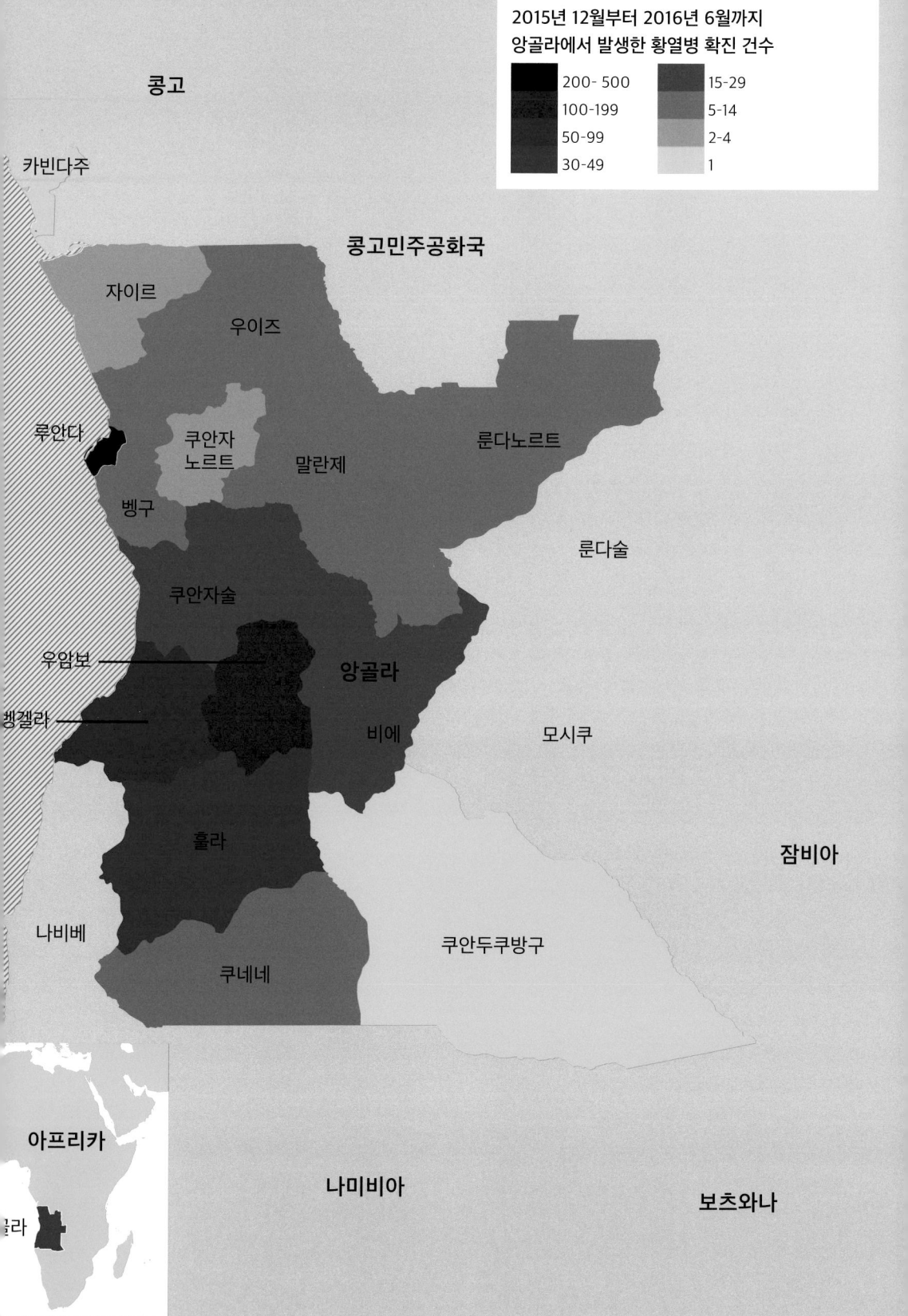

2015년 12월부터 2016년 6월까지
앙골라에서 발생한 황열병 확진 건수

200- 500
100-199
50-99
30-49
15-29
5-14
2-4
1

콩고

카빈다주

콩고민주공화국

자이르

우이즈

루안다

쿠안자
노르트

말란제

룬다노르트

벵구

룬다술

쿠안자술

우암보

앙골라

쎙겔라

비에

모시쿠

잠비아

훌라

나비베

쿠안두쿠방구

쿠네네

아프리카

__라

나미비아

보츠와나

지카열

||||||||||||||||

병원체	지카바이러스
전파	주로 모기에 물려 감염되지만 성적인 접촉을 통해 사람에서 사람으로 감염되기도 함
증상	발열, 피부 발진, 결막염, 근육통과 관절통, 피로감, 두통. 지카바이러스는 길랭-바레 증후군 같은 신경학적인 이상을 촉발하거나 임신한 여성의 태아에게 소두증을 유발할 수 있음
발생 지역	아프리카 일부, 아시아, 카리브해 지역, 남아메리카와 중앙아메리카, 멕시코, 태평양의 여러 섬들
예방	모기에 물리지 않게 조심하고 성적인 접촉을 통한 전파를 조심하는 것. 발병이 일어나면 살충제 사용하기
치료	바이러스에 대한 치료는 없지만 증상이 나타나면 약으로 치료할 수 있음
국제적 대응 전략	병이 발생하면 빠르게 감지하고 전파를 막도록 해당 지역을 감시함. 모기의 번식지를 파괴하고 모기와의 접촉을 줄임

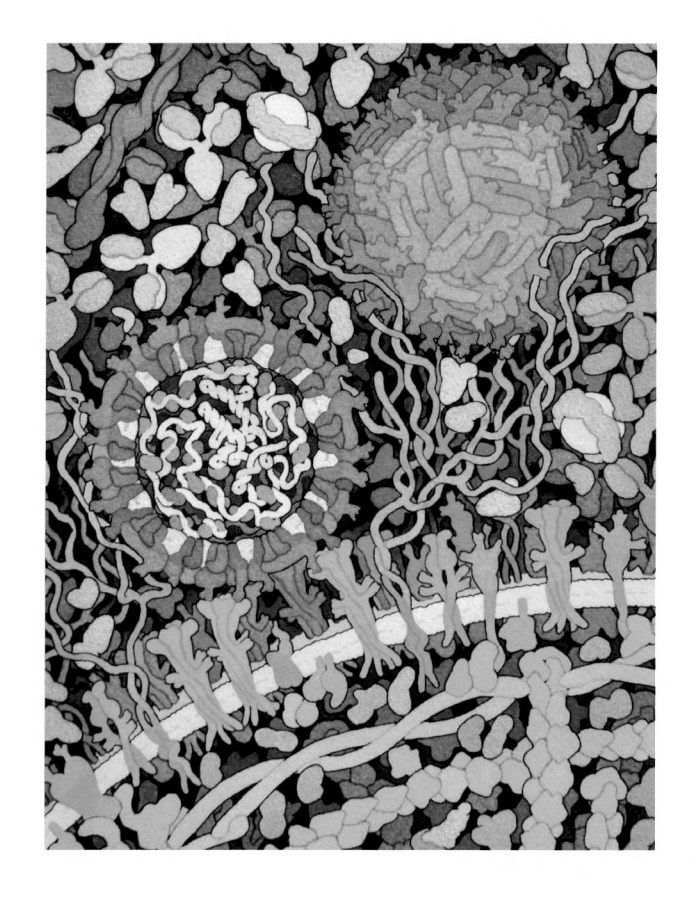

지카바이러스의 단면을 나타낸 그림.

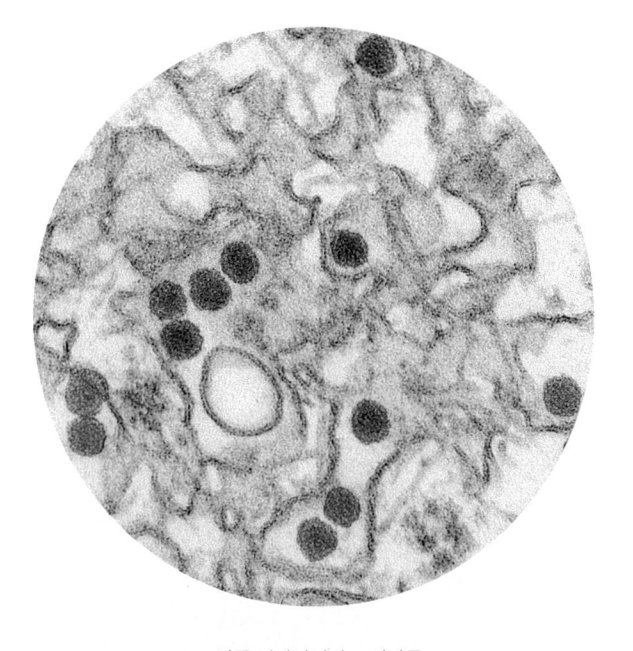

위쪽 지카바이러스 입자를
현미경으로 관찰해 찍은 사진

마야라 산토스 데 올리베이라는 16살의 나이로 '특별한' 아기인 알레한드로를 출산했다. 만약 임신 중에 열이나 발진, 근육통이 있었다 해도 중요하게 생각하지는 않았을 것이다. 브라질의 한 여성 인권 운동가에 따르면 마야라 같은 사람들은 오랫동안 뎅기열이나 치쿤구니야, 말라리아 같은 열대성 질환을 갖고 살아왔다. 여성들은 이렇게 말하곤 했다. "임신 중에 통증을 느꼈지만 예전 일상생활과 그렇게 다를 바가 없었어요."

새로운 변종의 출현

2015년, 이전에 무해하다고 여겨지던 질병이 아무런 경고도 없이 전 세계적인 보건 비상사태를 일으켰다. 2007년으로 돌아가면 지난 60년 동안 활동이 없는 것처럼 보였던 지카열이 서태

평양 미크로네시아의 야프섬에서 잠깐 발생한 적이 있었다. 하지만 당시에는 섬 인구의 70%가 넘는 약 5,000명이 감염되었는데도 아무도 입원하지 않았고 사망자도 나오지 않았다. 과학자들은 보다 전염성이 높은 신종 바이러스가 등장했다고 생각했다. 1970년대에 지카바이러스와 관련이 있으며 같은 종의 모기에 의해 전파되는 뎅기바이러스가 태평양 주변의 섬에서 섬으로 퍼지기 시작했을 때도 마찬가지였다.

그 다음으로 보다 걱정스럽고 놀라운 일이 발생했다. 지카열은 2013년에서 2014년에 프랑스령 폴리네시아에서 다시 발생했는데 이번에는 7개의 섬을 덮치며 약 3만 명을 감염시켰다. 이 병이 태평양 근처에 강력하게 자리를 잡은 것은 분명했지만, 이전과 마찬가지로 사망자

곤충에서 사람으로 전파되다

는 없었기 때문에 공중보건 전문가들은 더 이상 그렇게 해롭지 않아 보인다고 발표했다.

이 발병 기간 동안, 그리고 발병 이후에 환자들은 길랭-바레 증후군이라는 심각한 신경 질환에 걸린 42명을 포함해(이전보다 20배 늘어난 숫자였다) 드문 합병증을 보이기 시작했다. 이 가운데 16명은 중환자실에 입원해야 할 정도였다. 하지만 이전에 길랭-바레 증후군과 연관을 보였던 뎅기열 역시 이 지역에서 발생했기 때문에 과학자들은 확실히 지카열이 관여했는지 아닌지 확신할 수 없었다.

지카열이 브라질에 상륙하다

하지만 지카열이 브라질을 강타하면서 큰 변화가 일어났다. 감염이 프랑스령 폴리네시아에서 온 여행자에 의해 브라질에 유입되었다는 사실은 거의 확실했다. 두 나라의 바이러스가 사실상 동일했기 때문이었다. 처음에 역학자들은 2014년 6월과 7월 사이 브라질에서 열렸던 월드컵으로 관람객이 몰려든 것이 원인이었다고 생각했다. 하지만 지카열이 발생한 국가에서는 선수가 1명도 참가하지 않았다. 이후에 사람들의 관심은 8월에 리우데자네이루에서 열린 세계 스프린트 챔피언십 카누 경주로 옮겨 갔다. 이 경기에는 프랑스령 폴리네시아를 포함해 지카열이 활발하게 나타나는 태평양 섬 4개국 선수들이 출전했기 때문이었다.

사실 첫 번째 환자가 확진된 것은 2015년 5월이었지만, 이후 연구에서 이 바이러스가 처음 나타난 것은 2013년이었다고 정정되었다. 그리고 2014년 12월에 아이티에서 환자가 발생하기는 했지만 이후 2016년까지는 발병 사례가 발견되지 않았다. 프랑스령 폴리네시아의 바이러스는 이스터 섬을 경유해서 아메리카 대륙으로 들어온 것으로 추정된다.

라틴 아메리카 전역으로 퍼지다

지카열은 일단 브라질에 자리를 잡은 뒤로 브라질 전체와 라틴 아메리카, 카리브해 지역으로 빠르게 퍼졌다. 그로부터 1년 안에 이 바이러스는 지카열과 황열병, 뎅기열을 일으키는 주요 모기 종인 이집트숲모기가 많이 서식하는 거의 모든 나라와 지역에 퍼졌다. 두 가지 요인이 폭발적인 전파를 촉발시켰다. 모기 개체군의 면역력 부족과 모기의 습성이 그 요인이었다.

이집트숲모기는 검은색을 좋아하기 때문에 '고딕 바퀴벌레 모기'라는 별명이 붙었다. WHO는 이 모기가 도시화의 흐름이 빠르게 확산되는 열대 지역에 적응한 만큼 궁극적으로 '도시화된' 모기라고 묘사한다. 이 모기는 쓰레기나 열린 도랑, 꽉 막힌 배수구, 저수조, 타이어 더미, 혼잡한 건물에서 활발하게 서식한다. 모기의 개체수가 늘어나는 만큼 깨끗한 상수도나 하수도 같은 기간 시설을 제대로 갖추지 못한 곳이면 어디든 번식한다. 심지어 버려진 병뚜껑이나 비닐 포장지 안에서도 알을 낳아 기를 수 있다.

2015년 7월, 브라질은 주로 북동부 지역에서 길랭-바레 증후군을 포함한 신경 질환이 증가했다고 발표했다. 이 지역은 지카열이 발병했던 초창기의 진원지였다. 이 패턴은 나중에 콜롬비아, 도미니카공화국, 엘살바도르, 베네수엘라 등 대규모 발병을 경험한 다른 나라에서도 반복되었다.

지카열과 소두증

10월 들어 브라질에서는 새로운 걱정거리에 관

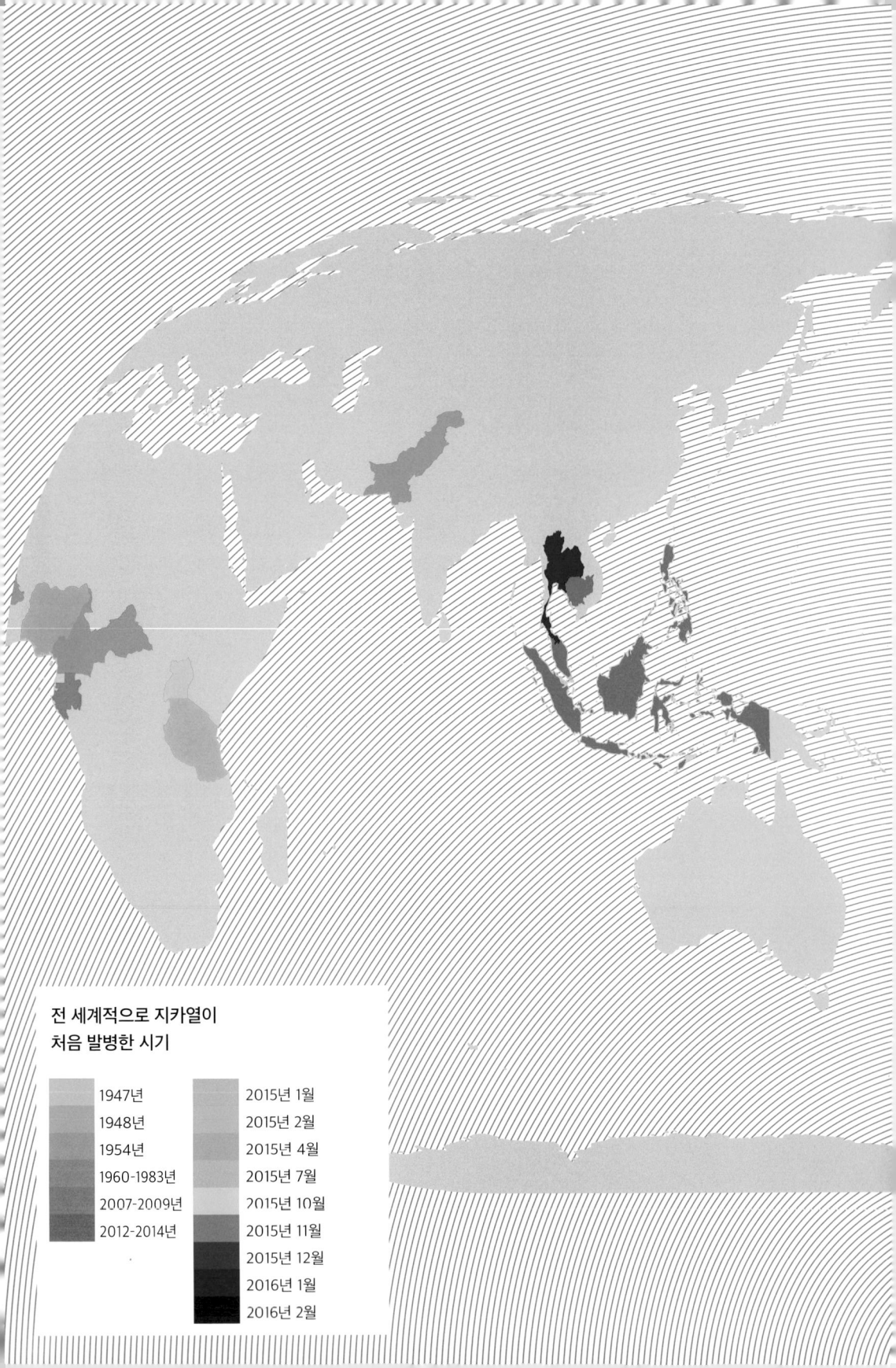

전 세계적으로 지카열이
처음 발병한 시기

1947년   2015년 1월
1948년   2015년 2월
1954년   2015년 4월
1960-1983년   2015년 7월
2007-2009년   2015년 10월
2012-2014년   2015년 11월
               2015년 12월
               2016년 1월
               2016년 2월

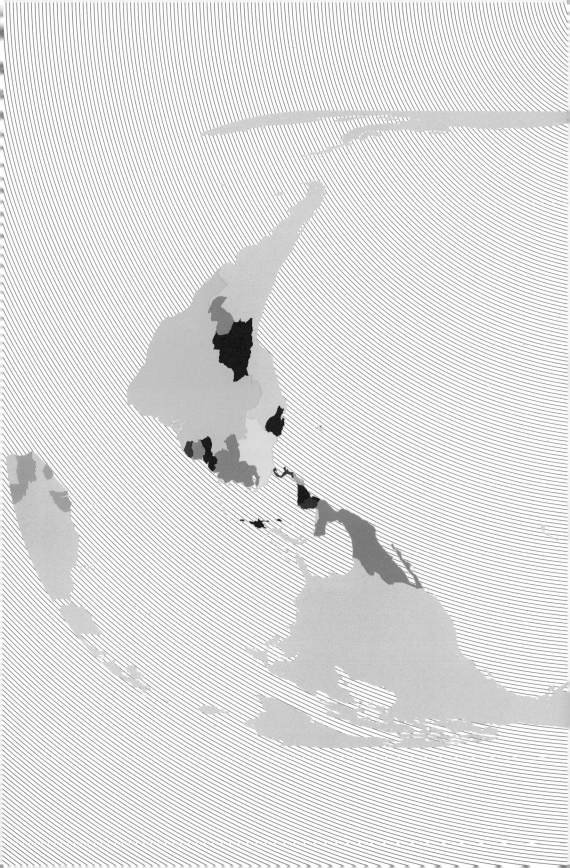

한 또 다른 보고서가 발표되었다. 8월 이후 태어난 신생아 사이에서 54명의 아기가 소두증으로 진단받았던 것이다. 소두증을 갖고 태어난 아기는 머리가 비정상적으로 작고 뇌가 발달하지 않아 학습에 심각한 어려움을 겪을 가능성이 높다. 그리고 소두증이 임신한 여성에게 감염된 지카바이러스와 연관이 있을 수 있다는 소식은 과학자들을 놀라게 했으며, 전 세계적으로 공황을 촉발시켰다. 전문가들은 프랑스령 폴리네시아를 다시 조사한 결과 지카열이 전염되던 도중이나 이후에 태어난 아이 가운데 소두증을 비롯한 여러 심각한 뇌 기형을 가진 아기가 최소 17명이라는 사실을 발견했다.

2016년 1월, 더 많은 연구로 지카열과 길랭-바레 증후군 사이의 연관성이 설득력을 얻자 WHO는 즉시 이 상황을 국제적인 공중보건 비상사태로 지정했다. 4월에는 미국의 질병통제예방센터가 임신 중 지카바이러스 감염과 신생아에서 나타나는 소두증이 연관 관계가 있다고 확실히 결론을 내렸다. WHO에 따르면 아메리카 대륙에서 지카열의 발생은 "다른 것보다도 신생아의 가슴 아픈 신경학적 기형에 대해 대처할 준비가 제대로 되지 않은 전 세계 사람들을 놀라게 했다." 하지만 백신이 없었기 때문에 모기에 물리지 않게 조심하고, 임신을 미루며 바이러스 감염이 활발한 지역을 여행하지 말라는 조언 말고 아이를 낳을 나이의 여성에게 해 줄 말이 없었다.

게다가 치료비 문제도 있었다. 브라질에서 선천성 지카 증후군으로 알려진 소두증을 비롯한 여러 장애를 가진 아기를 출산하는 여성들은 상당수가 젊고 가난했다. 부유한 나라라 하더라도 소두증 환자 1명을 돌보는 데 드는 비용은 1,000만 달러나 되는 것으로 추정된다. WHO는 가난한 나라에서는 이런 환자들을 돌보려면 일을 포기해야 할 수도 있고 보건이나 사회 서비스의 지원을 받기 힘들 수도 있다고 경고한다.

무사안일주의가 전염을 퍼뜨리다

황열병이나 말라리아와 달리 지카바이러스를 퍼뜨리는 매개체는 모기뿐만이 아니다. 브라질에서 발병하기 전부터 이미 이 바이러스가 성적인 접촉을 통해서도 전염될 수 있다는 사실이 알려져 있었다. 하지만 이후로 이 전염 방식은 이전에 생각했던 것보다 더 흔하다는 사실이 밝혀졌다.

WHO에 따르면 지카열은 특히 인구 중 빈곤층의 비중이 높은 나라에 시사하는 바가 크다. 전염의 측면에서 볼 때, 이들 국가들 가운데 건강한 성생활과 가족계획을 위한 서비스에 국민들이 보편적으로 접근할 수 있는 곳은 거의 없다. 최근 한 연구에 따르면 라틴 아메리카와 카리브 해의 국가들이 전 세계 어느 국가보다도 의도하지 않은 임신을 하는 비율이 가장 높았다(56%). 이처럼 계획되지 않은 임신이 많은 이유는 부분적으로 종교적 믿음과 관련된다. 하지만 2016년 2월 프란치스코 교황은 지카바이러스의 확산을 막기 위해서라면 피임약을 사용할 수도 있다고 제안해 논란을 일으켰다. 교황은 피임이 '절대적인 악'은 아니라고 말했다.

열대 지방 개발도상국의 모든 도시에서는 에어컨이나 유리창, 심지어는 살충제를 살 돈도 없는 사람이 많다. 수도 시설이 미비하고 위생 상태가 좋지 않은데, 이런 도시는 모기가 번식할 이상적인 조건이기 때문에 물을 용기에 담아두었다가 사용해야 한다.

WHO는 1940년대에서 1950년대 사이에 모기 방제 노력이 크게 성공을 거둔 이후 시작된 안일한 대처가 지카열 확산에 기여했다는 비난을 받았다. 그러자 WHO는 황열병을 정복하는 과정에서 모기 방제를 위한 자금이 고갈되었다고 변명했다. 이후 WHO는 질병에 대한 예방보다 발병의 초기 징후를 포착하는 감시 체제를 발동한 다음에 비상 대응을 강화하는 것을 전략적 방어의 제일선으로 삼았다.

하지만 이러한 미봉책은 곧 약점을 드러냈다. 뎅기열이 극적으로 부활하고 최근 들어 치쿤구니야병이 출현했으며, 서아프리카에서는 에볼라열 발병이 늦게 발견되면서 이후로 기하급수적인 확산이 이어졌다. 그리고 아프리카에 도시형 황열병이 다시 나타나 보건상의 심각한 위협이 되었다. WHO는 지카열이 "이러한 정책의 약점을 보다 분명하게 드러낼 것으로 보인다"고 밝혔다.

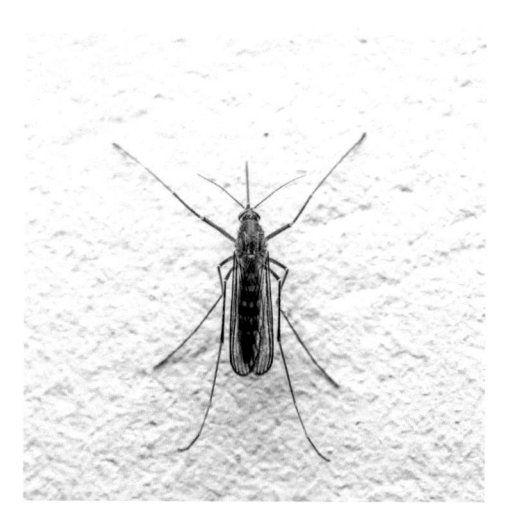

위쪽 지카바이러스는 감염된 모기에 물려 전파되곤 함

아직 알아야 할 게 많은 병

지카열에 대해서는 브라질에서 유행한 이후 많은 연구가 이뤄졌지만 2018년에 또 다른 발병 사례가 나온 데다 아직 병에 대한 제대로 된 이해가 부족하다. 이 병은 수십 년 동안 아시아와 아프리카의 일부 지역에 존재했던 것으로 알려져 있는데, 만약 그랬다면 인구 집단에 어느 정도의 면역력을 부여했을까?

아프리카에서는 야생형 순환이라고 알려진 전염 패턴이 있다. 여기에는 원숭이의 피를 빨아먹는 숲모기가 포함된다. 그렇다면 역사적으로는 인간이 발병한 사례가 거의 드물었다는 의미일지도 모른다. 어쩌면 대부분의 지카바이러스 감염은 증상이 없거나 발생하는 모든 증상이 가벼운 데다, 다른 수십 종류의 일반적인 열대 바이러스 감염과 비슷하기 때문에 발병 사례가 누락되었을 수도 있다.

오늘날 지카바이러스의 다양한 계통과 인구 집단 내 면역 수준, 바이러스의 미래 이동 경로에 대한 복잡한 문제에 초점을 맞춘 연구가 시급하게 진행되는 중이다. 예방의 측면에서, 과학자들은 전 세계 곤충의 몸속에서 자연적으로 발견되는 볼바키아 피피엔티스(*Wolbachia pipientis*)라는 세균을 연구하고 있다. 이 세균은 초파리를 바이러스 감염으로부터 보호하는 것으로 알려져 있다. 그러니 이 세균은 인간에게 질병을 일으키는 바이러스에 감염되지 않도록 이집트숲모기를 보호할 수 있을지도 모른다.

오늘날의 상황은 지카열이 본질적으로 해롭지 않기에 많은 시간이나 공을 들여 예방할 가치가 없다고 여겼던 시절과는 완전히 달라졌다.

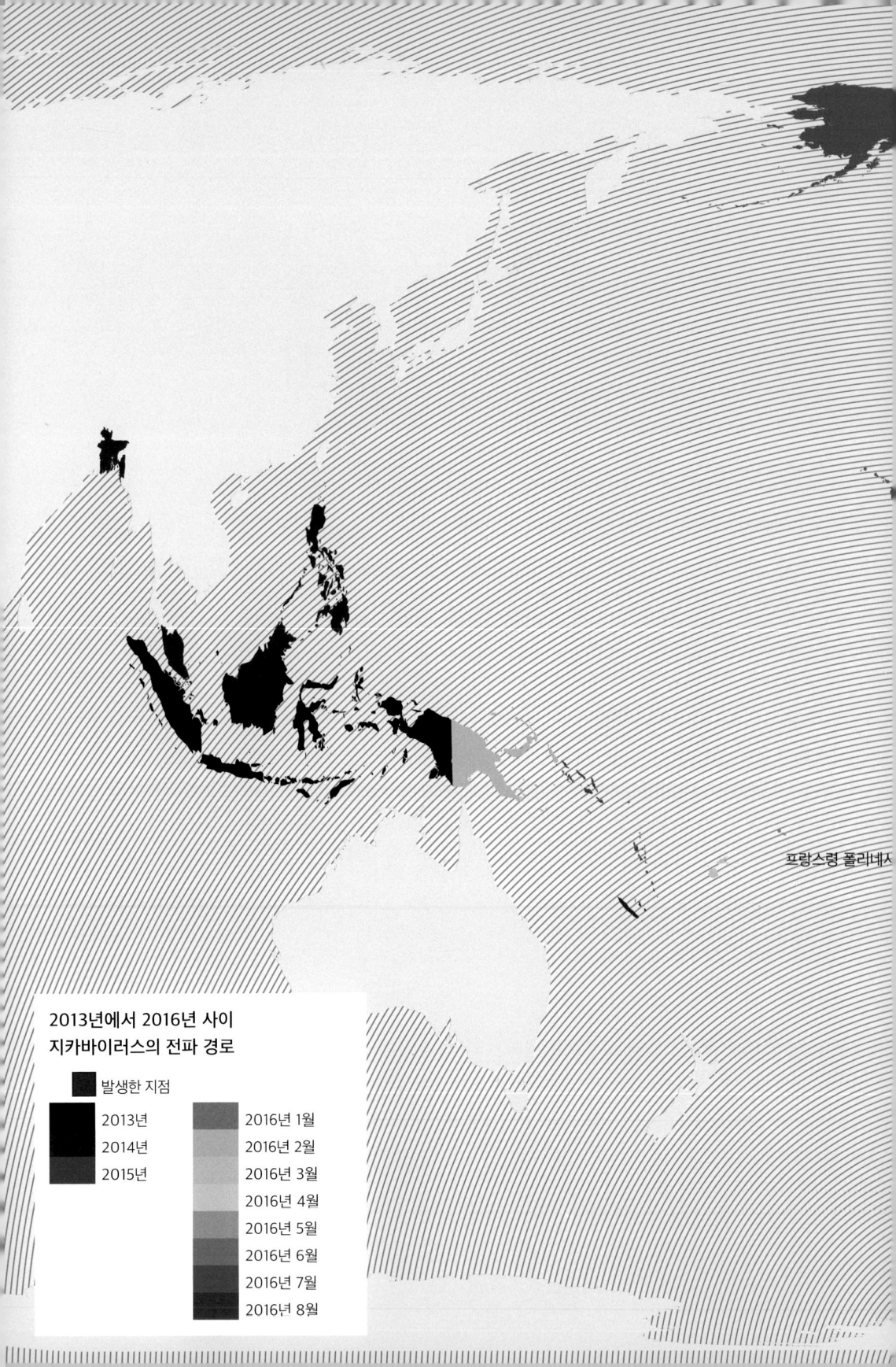

프랑스령 폴리네시

2013년에서 2016년 사이
지카바이러스의 전파 경로

발생한 지점

2013년	2016년 1월
2014년	2016년 2월
2015년	2016년 3월
	2016년 4월
	2016년 5월
	2016년 6월
	2016년 7월
	2016년 8월

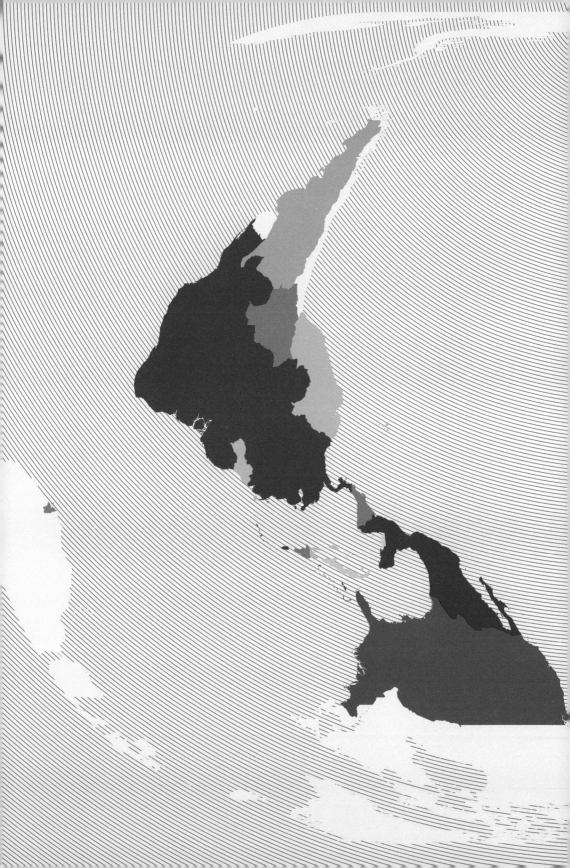

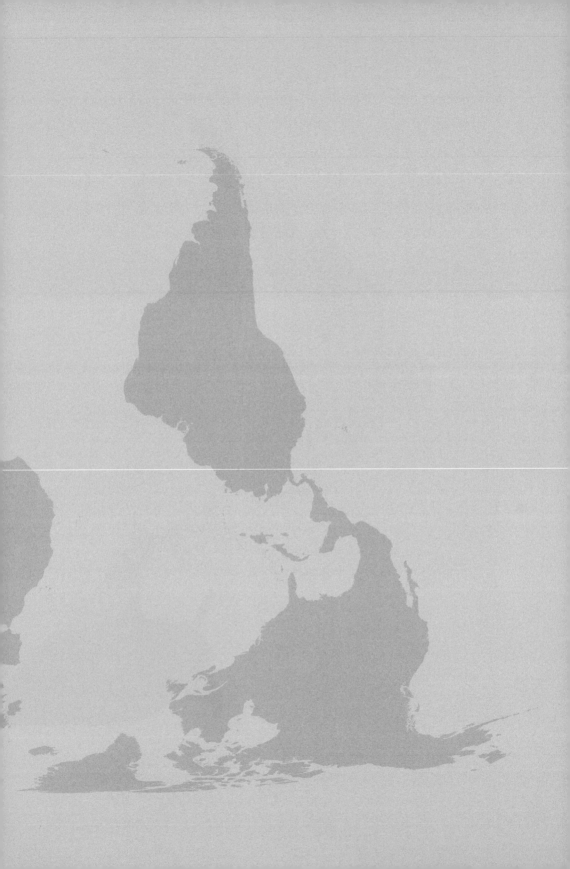

제4장

사람에서 사람으로
전파되다

소아마비

||||||||||||||||

병원체	야생형 소아마비바이러스에는 3개의 변종이 있지만 2형 바이러스는 오늘날 박멸되었음
전파	구강-분변 경로를 통해 사람에서 사람으로 전염됨
증상	보통 증상이 없지만, 목과 등의 뻣뻣함, 비정상적인 반사, 삼키기와 호흡이 어려워짐 등의 증상을 보일 수도 있음. 드물게는 마비로 이어짐
발병률과 사망률	2017년에 22건이 보고됨
발생 지역	오늘날에는 나이지리아, 파키스탄, 아프가니스탄에서만 발병함
예방	백신
치료	바이러스에 대한 치료는 없지만, 다양한 약물과 요법을 통해 증상을 완화할 수 있음
국제적 대응 전략	어린이들에게 집단 예방 접종하기. 2017년에는 WHO가 소아마비의 완전한 박멸이 곧 다가올 것이라고 발표했음

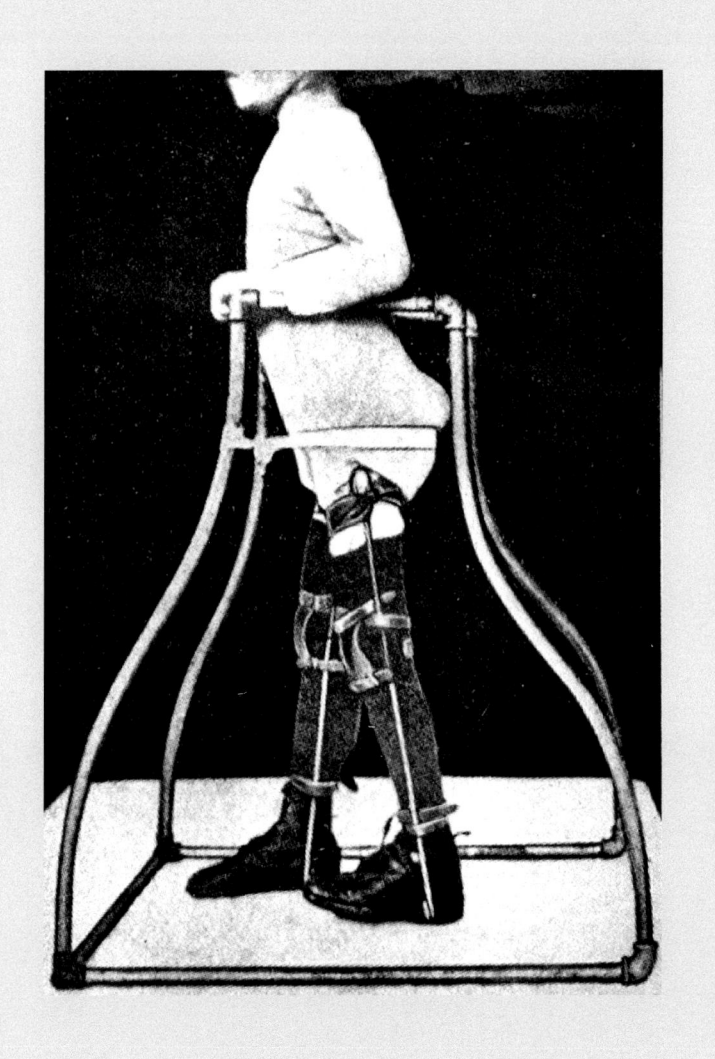

R. W. 러벳(R. W. Lovett)의
『소아마비의 치료』에 실린 보행 보조기를 활용한
소아마비 치료법, 1917년.

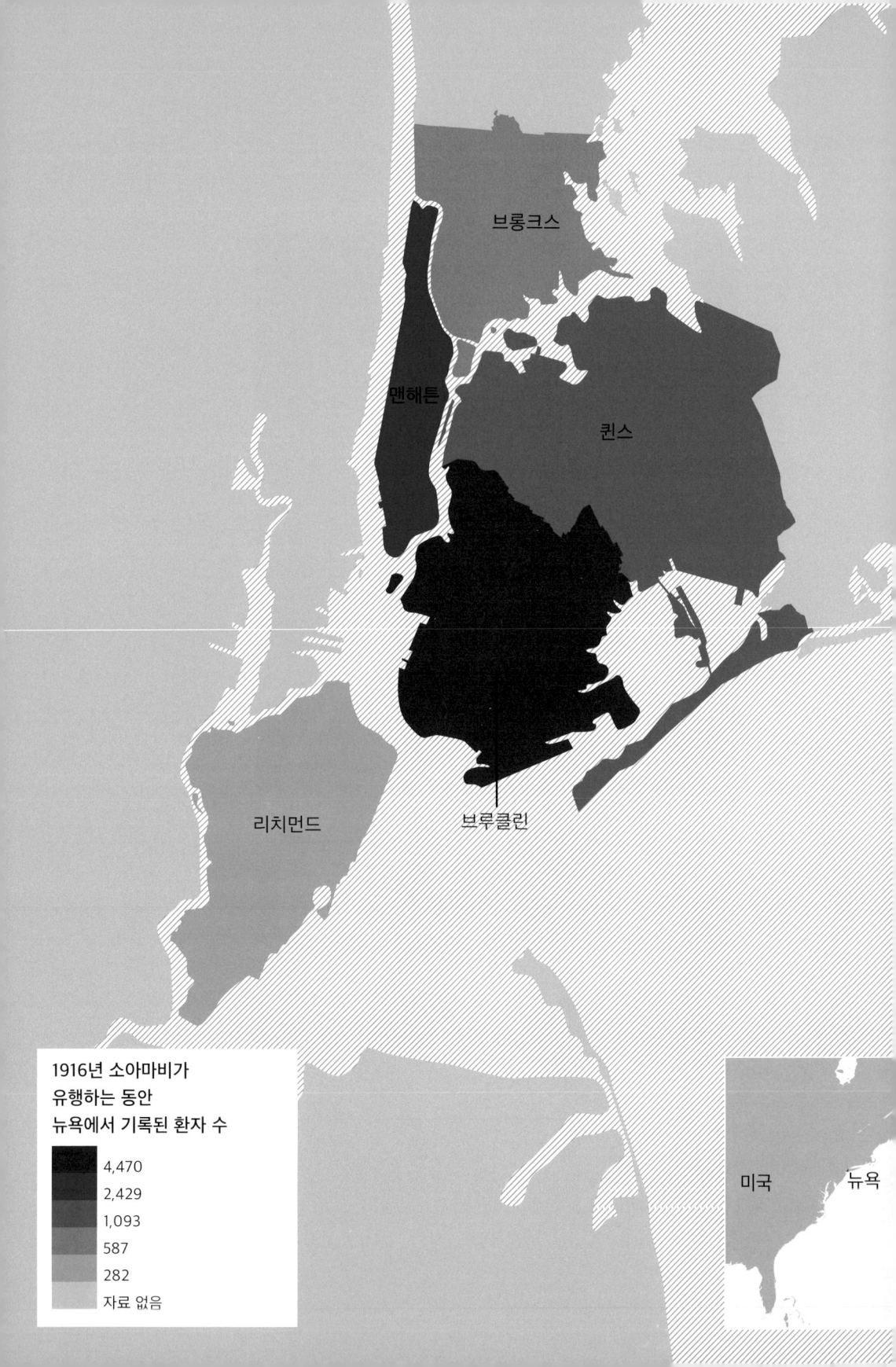

브롱크스

맨해튼

퀸스

리치먼드

브루클린

1916년 소아마비가
유행하는 동안
뉴욕에서 기록된 환자 수

4,470
2,429
1,093
587
282
자료 없음

미국   뉴욕

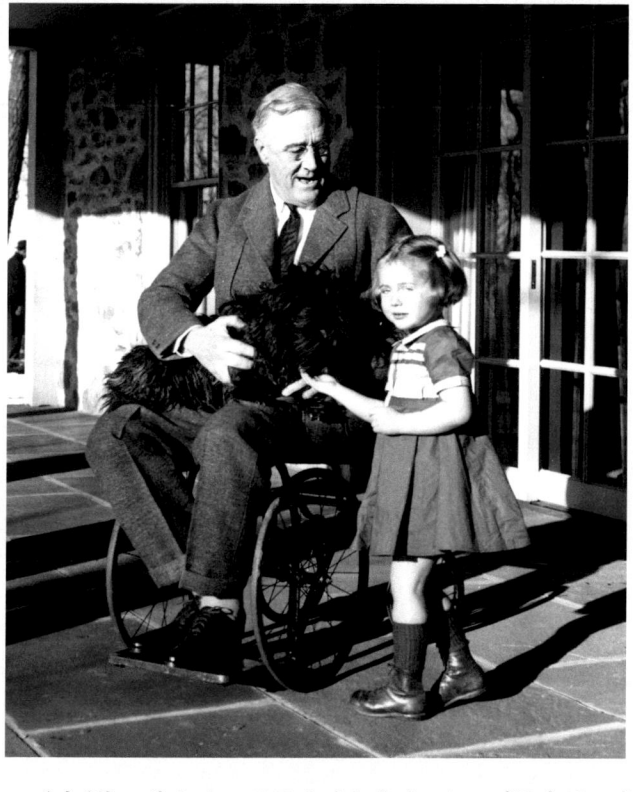

1916년 6월 17일, 뉴욕 브루클린 카운티 당국은 이따금 나타나는 한 질병 발생을 발표했다. 보통은 소규모 지역에 사는 얼마 되지 않은 사람들에게만 영향을 끼치는 사건이었다. 하지만 나중에 밝혀진 바에 따르면 이번에는 조금 달랐다.

전염병이 도는 뉴욕에서 탈출하기

소아마비는 빠른 속도로 광범위하게 전파되었다. 처음에는 도시를 따라 주변 지역으로 퍼졌고 뒤이어 전국적으로 이 질병이 돌았다. 뉴욕 사람들은 완전히 공황에 빠졌고 수천 명이 도시를 떠났다. 영화관이 문을 닫고 사람들은 모임을 취소했으며, 놀이공원과 수영장, 바닷가는 텅 비었다. 매일 소아마비로 목숨을 잃은 사람들의

이름과 주소가 언론에 발표되었고, 그들의 집에는 플래카드가 붙었으며 가족은 격리되었다.

델라웨어 강변의 철도역과 선박 상륙장에는 검문관들이 배치되어 16세 이하의 어린이들이 건강 증명 서류 없이 펜실베이니아주로 건너가지 못하게 막았다. 《뉴욕 타임스》는 개인들의 고통에 초점을 맞추어 이렇게 묘사했다.

> 의사를 구할 수 없었던 아버지는 아들을 차에 태워 스미스병원으로 데려갔지만, 아이는 도중에 죽었고 병원 의사들은 시체를 받아 주지 않았다. 아버지는 아들의 시체를 싣고 몇 시간 동안 스태튼 섬을 돌아다녔다.

뉴욕에서만 9,000명 이상의 환자와 2,343명의 사망자가 발생했고 전국적으로 2만 7,000명의 환자와 6,000명의 사망자가 발생한 이후에야 소아마비의 유행은 끝이 났다. 희생자 대부분은 5세 이하의 어린이였다. 이후 40년 넘게 소아마비는 발생 빈도와 사망률이 높아졌다. 최고조에 도달했던 1940년대에서 1950년대 사이에 소아마비는 매년 전 세계적으로 50만 명이 넘는 환자를 마비시키거나 죽음에 이르게 했다.

과거의 국지적인 발병

1880년대까지 소아마비는 희귀한 질병이었지만 20세기 중반에 이르러서는 전 세계적으로 퍼졌다. 초기의 간략한 보고서에 따르면 이 병은 1830년대에 남대서양의 세인트헬레나 섬, 영국 워크소프에서 발생한 사례를 포함해 소규모의 매우 국지적인 발병을 보였다. 그러다가 1880년대부터는 유럽에서 보통 30명 미만의 발병 사례가 작은 지역에서 더 빈번하게 나타나기 시작했다. 그 후 1900년대 초에는 더 큰 유행이 강타해 노르웨이에서 900명, 스웨덴에서 1,000명의 환자가 발생했다.

뇌와 척수를 덮고 있는 뇌척수막에 염증을 일으키는 질병인 소아마비는 지난 수천 년 동안 인류를 괴롭혔던 것으로 추정된다. 기원전 1400년경의 이집트 석판에는 한쪽 다리가 짧아 발가락으로 균형을 잡으며 몸 왼쪽의 무게를 지탱하는 젊은 사제의 모습이 새겨져 있다. 이 기형은 소아마비 환자에서 전형적으로 나타난다. 막대기를 짚고 걷는 아이들이나 건강해 보이지만 팔다리가 쇠약해진 사람들의 모습도 그려져 있다.

절뚝거리며 걷기로 유명했던 1세기의 로마 황제 클라우디우스와 마찬가지로 18세기의 작가 월터 스콧(Walter Scott) 경 역시 아마도 소아마비 환자였을 것이다. 1773년 어린 시절에 스콧은 "심한 이앓이 열병 때문에 오른쪽 다리의 힘이 완전히 빠졌는데" 오늘날의 의학 전문가들은 이 열병이 소아마비였을 가능성이 있다고 여긴다. 스콧의 시대에는 의사들이 소아마비를 하나의 질병으로 인식하지 못했으며 그 대신 치과 마비, 유아 척추 마비, 아이들의 주요 마비 증상, 앞뿔 척수염, 회백질염, 아침의 마비 등 다양한 이름으로 불렸다. 1840년 독일의 정형외과 의사 야코프 하이네(Jakob Heine)는 소아마비를 별도의 질병으로 자리매김한 가장 영향력 있는 최초의 의학적 묘사를 남겼고, 1890년에는 스웨덴 의사 카를 오스카 메딘(Karl Oskar Medin)이 소아마비의 전염병적인 특성에 대해 기술했다. 그래서 이후 한동안 소아마비는 하이네-메딘 병으로 불렸다.

환자의 급격한 증가

하지만 수천 년 동안 주변 환경에서 조용히 살아남은 소아마비바이러스가 왜 20세기 전반에 접어들며 장벽을 허물고 대량 학살자가 되었을까? 여기에는 사회적, 환경적, 생물학적, 인구학적 여러 요인에 기초한 수많은 이론이 있다. 독성과 감염을 일으키는 바이러스의 능력 증가, 인류 영양 상태의 변화가 포함된다. 하지만 그동안 연구자들이 초점을 맞추었던 요인은 위생이나 면역과의 연관성이었다.

역설적이게도 19세기에 유럽과 미국에서 훌륭한 위생 시설 덕분에 대단한 치명적인 질병들을 물리치던 시기에, 사람들은 깨끗한 배수구와 식수가 소아마비의 폭발적 유행에 대한 책임이 있다고 비난했다. 전염성이 강한 소아마비바이

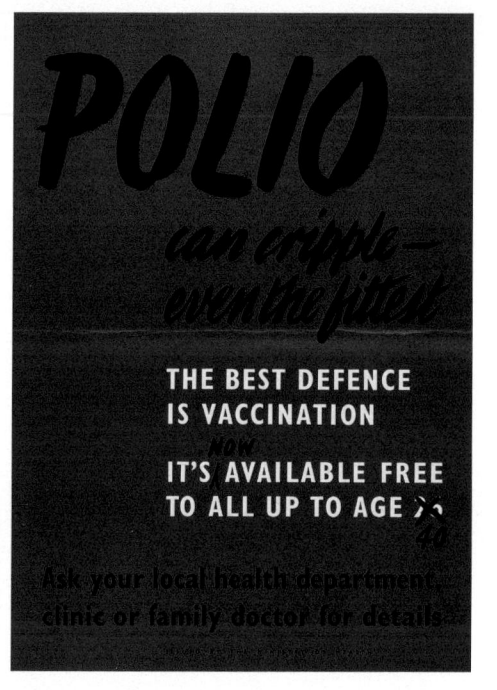

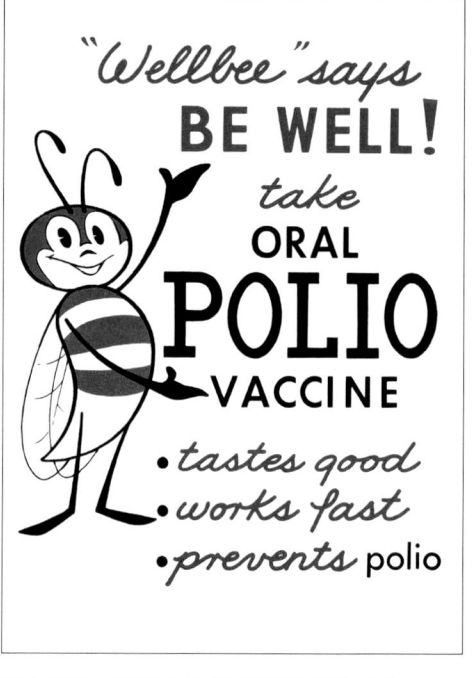

위쪽 소아마비 예방 접종을 홍보하는 영국 보건부의
포스터, 1940년경

위쪽 공중보건 기관의 상징인 '웰비'가 사람들에게
소아마비 백신을 복용하도록 권장하는 미국
질병통제예방센터의 포스터, 1963년

러스는 주로 감염된 분변을 통해 전파된다. 가
설은 식수에서 배설물 오염을 제거하면서 어린
아이들이 소아마비바이러스에 덜 노출되었고
집단적으로 면역력이 감소했다는 것이었다.

소아마비는 감염자의 약 95%가 아무런 증상
이 없다는 점에서 다른 많은 전염병과는 다르
다. 또 다른 큰 차이점이 있다면 소아마비에 걸
린 환자 가운데 몸이 마비되는 비율은 2%도 되
지 않지만 이 병를 앓고 회복된 사람들은 영구
적이고 심각한 장애를 가질 수 있다는 점이었
다. 목과 가슴 부위에 마비 증세가 올 경우에는
환자가 질식할 위험도 있었다.

소아마비 환자에 대한 치료

1928년, 매사추세츠주 하버드 대학교의 필립
드링커(Philip Drinker)는 모터로 움직이는 풀무
가 달린 밀폐된 나무 상자로 만든 호흡 마비 치
료 장치를 발명했다. 이후 2017년에는 1952년
6세의 나이로 소아마비에 걸렸던 70세의 텍사
스 주민 폴 알렉산더가 입에 부착된 플라스틱
막대로 전화를 받고 타이핑을 하며 생애 대부분
의 시간을 '철로 만든 폐' 장치 속에서 보낸 과
정을 묘사했다. 알렉산더는 몸이 불편하다는 약
점이 있었음에도 각고의 노력 끝에 변호사 자격
을 취득했다. 2017년 당시 호흡기 마비 증상을
겪었던 다른 소아마비 환자들이 기계에 갇힌 채

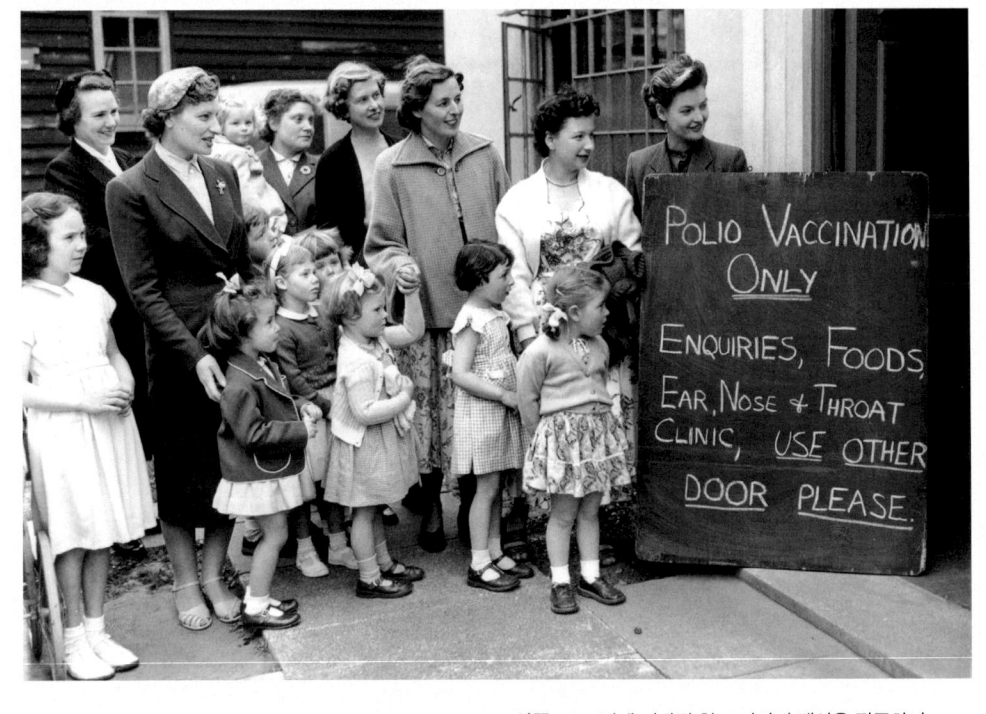

위쪽 1956년에 시작된 첫 소아마비 백신을 접종하기 위해 아이들과 함께 영국 미들섹스의 한 진료소 밖에서 기다리는 어머니들의 모습

얼마나 오래 생존했는지는 알 수 없지만, 극히 일부일 것이라 짐작할 수 있다.

1916년 뉴욕의 소아마비 유행은 인공 호흡 장치를 개발하는 원동력이 되었다. 또한 그뿐만 아니라 이 병에 대한 사회적인 태도를 변화시켰고 의학과 재활치료 분야에서 커다란 발전을 몰고 왔다. 백신을 개발하려는 움직임은 연구를 지원하는 대규모 모금 운동과 함께 즉시 시작되었다. 그 결과 미국과 소련의 합작으로 1955년에는 주사로 맞는 백신이, 1959년에는 구강 백신이 개발되었다. 1959년에서 1960년에는 소련과 동유럽에서 구강 백신을 대규모로 임상실험했고 대부분 소아마비에서 빠르게 벗어났다.

동시에 소아마비에 의해 장애를 안게 된 많은 사람들은 병원에서 나온 뒤 일상생활에서 신체적 장벽뿐만 아니라 차별에 직면했다. 이들이 벌인 접근권과 평등을 위한 투쟁은 현대적인 재활치료와 장애인 권리 운동이라는 유산을 낳았고, 장애는 단순한 의학 용어가 아닌 사회권과 시민권의 문제가 되었다.

1933년부터 1945년까지 미국 대통령이었던 루스벨트(Franklin D. Roosevelt)는 39세였던 1921년에 소아마비 진단을 받고 걸을 수 없게 되었지만 오늘날 몇몇 전문가들은 그 진단에 의문을 제기하기도 한다. 루스벨트는 소아마비를 퇴치하기 위해 국립 소아마비 재단을 설립했다. 현재 '소아마비 구제 모금운동(March of Dimes)'이라고 불리는 이 모금 단체는 선천적 결함, 조산, 유아 사망을 해결하고자 노력한다. 그러는 한편 장

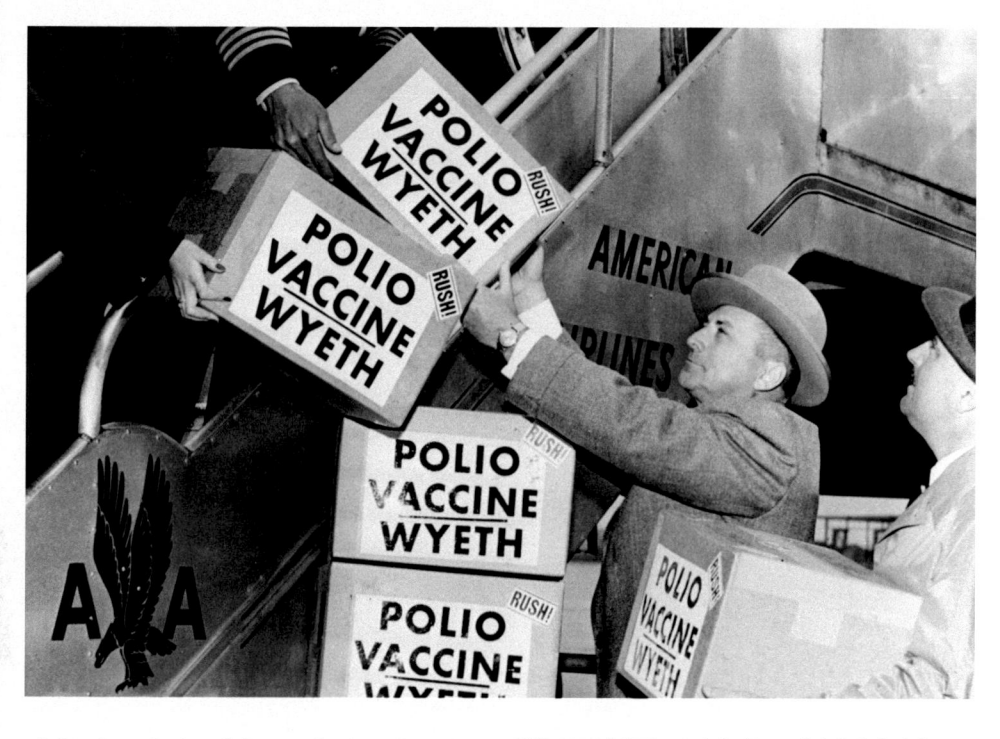

위쪽 1955년 유럽으로 수송되는 소아마비 백신 상자

애인들이 보다 활동적이고 보람 있는 삶을 살도록 돕는 데 관심을 갖게 되었다. 이들은 특수 설계된 보조 기구와 자동차를 만들었으며 장애인들이 대학이나 극장 같은 공공건물에 더 잘 접근하고 교통 시스템을 더 편하게 이용할 수 있도록 했다.

소아마비는 박멸되었을까?

광범위한 대규모 백신 프로그램에 따라 1974년에서 1994년 사이에 전 세계적으로 소아마비 환자 수가 5,000만 명에서 500만 명 이하로 떨어졌다. 1988년, 세계보건총회는 모든 어린이들에게 소아마비에 대한 면역을 갖게 해서 이 병을 완전히 없애는 것을 목표로 하는 세계 소아마비 박멸 프로그램을 시작했다. 그 결과 1994년에 WHO는 아메리카 대륙에 소아마비가 근절되었다고 선언했으며 2000년에는 서태평양 지역,

2002년에는 유럽, 2014년에는 동남아시아가 그 뒤를 이었다. 오늘날 전 세계 인구의 80%가 소아마비가 사라졌다고 인증된 지역에 살고 있는 셈이다. 그 결과 WHO에 따르면 자칫 이 병에 걸려 몸이 마비되었을 1,600만 명 넘는 전 세계 사람들이 오늘날 무사히 걸을 수 있다.

전쟁으로 폐허가 된 지역에서는 캠페인의 하나로 소위 '평온한 날'이 도입되었는데, 이 날에 군인들은 부대원을 설득해 지역 어린이들에게 백신을 접종하도록 했다. 그렇게 2017년 말까지 소아마비는 아프가니스탄, 나이지리아, 파키스탄에서만 발병하고 있으며 가끔은 이웃 국가로 퍼지기는 하지만, WHO는 이 질병의 전 세계적인 박멸이 곧 가능할 것이라 믿고 있다.

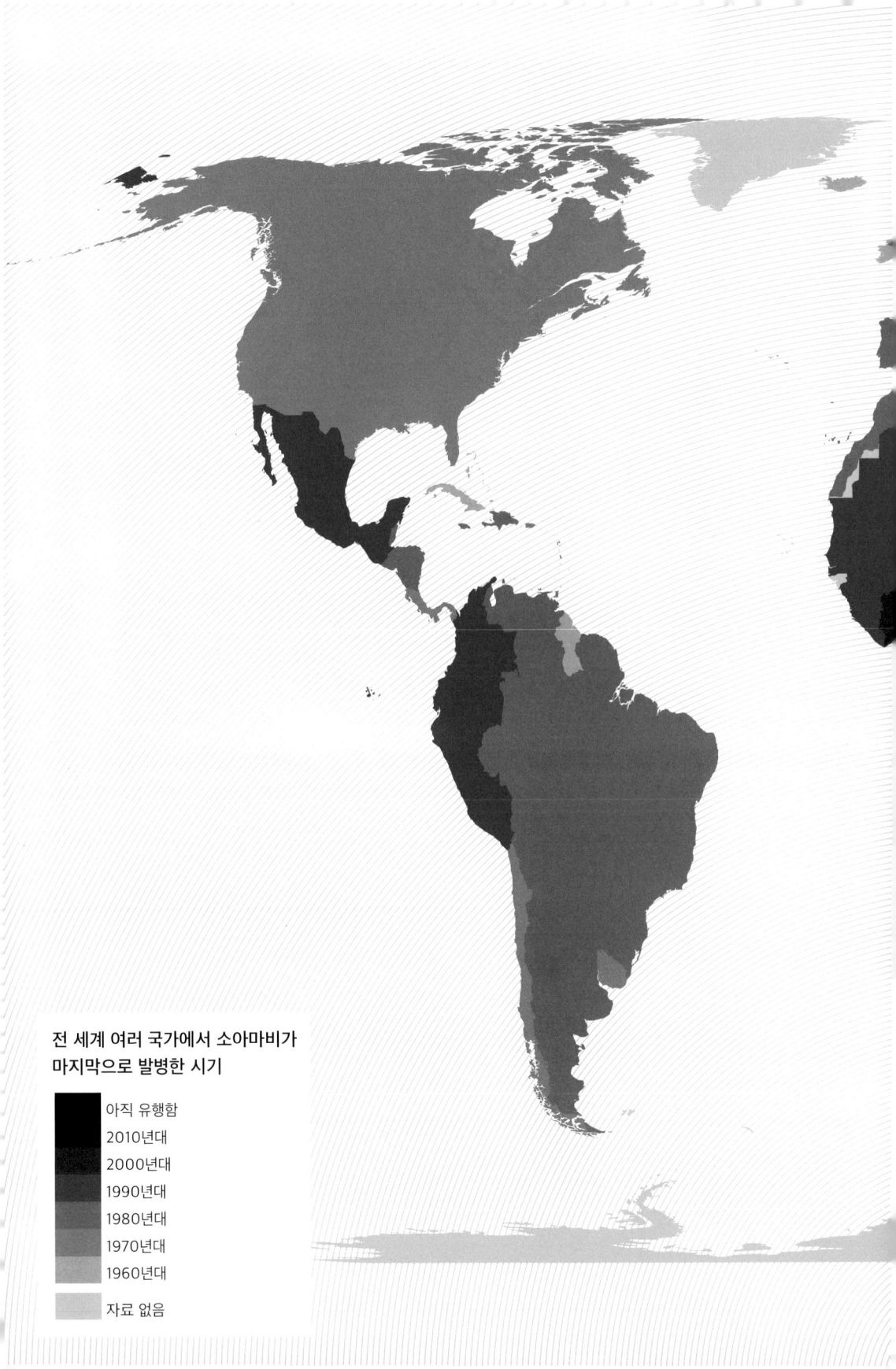

전 세계 여러 국가에서 소아마비가
마지막으로 발병한 시기

아직 유행함
2010년대
2000년대
1990년대
1980년대
1970년대
1960년대

자료 없음

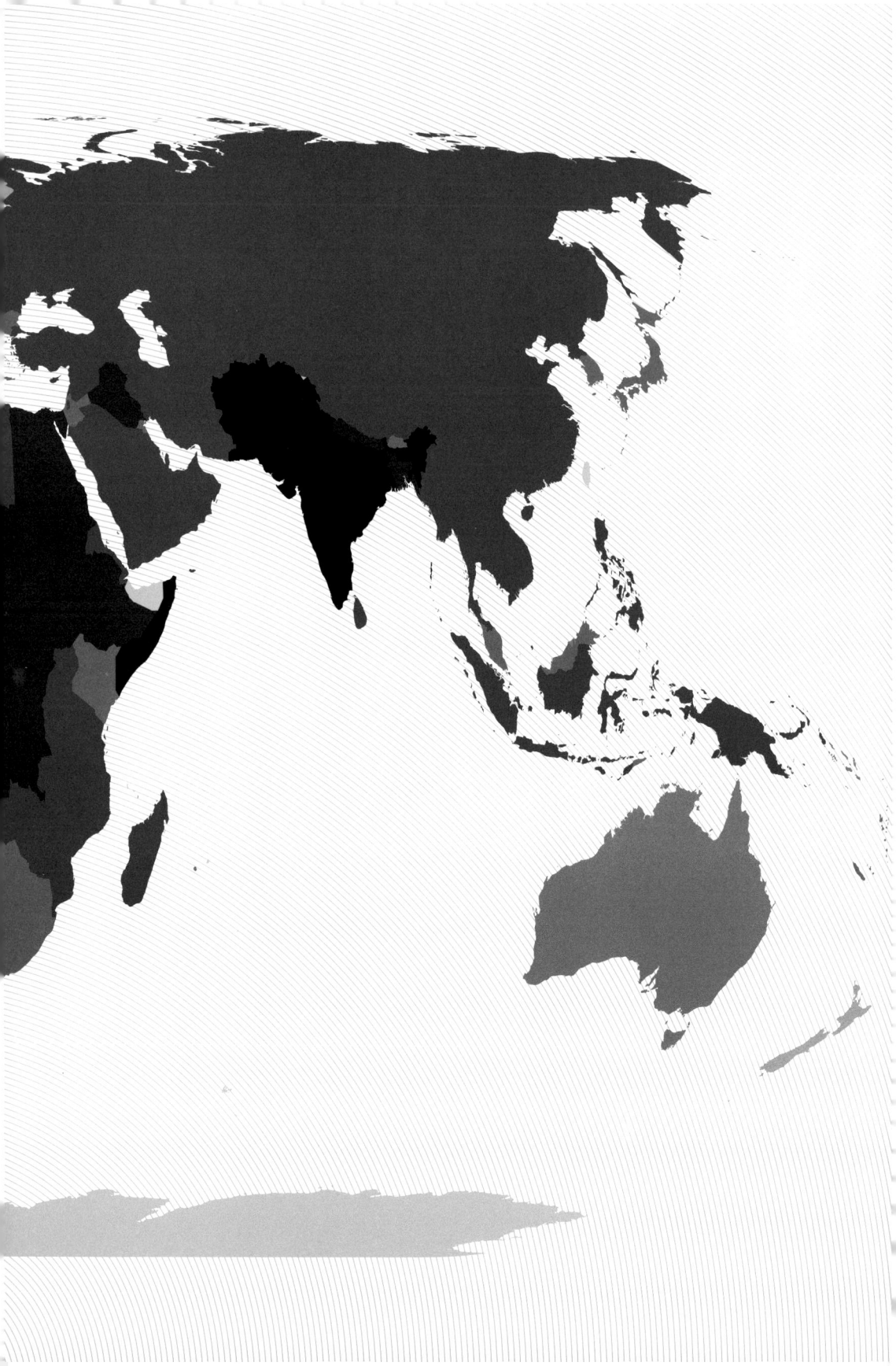

에볼라 출혈열

|||||||||||||||||||

병원체	에볼라바이러스. 지금까지 이 바이러스는 5종이 발견됨
전파	야생동물에 의해 사람에 전파된 다음 체액을 통해 사람에서 사람으로 퍼짐
증상	열, 심한 두통, 근육통, 쇠약감, 피로감, 설사, 구토, 복통, 출혈
발병률과 사망률	2014년에서 2016년 사이에 2만 8,616건이 발생해 1만 1,310명이 사망했음. 발병 사례에서 사망률은 평균적으로 약 50%임
발생 지역	2014년에서 2016년 사이에 전 세계적으로 대유행한 이후로 콩고민주공화국에서 2번에 걸쳐 고립된 발병이 일어남
예방	바이러스의 영향을 받는 지역에서는 다른 사람의 체액, 감염된 의료기기나 침구, 박쥐나 비인간 영장류, 이런 야생동물의 고기를 피해야 함
치료	검증된 치료는 없음. 다만 다양한 증상에 대응해 치료를 하며 신체 기능을 유지하도록 도움
국제적 대응 전략	발병이 일어나면 빠르게 통제하며, 보건 담당자들과 일반 대중에게 보건 교육을 실시함

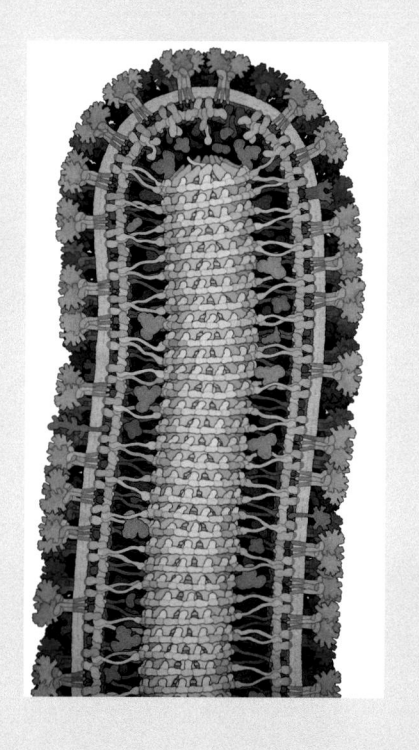

에볼라바이러스 입자의 단면을 나타낸 그림.

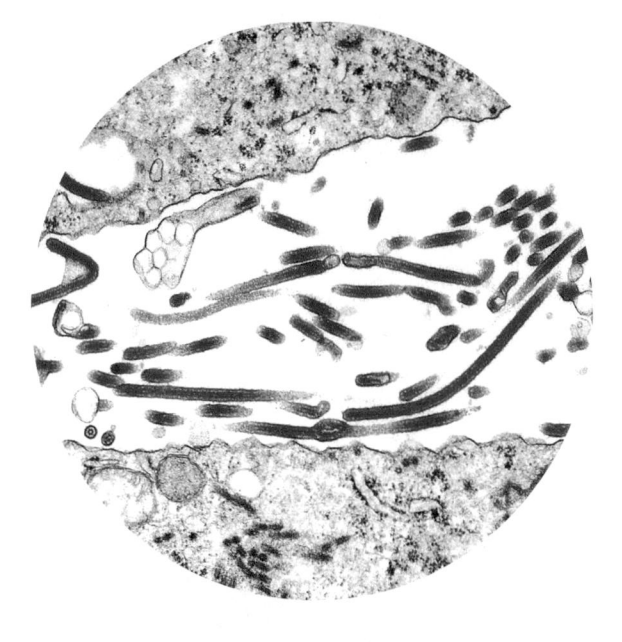

위쪽 에볼라바이러스의 현미경 이미지

공식적으로 기록된 에볼라바이러스의 첫 감염 사례는 플랑드르 지방 출신의 베아타 수녀다. 이 수녀는 1976년 현재 콩고민주공화국인 킨샤사의 한 병원에서 엄청난 양의 출혈을 동반하는 끔찍한 증상을 겪은 끝에 사망했다. 그리고 며칠 뒤 이 수녀를 병원에 데려갔던 수녀 역시 같은 증세를 보였고 진료소에 입원했지만 역시 사망했다. 수녀를 돌보던 젊은 간호사도 뒤이어 숨졌다.

정체 모를 바이러스

베아타 수녀가 병상에 누워 죽어가는 동안 그 증상을 설명할 방도가 없었기 때문에 사람들은 혈액 샘플을 벨기에 안트베르펜의 한 연구실로 보내 분석을 의뢰했다. 처음에 의사들은 '출혈을 보이는 황열병'이라고 진단했지만 베아타 수녀는 황열병 백신을 빠지지 않고 접종했으며 애초

에 이 병에서는 출혈이 아주 드물게 나타났다.

킨샤사에서 발병한 3명의 여성들만이 유일한 사례는 아니었다. 베아타 수녀의 본거지였던 콩고 강변 에콰테르의 외딴 곳에 자리한 얌부쿠 선교소의 몇몇 수녀 역시 이미 같은 병으로 사망한 것으로 여겨졌다. 이들 역시 전부 황열병 백신을 맞았다.

안트베르펜의 과학자들은 혈액 샘플에 대한 분석을 시작했다. 황열병을 비롯해 서아프리카 지역에서 상당히 흔한 바이러스 감염증인 라사열, 아시아와 아프리카, 라틴 아메리카, 동유럽에서 가장 흔하게 발견되는 세균 감염증인 장티푸스를 포함한 여러 전염병에 대항해 환자의 몸에서 생성되었을 항체를 찾는 과정이었다. 실험 결과는 전부 음성이었다.

하지만 전자 현미경으로 조직 샘플을 살핀

사람에서 사람으로 전파되다

연구팀은 대부분의 바이러스에 비해 거대하며 이전에 알려진 적이 없던 벌레 같은 형상을 발견했다. 이 병원체는 황열병바이러스와는 전혀 달랐으며, 출혈을 일으키는 아프리카의 또 다른 치명적인 풍토병인 마버그열(마버그 출혈열)을 일으키는 바이러스와 조금 비슷했다. 마버그열은 불과 9년 전 독일의 제약회사 노동자들이 우간다에서 들여온 원숭이를 다루다가 증상을 나타내면서 처음 발견되었다. 원숭이들에게 직접 감염된 25명 가운데 7명이 숨지고, 희생자들과 접촉했던 6명이 추가로 병에 걸렸다. 그러는 동안 얌부쿠에서 발생한 의문스러운 병이 3주 동안 맹위를 떨치며 200명 이상이 사망했다.

WHO는 안트베르펜의 과학자들에게 혈액 샘플을 포턴 다운에 있는 영국 정부의 연구실로 보내라고 지시했으며, 6일 뒤에는 미국 조지아 주 애틀랜타에 있는 질병통제예방센터의 출혈성 바이러스 국제 표준 연구실로 보내게 했다. 그 결과 베아타 수녀가 사망한지 3주가 지나 치명적인 새로운 바이러스가 발견되었다고 발표

했으며, 나중에 얌부쿠의 선교소 근처의 강 이름을 따 에볼라바이러스라고 이름을 붙였다.

이후로 에볼라바이러스의 변종 5개가 확인되었다. 이 가운데 사람에게 병을 일으키는 변종은 4개였는데, 가장 치명적인 에볼라바이러스(Zaire ebolavirus)라는 얌부쿠의 변종을 비롯해 수단바이러스(Sudan ebolavirus), 타이포레스트바이러스(Taï Forest ebolavirus), 분디부교바이러스(Bundibugyo ebolavirus)였다. 다섯 번째 변종인 레스턴바이러스(Reston ebolavirus)는 원숭이 같은 비인간 영장류와 돼지에게 병을 일으켰지만 사람에게는 전염되지 않았다.

바이러스의 전파 방식을 알아내다

첫 번째 사례가 발견된 뒤로 서구 국가들은 이 무섭고 새로운 질병에 대해 대처할 수 있는 방안을 찾고자 역학자와 바이러스학자로 이뤄진 팀을 즉시 꾸렸다. 팀의 우선 과제는 병이 어떻게 전파되는지를 알아내는 것이었는데, 그 과정은 발로 뛰는 조사였다. 다시 말해 과학자들은

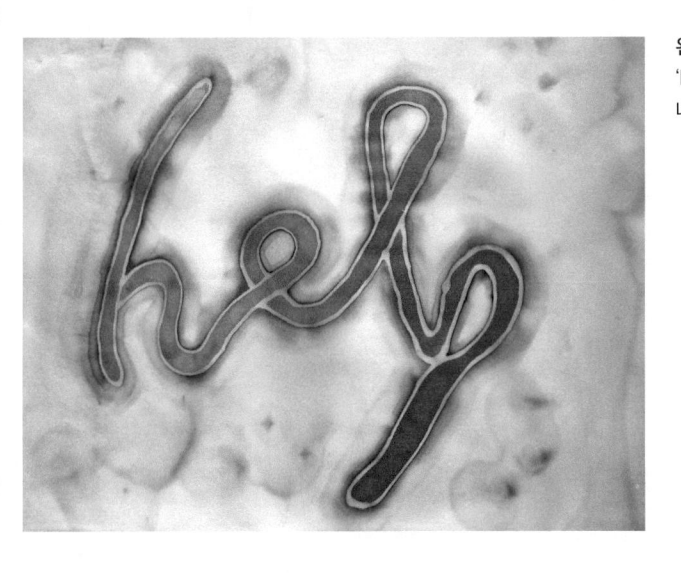

왼쪽 에볼라바이러스 입자로 'help(도와줘요)'라는 영어 단어를 나타낸 삽화

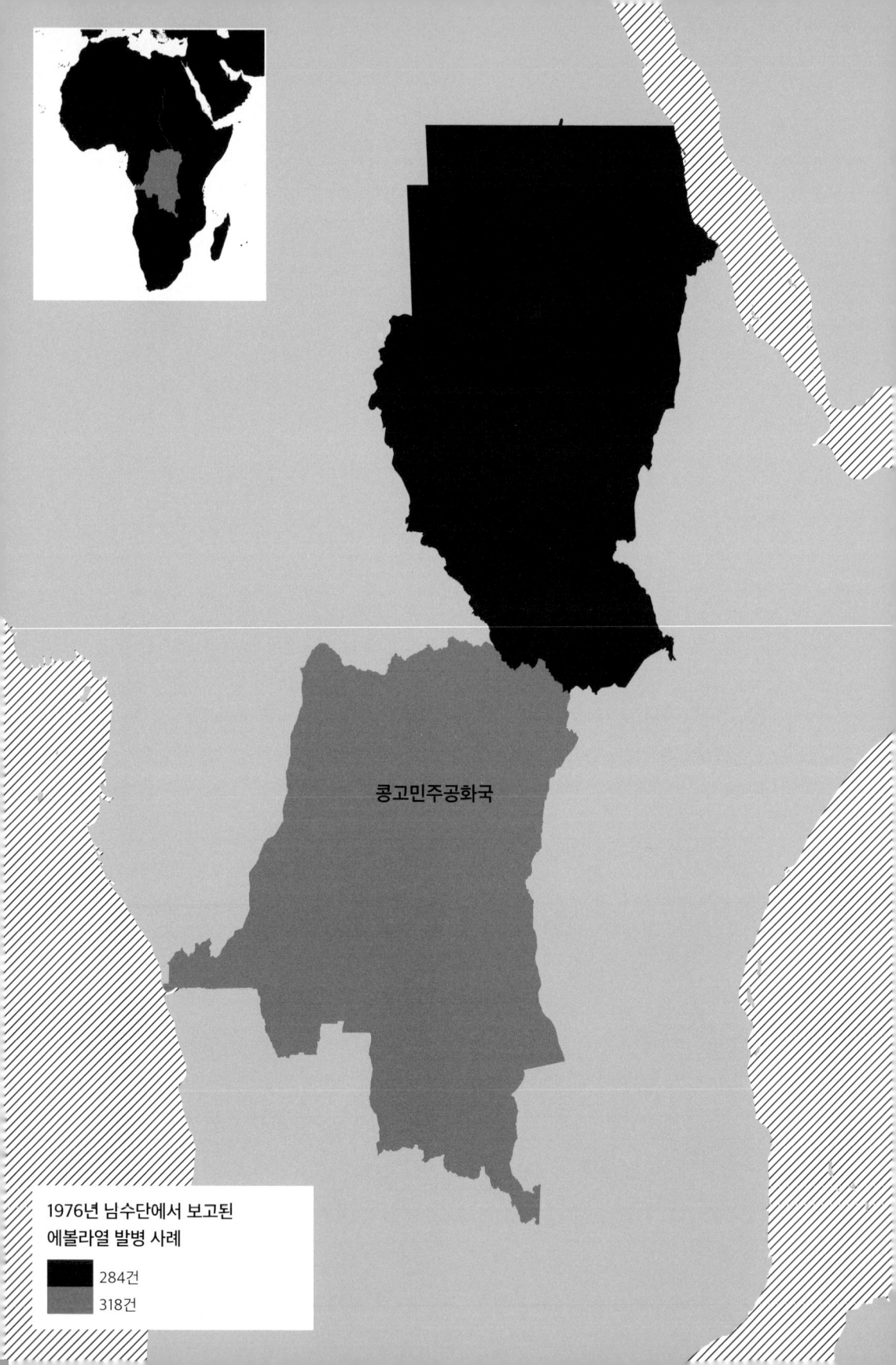

콩고민주공화국

1976년 남수단에서 보고된
에볼라열 발병 사례

284건
318건

이 병이 어떤 과정으로 모습을 드러냈는지 알아내고 전파되는 방식을 밝히기 위해 희생자들의 공통점을 찾아볼 예정이었다. 조사팀이 얌부쿠에 도착했을 무렵 54명이 더 사망했고 사망자가 총 280명이 되어 치사율은 88%에 이르렀다.

발병 중심지의 선교소는 질서정연하고 깨끗했으며 작은 교회당 옆의 잔디 깔린 안마당에는 야자수가 있었다. 팀이 가까이 다가가자 누군가가 소리쳤다. "더 이상 가까이 오지 마세요! 더 다가왔다가는 우리처럼 죽게 될 겁니다!" 아직 살아있는 수녀들은 작은 손님방에 틀어박힌 채 죽기만을 기다리고 있었다. 사람들은 방역선(바이러스나 세균으로부터 질병을 격리시키기 위한 가상의 선-역주)의 개념을 말 그대로 실천했다. 밧줄이 건물 주위에 늘어져 있었으며 표지판에는 볼일이 있는 방문객들은 벨을 누른 뒤 나무 밑동에 메시지를 남기라고 적혀 있었다. 당시 선교병원 직원 17명 가운데 9명이 사망했으며 선교소에 살던 60가족 가운데 39명, 수녀 4명, 수사 2명이 목숨을 잃었다.

전문가들은 누가 언제 어떤 상황에서 사망했는지에 대한 자료를 수집하며 현지인에게 질문을 던진 뒤 에볼라바이러스가 공기로 전파될 가능성은 낮다고 판단했다. 좀 더 밀접한 접촉이 필요한 것으로 여겨졌다. 이는 반가운 소식이었다. 왜냐하면 홍역이나 독감의 경우가 그렇듯 공기로 퍼지는 질병이 가장 잘 전염되기 때문이었다.

이후 며칠 동안 두 가지 중요한 요인을 발견했다. 먼저 조사관들은 발병이 장례식과 관련이 있다는 사실을 알아챘다. 에볼라열 희생자의 장례식이 치러지고 일주일 뒤에 조문객들 사이에서 새로운 발병 사례가 쏟아져 나왔던 것이다.

현지 관습에 따르면 가족들이 맨손으로 시신을 직접 씻겼는데 여기에는 몸의 모든 구멍을 닦는 과정도 포함되었다. 장례식 자체도 며칠 동안 이어지며 그 기간 동안 많은 사람들이 긴밀하게 접촉한다.

또 다른 단서는 마을 주민들 가운데 초기 희생양의 거의 대부분이 선교병원 산부인과에서 비타민 주사를 맞은 임산부라는 점이었다. 수녀들이 매일 아침 유리로 만든 피하 주사기를 삶았지만 제대로 살균할 수 있을 만큼 오래 끓이지는 않았다. 그런 다음 수녀들은 환자에게 주사를 맞히고 나서 소독한 물에 재빨리 헹군 다음 하루 종일 재사용했다.

이 모든 상황은 에볼라바이러스가 체액, 즉 혈액과 소변, 분변, 침, 정액, 질액을 통해 전파된다는 사실을 암시했다. 에볼라바이러스는 그렇게 간단하게 감염되지 않았다. 감염된 사람을 돌보거나 특히 성적인 접촉을 통해 밀접한 관계에 있는 사람들만이 위험에 처했다. 에볼라바이러스가 어떻게 퍼지고 있는지 알아야만 예방이 가능했다. 하지만 현장 보건 담당자들이 이 지역의 전통을 거스르는 예방책들을 시행하려고 할 때, 특히 장례식에서 조치를 취할 때 주민들은 상당한 적개심을 보였다.

그래도 2014년에는 에볼라열 말기인 환자들을 돌보는 것이 질병 전염의 원천일 가능성이 높으며 장례식이 이 과정과 연관되었다는 자료를 입수했다. 그리고 이 자료를 기반으로 장례식을 중시하던 관습에 문제가 제기되었다.

에볼라바이러스를 분리해 확인한 페터 피오트 교수는 기본적인 병원 위생을 신경 쓰지 않으면 이 전염병이 유발된다고 밝혔다. 피오트 교수에 따르면 에볼라열은 정말로 보건 시스템

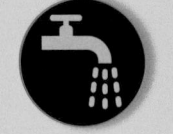

Stopping Ebola Outbreaks

Find — Find and diagnose patients

FEVER AND SYMPTOMS   BLOOD TEST   LABORATORY TESTING

Respond — Isolate patients; find and monitor patient contacts

ISOLATION BED   PATIENT INTERVIEW FOR CONTACTS   MONITOR CONTACTS FOR 21 days AFTER EXPOSURE   ANY NEW PATIENT RESTARTS PROCESS

Prevent — Healthcare infection control, safe burial practices, avoiding bushmeat

INFECTION CONTROL   SAFE BURIAL PRACTICES   BUSHMEAT

Facts *about* Ebola in the U.S.

You CAN'T get Ebola through AIR

You CAN'T get Ebola through WATER

You CAN'T get Ebola through FOOD grown or legally purchased in the U.S.

You can only get Ebola from
- The body fluids of a person who is sick with or has died from Ebola.
- Objects contaminated with body fluids of a person sick with Ebola or who has died of Ebola.
- Infected fruit bats and primates (apes and monkeys).
- And, possibly from contact with semen from a man who has recovered from Ebola (for example, by having oral, vaginal, or anal sex).

왼쪽 에볼라열 발생을 막는 방법과 에볼라바이러스가 어떻게 전염되는지 명확히 보여 주는 CDC의 인포그래픽

의 부족과 가난 때문에 촉발되는 병이었다. '영웅적으로 선의를 베푼 얌부쿠의 수녀들'은 선을 행하는 것만으로는 충분하지 않으며, 여기에 확신한 증거와 기술적 역량이 더해지지 않으면 위험을 야기한다는 점을 극적으로 보여 주었다. "보건과 경제, 사회 발전은 서로 단단하게 얽혀 있습니다." 피오트 교수가 덧붙인 말이다.

전 세계적인 패닉

콩고민주공화국의 베아타 수녀가 공식적으로 기록된 첫 에볼라열 환자이기는 했지만, 수녀가 사망하기 3개월 전 이 나라 북쪽 국경지대의 은자라(현재 남수단)에서 일하던 공장 노동자들 사이에서도 출혈열이 발생했다. 1976년 6월부터 11월까지 284명의 환자가 발생했고 151명이 목숨을 잃었다. 이 질병은 나중에 에볼라열이었음이 확인되었고, 비록 연관관계가 명확하지는 않지만 은자라는 아마도 콩고민주공화국에서 에볼라열이 발생하도록 이끈 원천지였을지도 모른다.

1976년 이후로 아프리카, 특히 콩고민주공화국과 우간다에서는 에볼라열이 주기적으로 발생했다. 하지만 고립되고 인구가 적은 지역에서 종종 발생했기 때문에 제대로 기록되지 않는 경우도 가끔 있었다.

1989년부터 1994년까지는 미국과 이탈리아를 포함한 선진국의 실험실에서 레스턴바이러스 변종이 4건 발견되었다. 모두 연구 대상 원숭이가 바이러스를 지니고 있다는 사실이 밝혀진 실험실과 관련이 있었다. 2건에서 인간은 연

루되지 않고 원숭이만 바이러스를 갖고 있었으며, 다른 건에서는 실험실 근무자들이 바이러스에 대한 항체를 가지게 되었지만 병의 증상은 보이지 않았다.

그러다가 2014년 3월, 상황이 크게 바뀌었다. 이전에는 발병하지 않았던 서아프리카에서 에볼라열이 발생했는데 처음에는 기니에서, 이후 라이베리아와 시에라리온에서 등장했다. 이후 2년 동안 이 병은 전 세계적으로 퍼져나가 말리, 나이지리아, 세네갈에서 나타난 뒤 아프리카를 벗어나 이탈리아, 스페인, 영국, 미국으로 전파되었으며 이 나라에서는 실험실 근무자는 물론 다른 사람들에게도 영향을 주었다.

2014년 여름, 에볼라열은 몇 달 동안 뉴스의 헤드라인을 떠나지 않으며 중세 시대의 큰 재앙과 비견되었고 선진국들은 공포에 사로잡혔다. 2014년부터 2016년까지 전 세계적으로 2만 8,616명이 이 병에 걸렸고 그 가운데 1만 1,310명이 사망했지만 서구 사회의 공포와 언론의 대단한 반응에도 불구하고 대부분의 사례는 서아프리카에서 발생했다. 그리고 이 질병으로 피해를 입은 사회에 장기적이고 파괴적인 결과를 가져왔다.

2016년 WHO는 2014년부터 시작한 에볼라열 범유행이 종식되었으며 적어도 당분간 서구 사회에는 위협이 되지 않는다고 선언했다. 하지만 2017년 여름, 콩고민주공화국의 외딴 지역에서 에볼라열이 다시 발생해 8명이 감염되었고 그 가운데 4명이 사망했다. WHO의 발표에도 불구하고 에볼라열 같은 파괴적인 전염병이 언제 완전히 근절되는지 확정하는 것은 논란의 여지가 많다. 유행이 끝나고 뒤이은 작은 발병 사례가 길게 남은 꼬리일 수도 있지만 새롭게 시작된 전파일 수도 있기 때문이다.

최초 감염자는 누구인가

최초로 에볼라열 증상을 보인 사람, 즉 '환자 제로'가 이 병에 어떻게 걸리게 되었는지는 여전히 수수께끼다. 몇몇 과학자들은 자연에서 이 바이러스의 병원소로 알려진 초파리나 원숭이, 유인원 같은 감염된 동물과 접촉했을 것이라 제안했다. 하지만 실제로는 이 가운데 어떤 동물도 발병의 방아쇠를 당기지 않았다. 자연 병원소의 숙주는 질병을 옮기기는 하지만 스스로 발병하지는 않거나 무증상 감염 증세만을 보인다. 다시 말해 아무런 증상도 없고 눈에 띄는 해를 입지 않는다.

얌부쿠에서 최초 감염자는 선교병원에서 말라리아 주사를 맞고 나서 에볼라열 증세를 보였던 한 남성으로 추정되었다. 하지만 강도 높은 조사가 이뤄졌는데도 콩고민주공화국에서 일어난 발병과 수단에서 일어난 발병 사이에는 명확한 연관성이 발견되지 않았다. 하지만 얌부쿠에서 은자라까지 이동하는 데 4일이 채 걸리지 않기 때문에, 감염된 사람이 은자라에서 얌부쿠로 온 뒤 외래 환자로 주사를 맞으면서 병원의 주사기 바늘에 바이러스를 옮겼을 가능성이 있었다.

2014년의 에볼라열 유행 당시 최초 감염자는 2013년 12월 기니에서 사망한 2살 남자아이로 추정된다. 이 아이는 어머니와 세 살배기 누나, 할머니를 감염시켰고, 할머니 장례식에 참석한 사람들을 통해 바이러스가 다른 마을로 번졌다. 2살 남자아이가 어떤 경로로 이 병에 걸렸는지는 확실히 알려지지 않았지만, 동물에게 물려서 바이러스에 감염되었을 가능성이 가장 높다.

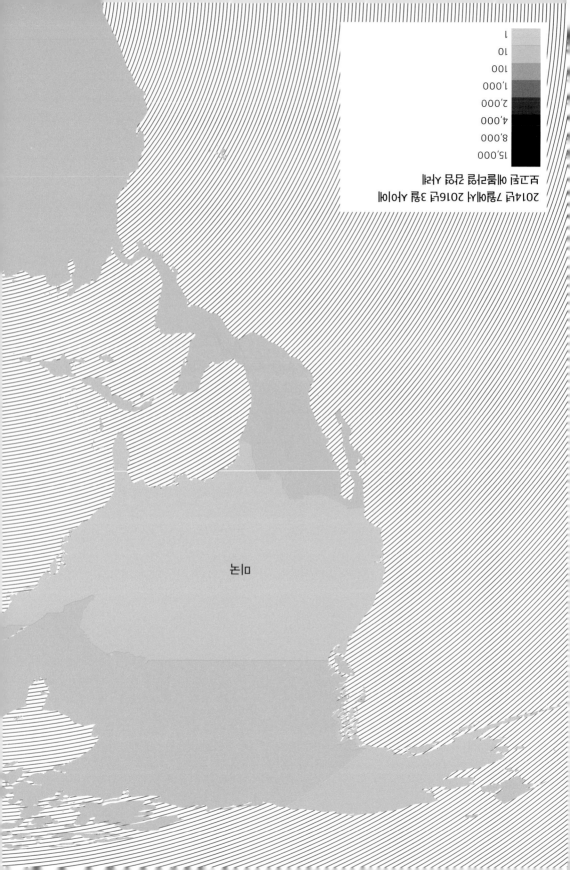

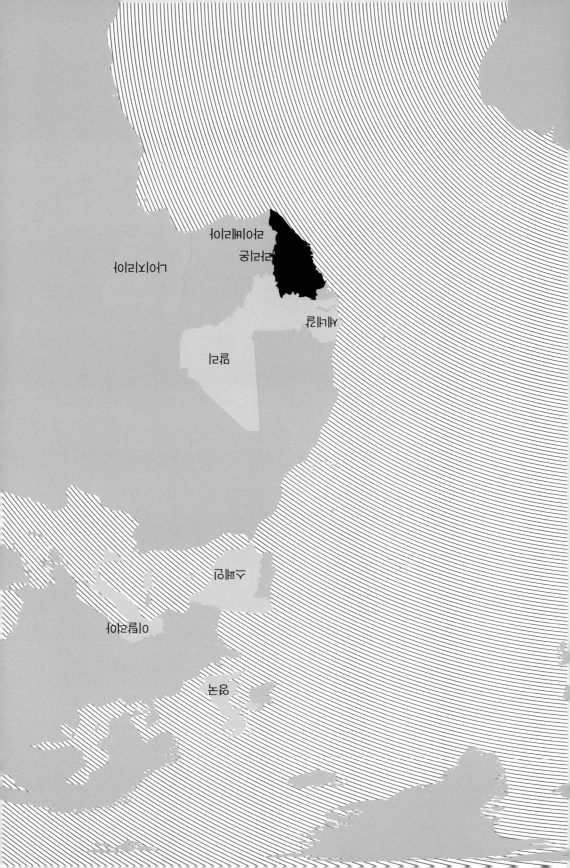

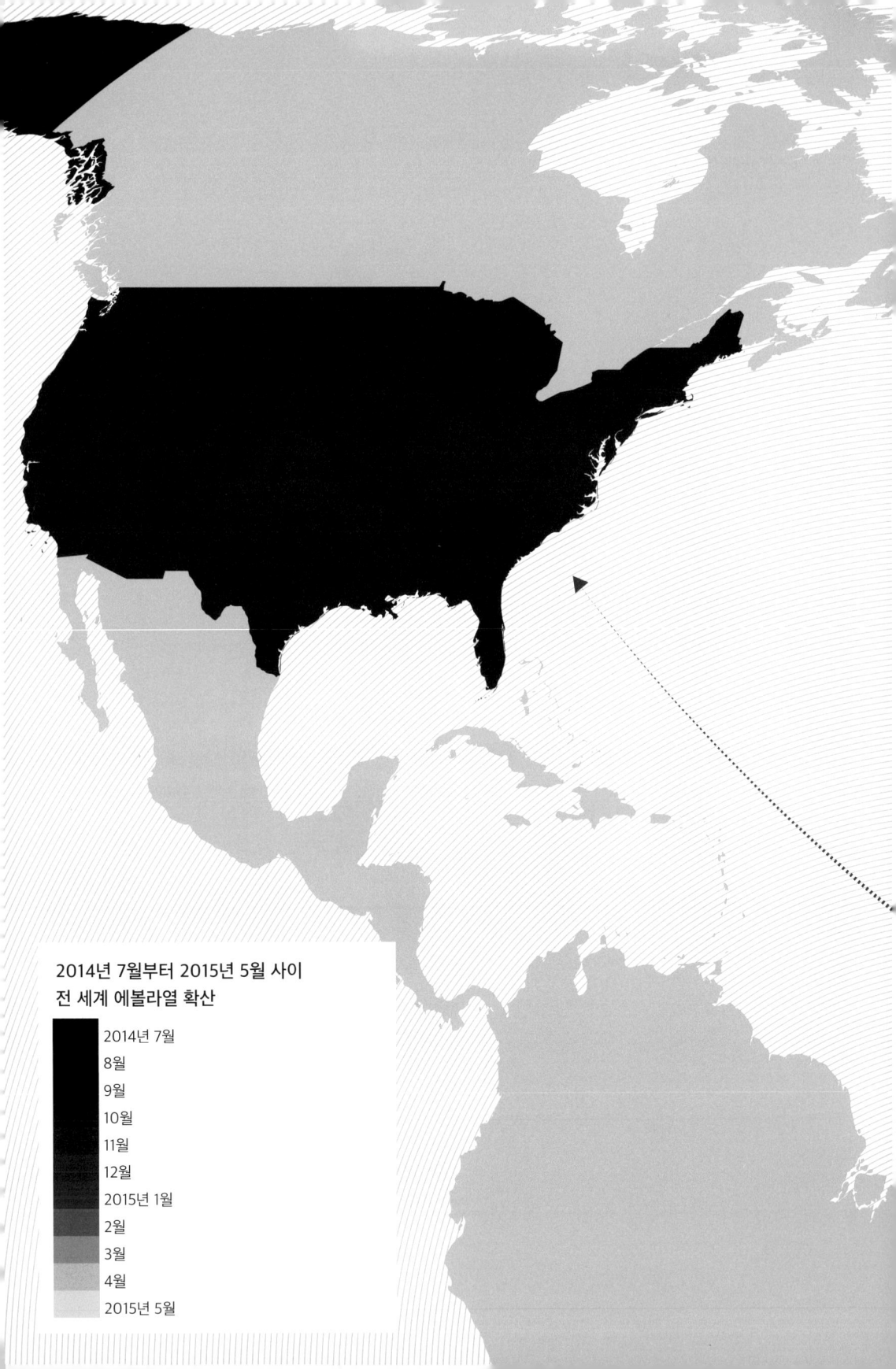

2014년 7월부터 2015년 5월 사이
전 세계 에볼라열 확산

2014년 7월
8월
9월
10월
11월
12월
2015년 1월
2월
3월
4월
2015년 5월

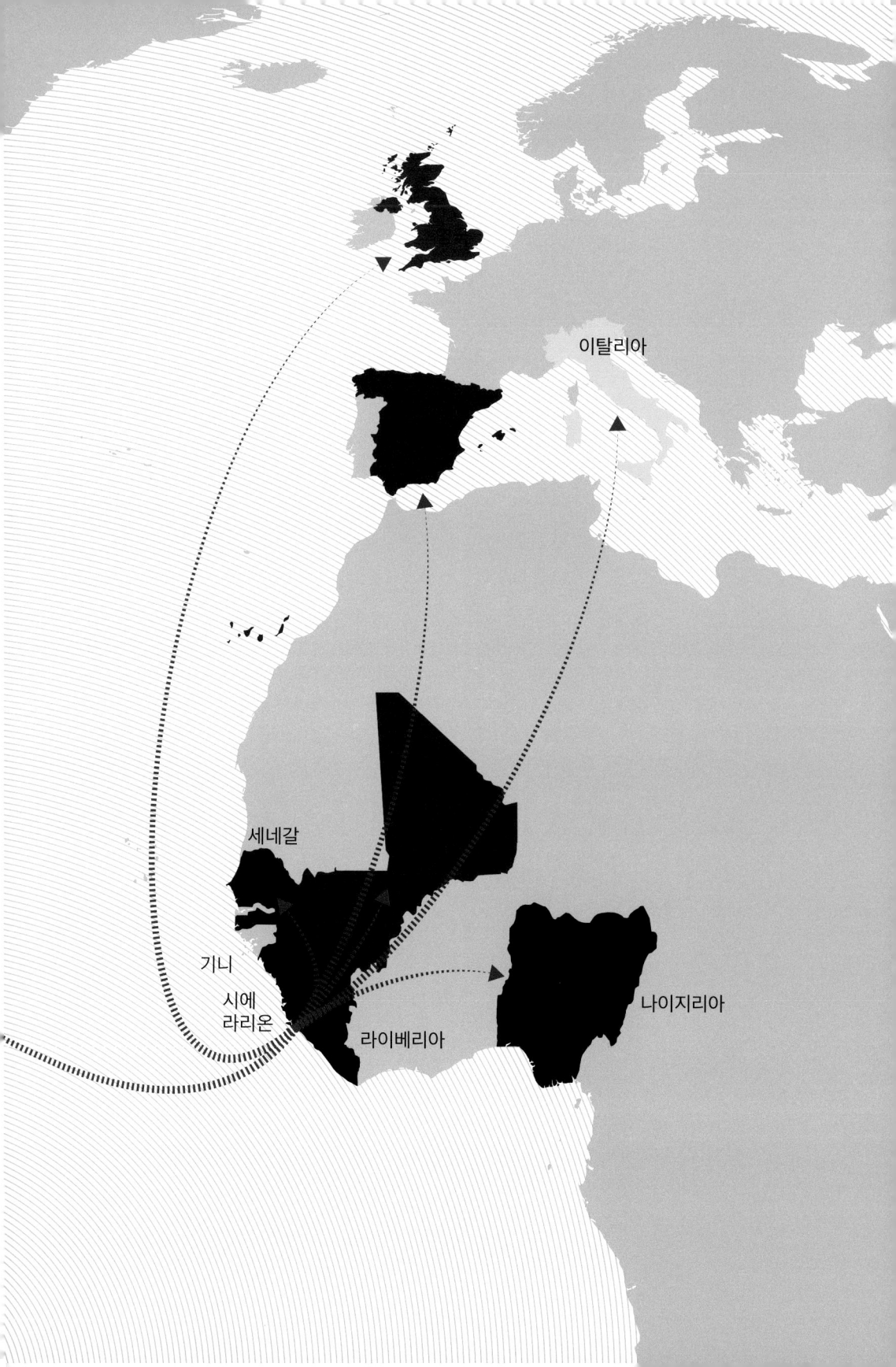

이탈리아

세네갈

기니

시에
라리온

라이베리아

나이지리아

HIV와 에이즈

ιιιιιιιιιιιιιιι

병원체	인간면역결핍바이러스(HIV)가 인체에 감염되면 일련의 증상을 일으키는데 이를 후천성면역결핍증후군(에이즈, AIDS)이라고 함
전파	항문이나 질을 통한 성관계, 바늘이나 주사기를 공유하며 전파됨. 보다 드문 사례로 임신이나 출산, 모유 수유 과정에서 어머니에서 아이로 전염되기도 함
증상	독감과 비슷한 증상. 병세가 더 진행되면 폐렴을 비롯한 여러 다양한 증상이 나타남
사망률	2016년 말 시점에서 HIV와 에이즈로 사망한 사람들의 숫자는 3,500만 명이 넘음
발생 지역	전 세계적으로 발생하지만 대다수의 발병 사례와 사망자는 사하라 사막 이남 아프리카에서 나옴
예방	고위험군에게 약을 복용하게 하고(노출 전 감염위험 감소요법, PrEP), 안전한 방식으로 성관계를 하며 정맥으로 마약을 맞는 사람들을 대상으로 주사바늘을 교체하는 프로그램을 실시함
치료	항레트로바이러스제를 조합해서 투여하는 HAART 요법
국제적 대응 전략	감염을 유발하는 위험한 행동을 줄이도록 보건 교육을 시행하고, 고위험군에게 예방용 약제를 투여하며 개발도상국들이 항레트로바이러스제를 구할 수 있도록 도와줌

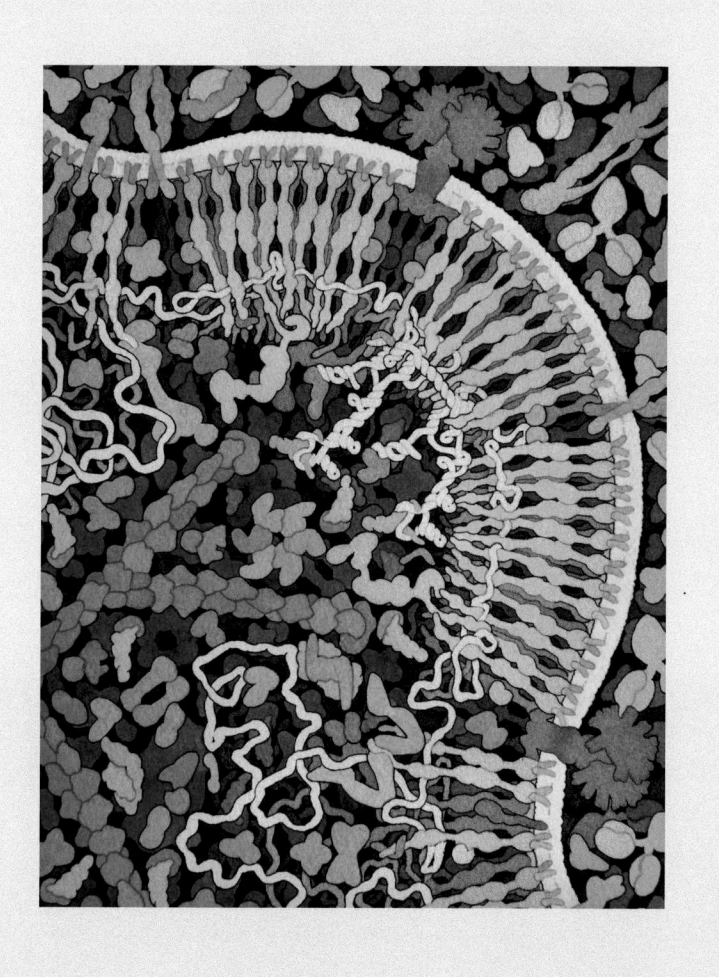

HIV 번식 주기의 한 지점에서
바이러스를 묘사한 그림.
바이러스 입자가 조립되고 출아하는 모습을 볼 수 있다.

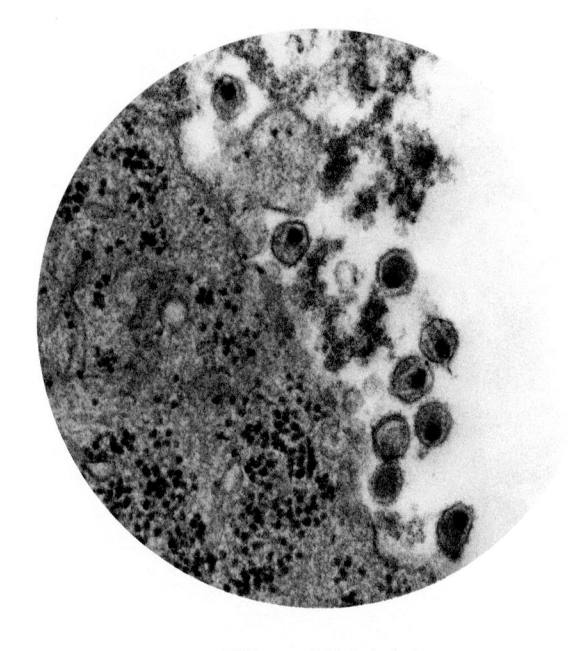

위쪽 HIV의 현미경 사진

1999년, 케냐의 대니얼 아랍 모이(Daniel Arap Moi) 대통령은 나라를 집어삼키고 있는 전염병에 대한 두려움을 다음과 같이 설명했다. "에이즈는 우리 나라의 사회적, 경제적 발전에 심각한 해를 끼치는 데 그치지 않는다. 우리의 생존 자체에 대한 진정한 위협이다."

유엔에 따르면 HIV가 일으키는 에이즈는 인류가 경험한 질병 가운데 가장 치명적인 전염병으로 거듭나고 있다. 2016년 말까지 이 질병은 사하라 사막 이남의 아프리카 국가들을 황폐화시켰고 전 세계에서 3,500만 명 이상의 목숨을 빼앗았다. 희생자들 가운데는 영화계 스타와 팝 아이돌이 포함되지만 대부분은 가난한 사람들이다. 이 전염병은 대륙 전체에 공포를 몰고 왔으며 극복하는 데 수십 년은 족히 걸릴 흔적을 남겼다.

HIV는 20세기 초에 서아프리카에서 병원체가 영장류에서 인간으로 종을 뛰어넘는 과정에서 유래했다고 여겨진다. 1960년대까지 아프리카 인구 가운데 약 2,000명이 감염되었을 것이라 추정된다. 인류의 첫 감염 사례는 1959년 콩고민주공화국 킨샤사에 거주하는 한 남성의 혈액 샘플에서 발견되었다. 이 남성이 어떻게 감염되었는지는 아무도 모른다. 미국에서 이 병이 처음 유행한 1980년대까지 얼마나 많은 사람들이 HIV에 감염되어 있었는지 알려지지 않았다. 어쩌면 1980년대까지 이미 아메리카, 유럽, 아프리카, 호주 등 5개 대륙으로 확산되어 10~30만 명이 감염된 상태일지도 모른다.

최초로 기록된 미국의 사례

이 질병은 1981년 6월 5일에 처음으로 공식 기록되었다. 이날 미국 질병통제예방센터는 이전에 건강했던 로스엔젤레스의 젊은 동성애자 남성 5명에게서 당시에는 드물게도 진균에 감염되는 폐렴(오늘날 주폐포자충 폐렴 또는 PCP라 불림)이 진단되었다고 보고했다. 이 남성들은 그 밖에도 다른 특이한 감염증을 겪었던 것으로 밝혀졌는데, 이것은 면역 체계에 문제가 있었음을 암시했다. 이들 가운데 2명은 이미 사망한 뒤였으나, 남성들 사이의 명확한 연결고리를 발견할 수 없었다. 이 다섯 사람은 서로를 알지 못했다. 이들은 공통의 접촉 경로가 알려지지 않았고 비슷한 질병을 가진 성적 파트너도 만나지 않았다. 다만 두 사람은 다양한 남성들과 성적인 접촉을 자주했으며 전부 마약을 흡입했고 한 명은 정맥 주사기를 사용했다.

곧 미국 전역의 의사들이 비슷한 사례를 보고했고, 동시에 뉴욕과 캘리포니아에서도 드물게 나타나는 공격적인 암인 카포지 육종 환자들의 사례가 보고되기 시작했다. 이번에도 환자들은 전부 동성애자 남성들이었다. 같은 해 말까지 심각한 면역 결핍증이 분명한 270여 건의 사례가 나왔고 그 가운데 121명이 사망했다.

이듬해 미국 질병통제예방센터는 이 질병에 대해 후천성면역결핍증후군(AIDS, 에이즈)이라는 용어를 만들어 붙였다. 그리고 '세포성 면역의 결핍이 어느 정도 예측되는 병으로 그 증상에 대한 저항력이 저하된 적이 없었던 사람에게 발생한다'고 정의했다.

사실 1981년 6월까지 미국 샌프란시스코 남성 동성애자 인구의 약 20%가 나중에 밝혀진 병원체에 감염되었던 것으로 추정된다. 또한 1970년대 뉴욕에는 이미 에이즈로 죽어가는 사람들이 있었다고 여겨지는데 주로 노숙자를 비롯한 소외 계층이었다.

그리고 뒤이어 다른 집단에서도 환자가 발생

아래쪽 액트업(ACT UP) 에이즈 활동가들이 1992년 백악관 입구에 내건 '침묵=죽음'이라고 적힌 현수막

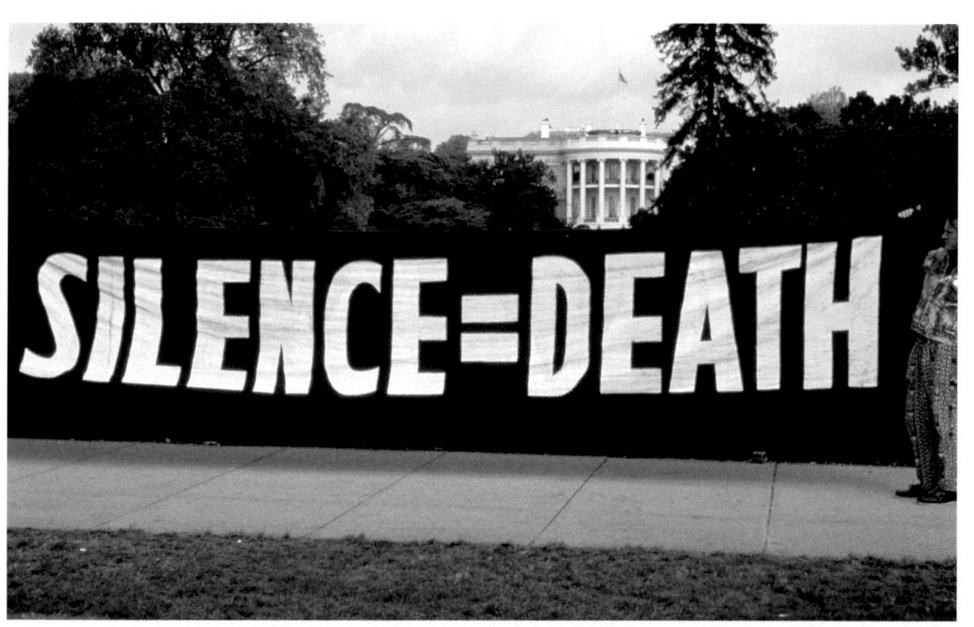

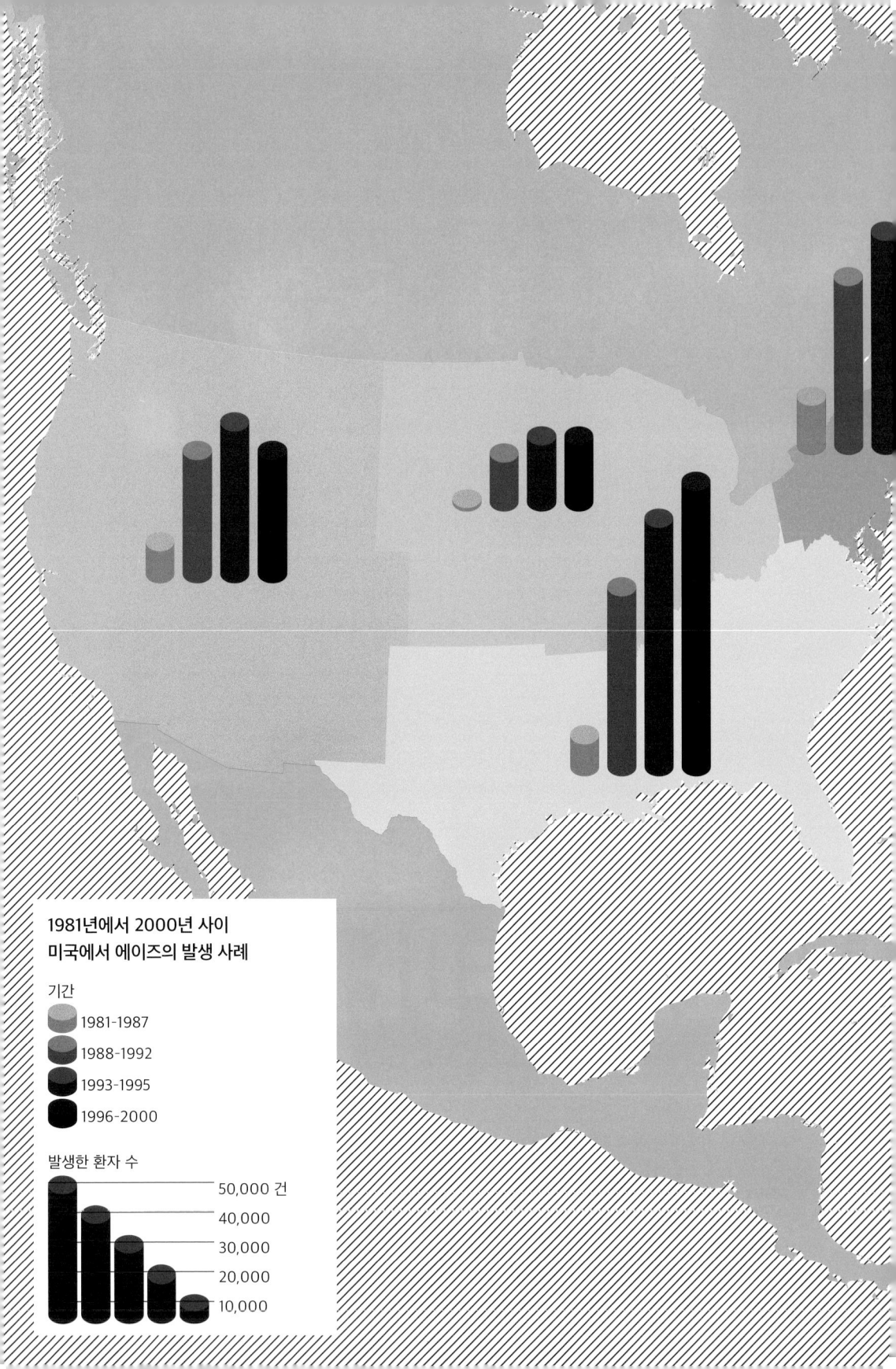

**1981년에서 2000년 사이
미국에서 에이즈의 발생 사례**

기간

1981-1987
1988-1992
1993-1995
1996-2000

발생한 환자 수

50,000 건
40,000
30,000
20,000
10,000

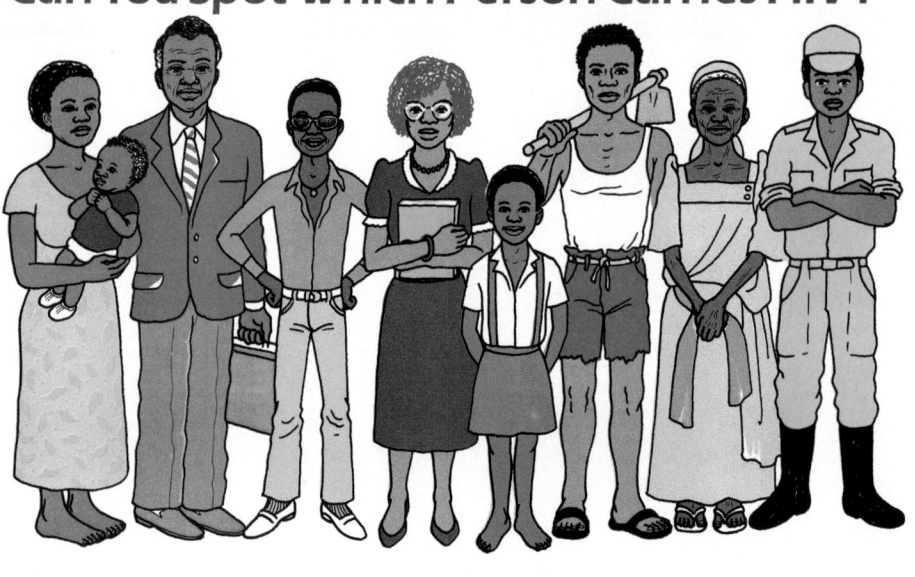

Can You Spot Which Person Carries HIV?

The Answer is NO! The AIDS-Virus can hide in a person's blood for many years.
People who carry HIV may look and feel healthy, but they can still pass HIV to others!

Adapted from the Uganda School Health Kit on AIDS Control (Item 5) Ministry of Education, Ministry of Health (AIDS Control Programme), UNICEF Kampala

했다. 수혈을 받은 아기들이라든지 에이즈에 걸린 남성 파트너를 가진 여성들이었다. 하지만 데이터에 따르면 감염된 사람들의 대다수는 성적 파트너가 여럿인 동성애자 남성, 주사기로 약물을 투여한 사람들, 혈우병 환자였으며, 가장 이해하기 힘든 집단은 아이티 사람들이었다.

에이즈 환자들에게 찍힌 낙인

미국에 거주하는 아이티 사람들을 비롯해 1982년 에이즈로 신난받은 아이티 거주민들은 이 질병의 전형적인 위험군에 속하지 않았다. 그 대신 이들은 독자적인 위험군으로 뽑혔다. 나중에 아이티인들이 다른 나라 국민들보다 에이즈에 특히 더 감염이 잘 되지는 않는다는 사실이

위쪽 누가 HIV에 감염되어 있는지 찾아내기 어렵다는 점을 강조하는 1995년경 우간다의 포스터

밝혀졌지만, 당시 이 질병은 가난한 국가였던 아이티의 경제에 심각한 악영향을 끼쳤으며 특히 관광 산업에 타격이 컸다. 또한 미국에 거주하는 아이티인 공동체는 큰 차별을 받았다.

그뿐만 아니라 에이즈는 동성애자 남성들에게 많이 발병한다는 이유로 '게이 전염병'이라고 불렸고, 몇몇 사람들은 성과 도덕에 대한 오래된 생각들을 반영해 중세의 여러 전염병과 마찬가지로 이 병이 신이 내리는 형벌이라 주장했다. 여기에 이 병이 어떻게 전파되었는지에 대한 미스터리가 결합되어 에이즈 진단을 받은 사람은 부끄러워 하거나 다가가거나 만져서는 안

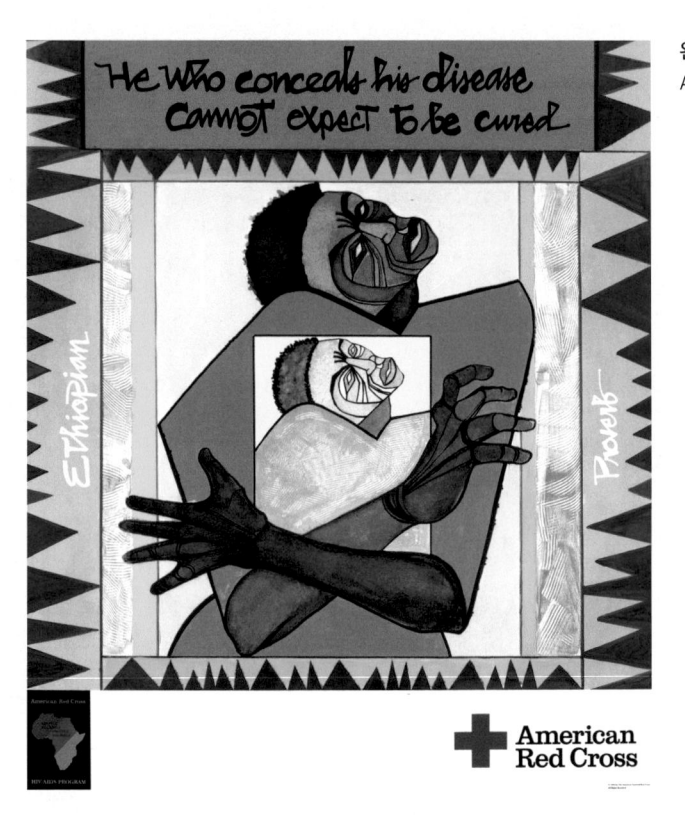

되는 환자로 여겨졌다.

그 결과 환자라는 이유로 직업을 잃는 사람들도 있었고 따돌림을 당하는 사람도 많았다. 의사들은 이렇게 하면 에이즈 위험군에 속한 사람들이 당당히 나서서 검사를 받지 못하며, 그에 따라 질병이 확산될 위험이 커질 수 있다고 경고했다. 1987년에 미국에서는 비자를 신청한 사람들에게 전부 에이즈 검사를 실시했고 양성으로 판정받은 사람들은 입국을 금지했다.

바이러스가 발견되다

더 많은 증거가 밝혀지면서 과학자들은 에이즈를 일으키는 범인이 아마도 감염성 병원체이며 바이러스일 가능성이 가장 높다는 사실을 알아냈다. 1983년 9월 미국 질병통제예방센터는 에이즈가 음식, 물, 공기를 통한 일상적인 접촉이나 주변 환경 속 표면 접촉에 의해 확산되지는 않는다고 발표했다. 전염이 이뤄지는 가장 유력한 경로는 성적인 접촉과 혈액, 또는 혈액을 원료로 만든 약제였다. 나중에 밝혀진 바에 따르면 직장의 세포가 질 세포에 비해 HIV에 훨씬 더 민감하게 반응하기 때문에 항문을 통한 성관계가 질에 비해 감염 위험이 18배 더 높았다.

같은 해 프랑스의 과학자 뤼크 몽타니에(Luc Montagnier)는 임파종 결합 바이러스라고 이름 붙인 병원체를 분리했는데, 나중에 이 바이러스가 HIV라는 사실이 밝혀졌다. 당시 누가 에이즈의 원인균으로 HIV를 지목했는지에 대해 몽타

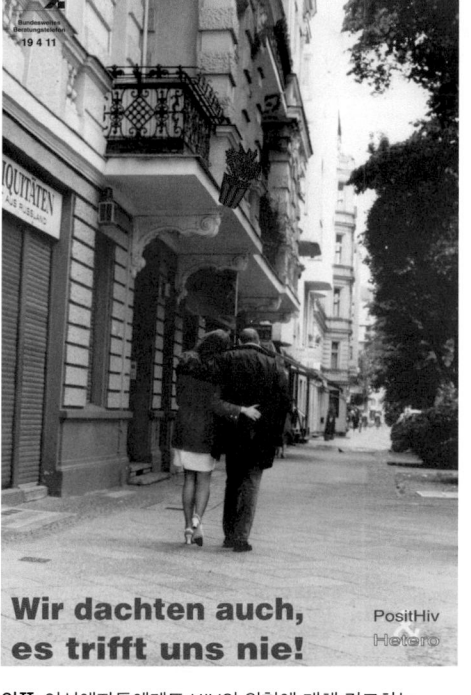

**Wir dachten auch,
es trifft uns nie!**

PositHiv
Hetero

위쪽 이성애자들에게도 HIV의 위험에 대해 경고하는
1990년대 독일의 한 포스터

니에와 그의 한 동료, 그리고 미국의 연구자인
로버트 갈로(Robert Gallo), 제이 레비(Jay Levy)
를 두고 큰 논쟁이 벌어졌지만, 결국 2008년에
2명의 프랑스 연구자가 HIV를 발견한 업적으
로 노벨상을 받았다.

에이즈는 단일 질환이라기보다는 주폐포자
충 폐렴이나 카포지 육종처럼 환자들이 HIV에
감염되면서 면역계에 손상을 입어 걸리는 여러
질병에 대해 붙여진 이름이다. HIV 양성인 사
람이 이런 질병들 가운데 하나 이상에 걸리면
에이즈 진단을 받는다.

지금껏 영화배우 록 허드슨(Rock Hudson), 가
수 프레디 머큐리(Freddie Mercury)와 음악가 리
버라치(Liberace), 발레 무용수 루돌프 누레예프

(Rudolf Nureyev), 테니스 스타 아서 애시(Arthur
Ashe) 등 여러 유명 인사들이 에이즈로 사망했
다. 하지만 리버라치가 그랬듯 이들의 사망 원
인은 죽음 후 오랜 기간 은폐되곤 했다. 프레디
머큐리 역시 사망 전날에야 에이즈에 걸렸다고
발표해, 머큐리라면 유명세를 활용해 이 질병에
대한 금기를 깨려고 노력했어야 했다는 비판이
일기도 했다.

아프리카의 유행병

서구의 과학자들은 에이즈가 비록 초기에 유럽
에서는 알려진 위험 요인이 없는 아프리카 이민
자들 사이에서 발견되기는 했지만, 당시에는 남
성 동성애자들이 이 질병에 주로 걸리는 상황에
대해 곤혹스러워했다. 하지만 이후 HIV가 처음
등장한 곳으로 추정되는 중앙아프리카에서 이
성애자들 사이에 에이즈가 유행했다. 1988년까
지 아프리카 사하라 이남 지역에서 HIV 감염자
성인의 절반은 여성들이었다.

HIV는 1970년대에 우간다, 르완다, 부룬디, 탄
자니아, 케냐를 비롯한 아프리카 동부에 전파되
었지만 1980년대 초까지는 전염 단계에 이르지
못했다. 하지만 일단 자리를 잡자 빠르게 퍼져나
갔다. 아프리카 동부는 일자리를 위한 이민, 높은
비율의 남성 인구, 여성의 낮은 지위 같은 요소 때
문에 아프리카 서부에 비해 에이즈의 피해를 보
다 많이 입었다. 1986년에는 나이로비에서 성노
동자의 85%가 HIV에 감염되었을 정도였다.

특히 우간다는 타격을 받았다. 첫 번째 경고
는 카포지 육종 같은 기회주의적 감염증뿐 아니
라 현지에서 '슬림병'이라 알려진 심각하게 전
신쇠약을 가져오는 소모성 질환의 급증이었다.
당시 이곳 의사들은 미국 에이즈 발병에 대해

오른쪽 HIV에 어떻게 감염되는지에 대해 잘못 알려진 사실들을 바로잡는 에이즈와 HIV에 대한 1990년경의 삽화

알고 있었지만 우간다 암 연구소의 데이비드 세르와다(David Serwadda)에 따르면 "미국 샌프란시스코에 거주하는 남성 동성애자들이 앓는 질병을 이곳의 현장과 연관 짓기는 쉽지 않았다."

점점 전염병은 남쪽으로 확산되었고 이후 1980년대 말에는 말라위, 잠비아, 짐바브웨, 보츠와나가 동아프리카를 추월해 전염병의 중심지로 부상할 위기에 처했다. 2001년에 보츠와나의 페스터스 모하에(Festus Mogae) 대통령은 2년 전 케냐의 대통령이 그랬던 것처럼 국민들에게 절박한 메시지를 남겼다. "우리는 절멸할 위기에 처해 있다. 무섭도록 많은 사람들이 죽어간다. 유례가 없는 엄청난 위기 상황이다."

처음에 WHO는 2014년에서 2016년 사이 에볼라열에 따른 위기 때처럼 반응이 느렸다. 1985년에 WHO의 할프단 말러(Halfdan Mahler) 사무총장은 여러 아프리카 국가에 이 질병을 우선시하지는 말라고 얘기했다. "아프리카에서 산불처럼 퍼져가는 질병은 에이즈가 아니다. 매일 수백만 명의 어린이들을 죽이고 있는 것은 말라리아를 비롯한 다른 열대성 질병들이다." 하지만 바로 다음 해 말러는 자신의 발언에 대해 사

과하고 전 세계적인 대응 전략을 세웠다. "지금 우리는 겁에 질려 있다. 우리는 지금껏 맞닥뜨린 어떤 범유행보다도 치명적이며 무척 심각한 전염병 앞에 벌거벗은 채 서 있다."

하지만 아프리카 국가들의 반응은 어수선하고 제각각이었다. 몇몇 나라들은 아이티에서 그랬던 것처럼 국민들에게 공포심을 조성하거나 관광 산업이 위축될 것을 우려해 병의 유행을 인정하지 않으려 했다. 비록 짐바브웨에서 개발도상국으로서는 최초로 혈액검사를 시작했지만, 콩고에서는 처음에 언론이 이 문제를 언급하는 것 자체가 금지되었으며 짐바브웨의 의사들에게는 사망 진단서에 에이즈를 표기하지 말라는 명령이 내려졌다. 게다가 보건 담당자들은 안전한 성관계를 위한 대응책을 홍보하는 데도 난항을 겪었다. 이곳의 일부 종교 지도자들이 콘돔 사용을 꺼렸기 때문이었다.

HIV와 에이즈의 치료제

1985년에 미국 정부와 WHO는 제1차 국제 에이즈 회의를 개최했고, 이후 1988년 12월 1일을 세계 에이즈의 날로 지정했다. 1990년대는 에이즈를 다루는 데 큰 진전을 가져온 시기였다. 1996년에는 부유한 국가들에서 고활성 항레트로바이러스 요법(HAART)으로 알려진 매우 효과적인 결합 요법을 사용할 수 있게 되었다. 이후 4년 동안 에이즈 사망률은 84%나 떨어졌고, 그에 따라 과학자들은 에이즈가 곧 당뇨병과 마찬가지로 관리 가능한 만성 질환이 될 것이라 내다봤다.

하지만 HIV에 감염된 사람들 대부분은 이런 약제를 구할 수 없는 아프리카에 살았으며, 많은 약들이 아프리카 사람들을 대상으로 실험되어 논란이 되었다. 그에 따라 1999년 지속적인 캠페인을 거친 제약회사들은 가난한 나라들이 그 약을 직접 생산하거나 더 저렴한 비용으로 수입하도록 하는 데 동의했다. 하지만 모든 나라가 약을 생산할 수 있는 시설이나 대규모 치료 프로그램을 관리할 능력을 갖춘 것은 아니었다. 값싼 약품이라 해도 이들 나라에서는 쉽게 구입하기가 힘들었다.

그뿐만 아니라 국제 에이즈 협회의 회장인 윱 랑어(Joep Lange)가 "만약 우리가 아프리카의 구석구석에서 시원한 코카콜라와 맥주를 구할 수 있다면, 약품에 대해서도 똑같이 할 수 있다"고 말했지만, 아프리카 외딴 지역에는 약을 운송하는 데도 어려움이 많았다.

2012년 WHO는 HIV 감염 위험이 높은 건강한 사람들에게 노출 전 감염위험 감소요법(PrEP) 예방약을 처방하기 위한 지침을 발표했다. 이 약은 규칙적으로 복용할 때 매우 효과적이며, 일부는 이 약제가 에이즈의 종식을 이끈다며 환영했다. 하지만 이 약제의 사용은 유럽과 북아메리카에서 논란거리다. 영국에서는 자금난에 처한 NHS에서 이 약을 지원하는 재정을 마련해야 하는지에 대한 논쟁이 있었다. 반대론자들은 감염 위험성이 높은 사람들이 책임을 지고 자기 행동을 바꿔야 한다고 주장한다.

2017년 과학자들은 HIV에 감염된 채 태어나서 짧은 치료 과정을 거친 한 아이가 더 이상의 약물 없이 9년 동안 건강하게 지내는 사례를 보여 주며 바이러스에 감염된 채 태어난 다른 아이들에게도 희망적인 사례라고 발표했다. 당시까지 HIV에 감염된 사람 수는 약 4,000만 명이고 그중 210만 명이 어린이였다. 어린이 환자들은 대부분 사하라 이남 아프리카에 거주했으며 임신이나 출산, 모유 수유 중에 어머니를 통해 감염되었다.

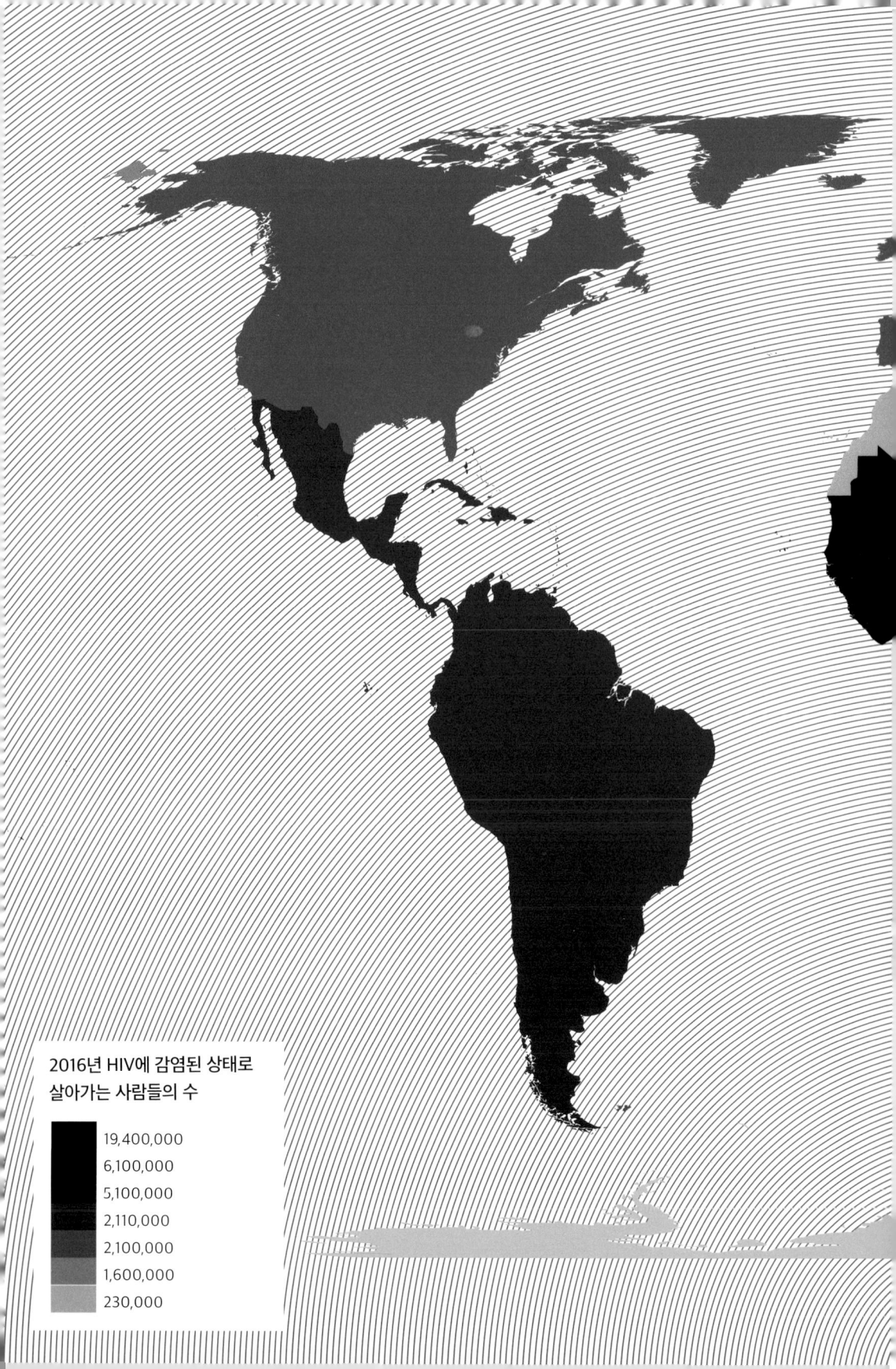

2016년 HIV에 감염된 상태로 살아가는 사람들의 수

- 19,400,000
- 6,100,000
- 5,100,000
- 2,110,000
- 2,100,000
- 1,600,000
- 230,000

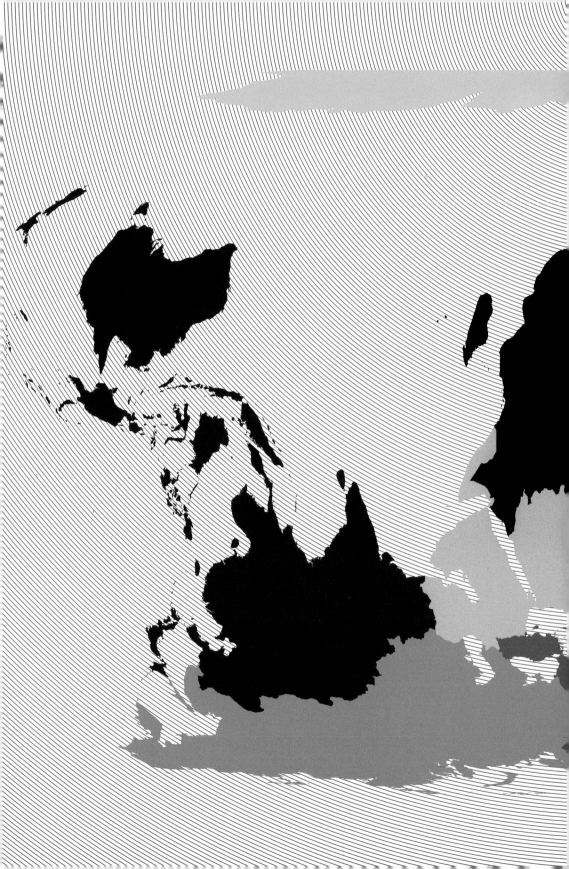

매독

‖‖‖‖‖‖‖‖‖‖‖

병원체	매독균(*Treponema pallidum*)
전파	성적인 접촉을 통한 사람에서 사람으로의 전염
증상	피부 발진에 따른 쓰라린 통증, 피부 점막과 림프절의 염증. 일부 환자들은 뼈와 조직, 중추신경계, 심혈관계, 뇌를 공격하는 제3기 매독까지 진행됨
발생 지역	전 세계적으로 발생함. 미국에서는 이 병이 박멸된 상태에 가까웠지만 최근 다시 발생하고 있음
예방	안전한 성관계 지침을 준수하는 것
치료	항생제
국제적 대응 전략	보건 교육, 고위험군을 주기적으로 감시하며 병이 발견되면 빠르게 처치함

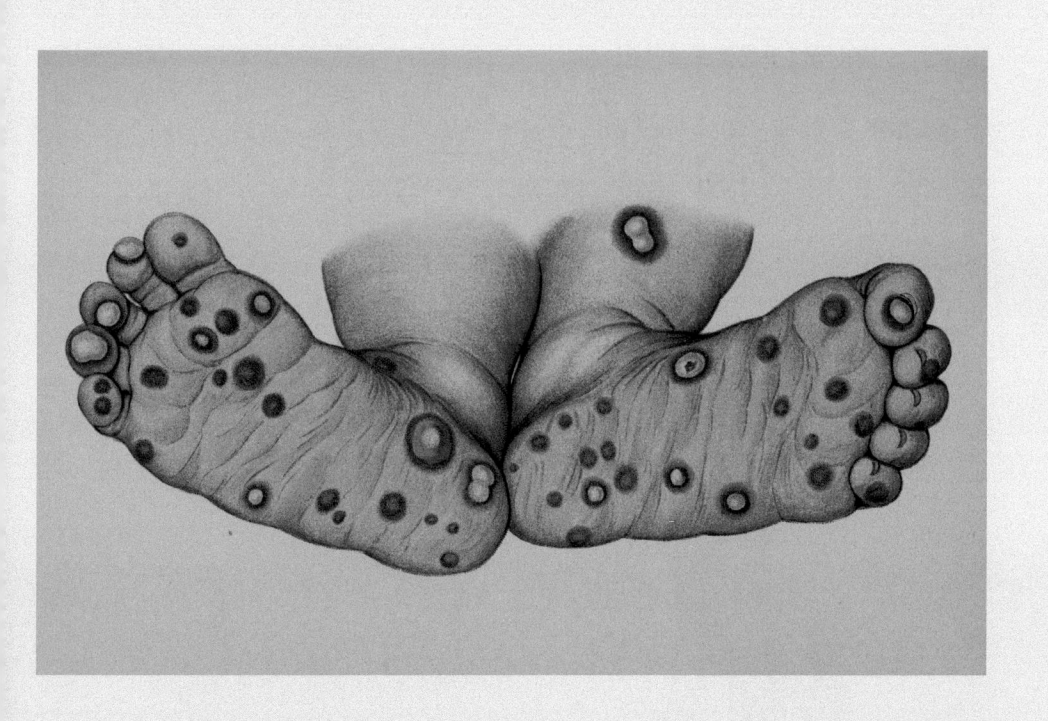

1898년 한 아기의 발에 보이는
선천성 매독 증상을 묘사한 그림.

15세기 말 매독이 유럽을 강타하자 각 나라는 서로에게 비난의 화살을 돌렸다. 프랑스인들은 이 병을 나폴리병 또는 스페인병이라 이름 지었다. 영국, 이탈리아, 독일인들은 이 병을 프랑스병이라 불렀으며 러시아인들은 폴란드병이라고 했고, 폴란드와 페르시아인들은 터키병이라 이름을 붙였다. 그리고 터키인들은 기독교병이라고 불러 국적을 떠난 차별을 행했다.

이 전염병이 전 세계로 빠르게 퍼지면서 타히티인들은 영국인 탓을 했고, 인도인은 포르투갈인, 일본인들은 중국인 탓을 하게 되었다.

어디서 나타났을까?

전문가들은 매독이 어디서 처음 나타났는지 오랫동안 논쟁을 벌여왔다. 많은 사람들은

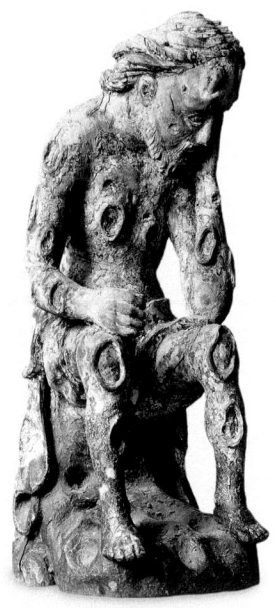

위쪽 매독에 걸려 궤양을 보이는 성서 속 인물 욥의 조각상

1492년 콜럼버스가 아메리카 대륙에 도착하기 전까지는 다른 지역에서 감염 흔적이 거의 발견되지 않기 때문에 이 병이 아메리카에서 기원했다고 추측했다. 콜럼버스의 부하들이 유럽으로 병을 가지고 돌아온 것으로 여겨졌다. 하지만 2000년 헐 공동 묘지에 묻힌 14세기 승려들의 유골에서 이 병의 흔적이 발견되었다. 꽤 많은 유골에서 병의 영향이 발견되었던 만큼 연구자들은 당시에 매독이 영국에 널리 퍼졌을 것이라 결론을 내렸다. 하지만 실제로 그랬는지는 여전히 논쟁 중이다.

한편 아메리카 대륙의 고대 조각상 가운데는 매독 환자들을 묘사했다고 여겨지는 것들이 있다. 그리고 콜럼버스가 신대륙에 도착하기 전 유골에서 매독의 병변이 나타난다. 스페인 사람들이 이곳에 도착했을 때 아메리카 원주민들은 매독과 유사한 질병에 대해 설명했으며 지역 주민들은 약간의 면역력을 가진 것처럼 보였다.

초기의 기록들

매독이라는 의미의 'syphilis'라는 말의 오늘날의 영어 이름은 16세기 이탈리아 의사가 지은 시에서 따 왔다. 지롤라모 프라카스토로(Girolamo Fracastoro)라는 이 의사는 그리스 신인 아폴로를 모욕한 대가로 끔찍한 질병에 걸리는 벌을 받은 양치기 소년 시필루스에 대해 묘사한다. "처음에는 무시무시한 가래톳이 나타났다네. 소년은 기이한 고통을 느꼈고 밤에 잠을 이루지 못했지."

매독에 대한 최초의 기록은 1495년 프랑스가 나폴리 왕국을 침략했을 때 등장했다. 유럽 여기저기서 온 용병 5만 명이 갑자기 이제껏 듣도 보도 못한 끔찍한 질병으로 쓰러졌다. 서서

 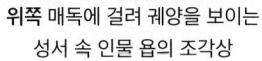

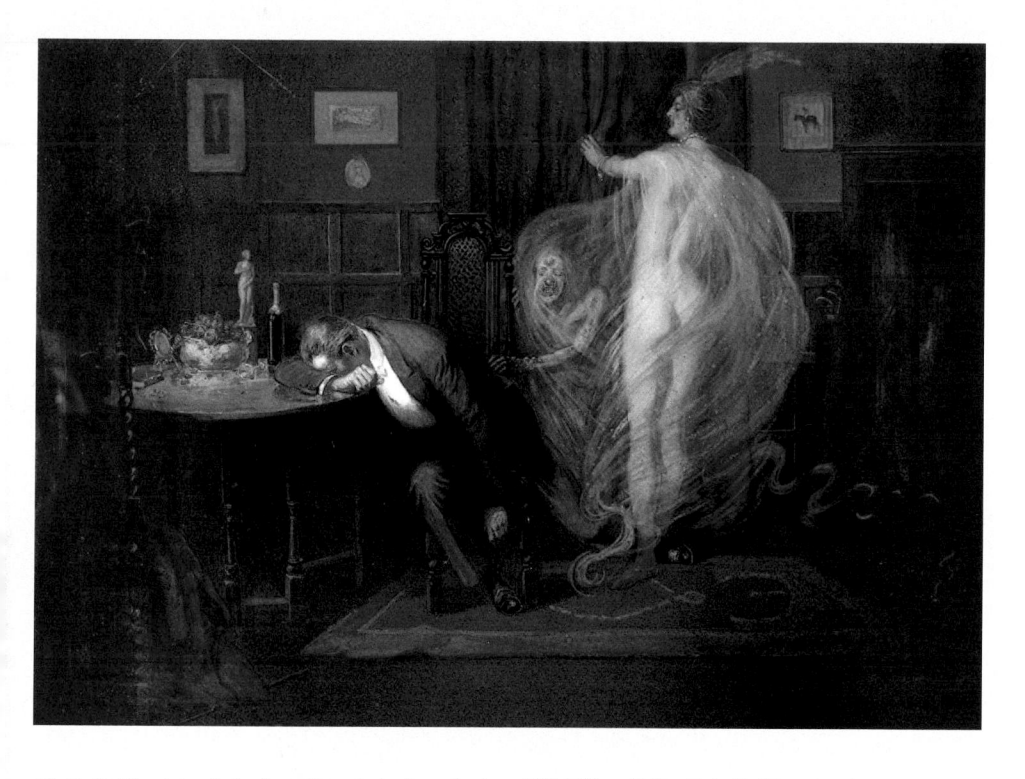

히 발병하는 오늘날의 매독과는 달리 빠르게 희생자들을 공격해 쓰러뜨리는 급성 질환이었다.

나폴리인들이 반격에 나설 무렵 침략자들의 상당수는 이미 싸울 수 없을 만큼 병이 들어 후퇴할 수밖에 없었다. 이 용병들은 새로운 질병을 지닌 채 고국으로 귀국했다. 이 상황에 대해 프랑스 작가 볼테르는 이렇게 재치 있게 말했다. "프랑스인들은 이탈리아를 경솔하게 침범하면서 제노바, 나폴리, 그리고 매독을 부주의하게 손에 넣었다. 하지만 이들은 결국 쫓겨났고 제노바와 나폴리를 빼앗겼다. 그래도 모든 것을 잃지는 않았다. 매독이 그들과 함께 했기 때문이었다."

그해 말까지 이 전염병은 프랑스, 스위스, 독일 전역으로 확산되었다. 신성 로마 제국의 황제는 이 병을 신이 내리는 벌이라고 말했는데 이것은 수백 년 동안 매독에 가해진 오명이 되었다. 매독은 이어 잉글랜드와 스코틀랜드로, 그리고 스칸디나비아, 헝가리, 그리스, 폴란드, 러시아로 빠르게 퍼졌다. 1520년에는 탐험가들에 의해 인도, 아프리카, 중동, 중국, 일본, 오세아니아까지 전파되었다.

당시의 매독은 사람들을 더 빨리 죽음에 이르게 했고 더 쉽게 퍼졌으며 사망률도 높았다. 아마 당시의 변종이 더 독성이 높았기 때문일 것이다. 네덜란드의 신학자 에라스뮈스(Erasmus)가 "이 병은 어째서 이토록 온몸을 침범하고 의술에 그토록 저항하며 환자에게 끔찍한 고

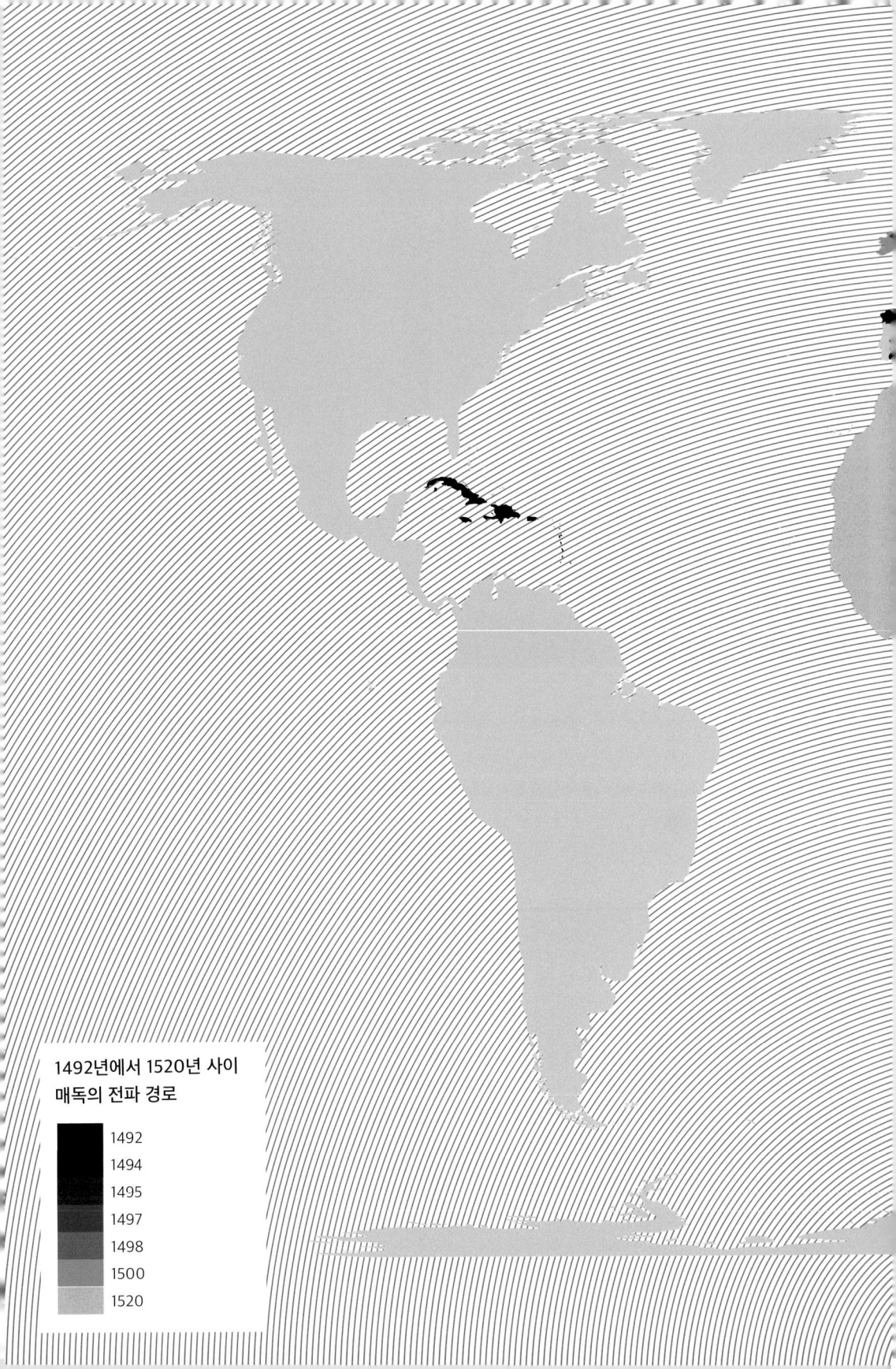

1492년에서 1520년 사이
매독의 전파 경로

1492
1494
1495
1497
1498
1500
1520

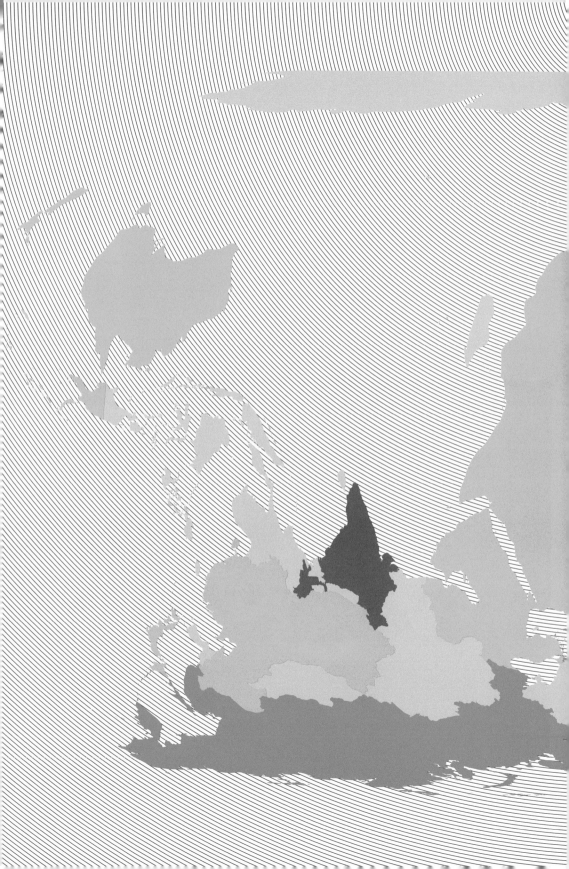

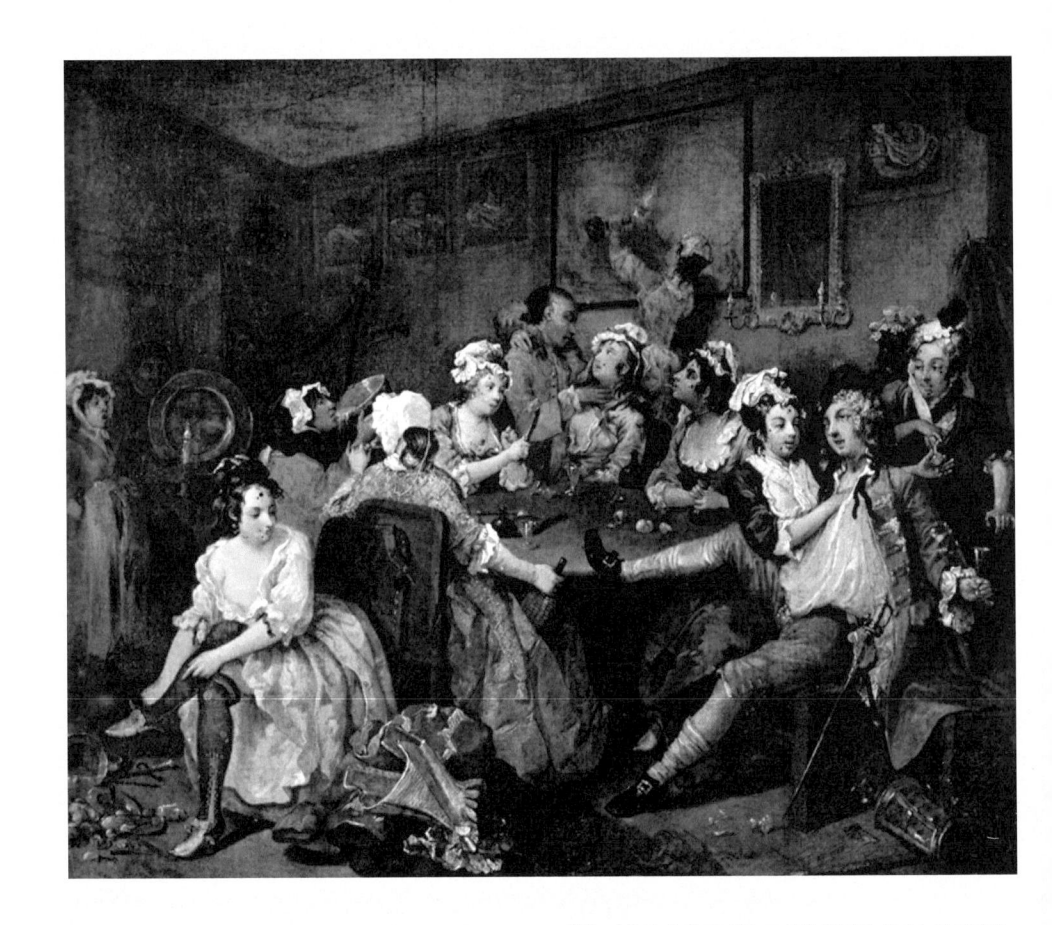

통을 안기는가?"라는 물음을 던지며, 매독이야 말로 모든 질병을 통틀어 가장 파괴적이라고 말 할 정도였다.

난잡한 자들이 걸리는 병

매독은 주로 성적인 접촉을 통해 전파되며 성관 계 도중 매독균(*Treponema pallidum*)이 피부나 점막으로 옮겨진다. 선천성 매독으로 알려진 질 환은 자궁에서 어머니에 의해 감염된 신생아들 에게서 발견된다. 수 세기 동안 전파 경로가 수 수께끼였던 많은 전염병들과는 달리 의사들은 매독이 어떻게 전염되는지 꽤 빨리 깨달았다.

하지만 병을 막는 것은 또 다른 문제였다.

15세기 유럽에서는 정부가 문란한 풍속, 특 히 매춘을 단속해 이 병의 전파에 대응했다. 1546년 헨리 8세는 템스강 남쪽 둑에 있던 악 명 높은 서더크 매춘굴을 폐쇄하려고 시도했다. 이때 역설적이게도 늙어가는 왕의 다리에 났던 화농성 궤양과 정신적인 불안정이 3기 매독 때 문이라는 추측이 사람들 사이에 퍼졌지만 오늘날에는 사실이 아니라고 여겨진다. 18세기에 이르러서는 보호의 한 형태로 콘돔을 사용하는 데 대한 언급이 나타나기 시작했다.

16세기 초에서 20세기 초까지 매독의 주요 치료법은 수은을 이용하는 것이었다. 때로는 액체 형태로 복용되었지만 주로 피부 궤양에 연고로 발랐다. 때때로 환자들은 뜨거운 불 옆에서 몸에 연고를 문지르고 땀을 흘렸다. 이 절차는 하루에 여러 번 한 달 넘게 반복되었다. 또한 의사들은 열대 식물에서 추출한 유창목 수지를 사용하기도 했다. 비록 유창목은 효과가 없었지만 수은은 피부에 나타난 증상에 어느 정도 도움이 되었다. 하지만 끔찍한 부작용이 나타날 수 있었으며 때로 환자들이 수은 중독으로 사망하기도 했다. 이런 치료는 여러 해 동안 계속되는 경우가 많아 '문란하게 보낸 하룻밤으로 평생 수은 치료를 달고 산다'는 말이 나오기도 했다.

1732년에 완성된 윌리엄 호가스(William Hogarth)의 동판화 연작인 「난봉꾼의 행각」은 런던에 와서 매춘에 빠진 한 부목사의 딸이 몰락하는 과정을 추적한다. 마지막 장면에서 주인공 몰은 수은 치료 부작용 때문에 빠진 치아를 종이 위에 보여 주며 매독으로 앓아누운 채 죽어가는 듯 보인다.

매독이 과연 진짜로 신의 징벌인지에 대해서는 의견이 분분했다. 몇몇 사람들은 환자들을 엄격하게 다루어야 한다고 여기고 심지어 치료를 거부하기도 했지만 모든 사람들이 이 의견에 동의하지는 않았다. 17세기 영국의 의사 토머스 시드넘은 환자들의 도덕적인 문제는 의사들이 신경 쓸 사안이 아니라고 주장했다. "모든 사람을 치료하는 것이 의사의 책무"라고 생각했기 때문이었다. 하지만 19세기 영국에서는 대부분의 병원에서 매독 환자를 맡지 않으려고 했다. 그래서 환자들은 노역장이 딸린 병원에 수용되어 악취가 나는 문이 잠긴 병동에 격리되었다. 1747년에는 런던 하이드 파크 코너 부근에 매독과 임질을 치료하기 위한 록 병원이 개원했다. 이 병원은 전문의가 자원봉사로 운영하는 대영제국 최초의 병원 체인이었다. 19세기 중반에는 인도에 있는 큰 규모의 육군기지에 대부분 록 병원 체인이 들어섰을 정도였다.

1860년대 영국은 경찰이 '일반 매춘부'로 지목한 여성에게 내과 검진을 받도록 강제하는 '전염병 법'을 도입했다. 그 결과 매독이나 임질로 진단을 받으면 최대 9개월 동안 록 병원에 입원해야 했다. 군대가 주둔하는 몇몇 마을에서는 어떤 여성이든 강제 검문을 받을 수 있었다. 하지만 당국은 남성들은 이런 조치를 거부할 것이라 여겨 검사를 하지 않았다. 이 법은 처음 시행할 때부터 논란이 되어 1886년 폐지되었다.

오늘날 성격이 크게 바뀐 질병

18세기 초, 어쩌면 그 이전에 매독은 나폴리에서 프랑스군을 휩쓸었던 치명적인 전염병에서 오늘날의 성격과 비슷하게 바뀌었다. 이때 매독으로 기록된 사례들 가운데 일부는 사실 보다 가벼운 성병일 수도 있었다. 그러다 19세기가 되어서야 매독과 임질이 서로 다른 형태의 같은 질병이 아니라 별개의 병이라는 사실이 밝혀졌다.

19세기 중반부터 20세기 중반에 이르러서는 산업화된 국가들에서 매독 발병률이 감소했다. 하지만 전쟁 중에는 예외였다. 두 차례의 세계대전과 한국 전쟁, 베트남 전쟁 동안에는 매독을 비롯해 성적으로 전파되는 질병(STDs) 환자가 급격히 증가했다. 미국 군대에서 성병은

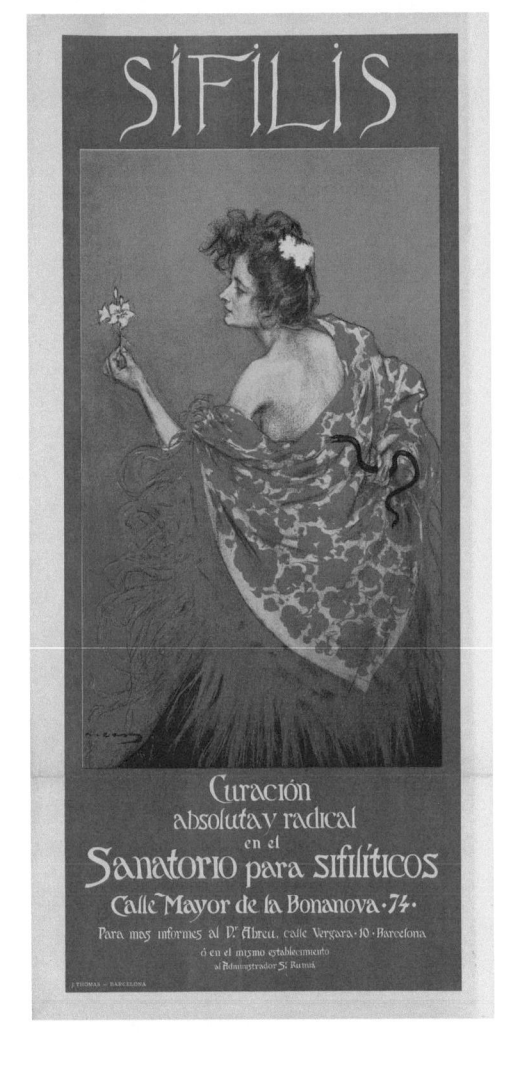

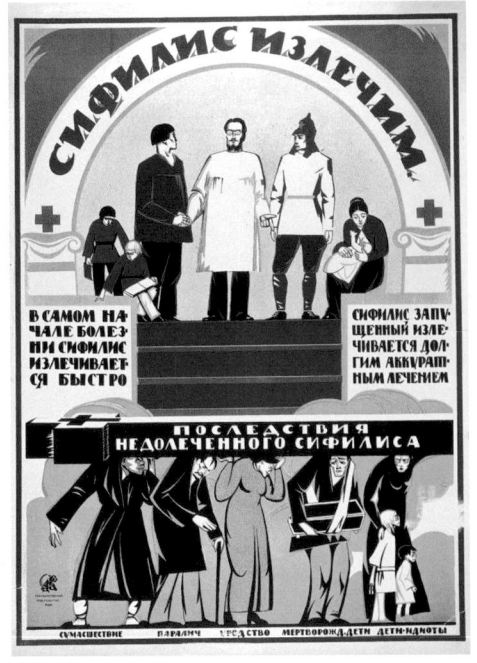

1차 세계대전에서 장애와 결근을 일으킨 두 번째로 큰 이유였으며 성병을 능가하는 요인은 1918~1919년 스페인 독감뿐이었다. 그러다 교전이 중단되자 발병률은 낮아졌다. 2차 세계대전 이후 매독은 유럽에서 새로운 항생제인 페니실린을 생산하게 만드는 주요 원동력 가운데 하나였다.

2018년에도 매독은 여전히 걱정거리다. 2017년에 미국 질병통제예방센터는 매독이 미국에서 근절 단계에 가까이 갔다가 다시 증가하는 추세라고 보고했다. 이러한 증가는 보호를 위한 조언이 불필요하다고 여겨지는 경우에 금욕을 권하는 성교육 지침을 내리지 않게 된 변화와 관련이 있는 것으로 밝혀졌다. 2016년에는 미국에서 발생한 1기 매독과 2기 매독의 전체 사례 가운데 89% 이상이 남성 환자였으며

위쪽 스페인 바르셀로나에 있는 아브루 박사의 매독 요양소 광고, 1900년경

오른쪽 위 1920년대 소련의 포스터, 위쪽은 매독이 초기 단계에서 쉽게 치료될 수 있다는 사실을 보여주며 아래쪽은 이 병을 치료하지 않은 채 방치했을 때의 결과를 보여줌

맞은편 매독의 증상과 전파 과정, 결과를 묘사한 터키의 포스터

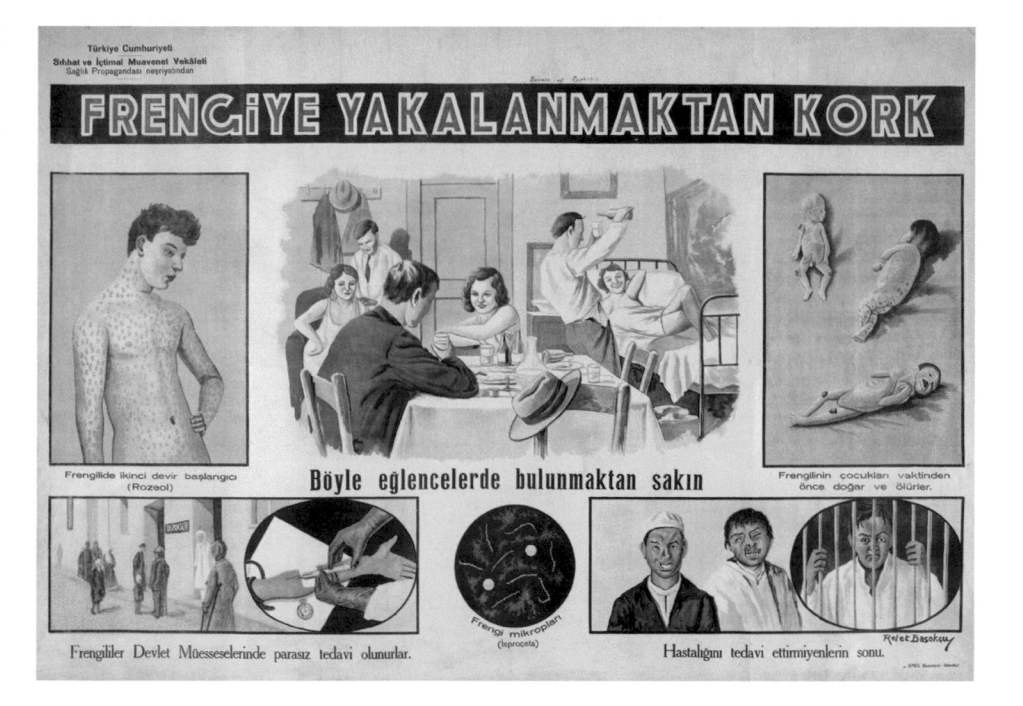

이 가운데 다른 남성과 성관계를 가졌던 남성들이 대다수였다.

미국 질병통제예방센터에 따르면, 비록 이 질병이 임산부에 대한 일상적인 검진과 신속한 대처를 통해 예방이 가능하지만 선천성 매독은 '심각하게 증가'하는 추세다. 백인 어머니에게서 태어난 아기에 비해 흑인 어머니에게서 태어난 아기는 이 병에 걸릴 확률이 8배 높고, 히스패닉 어머니에게서 태어난 아기는 3.9배 높았다. 미국에서 인종과 히스패닉이라는 특성은 가난과 실업, 부족한 교육을 포함해 사람들의 긴강에 영향을 미치는 요인들과 관련이 있다. 미국 질병통제예방센터는 기본적인 필수품을 살여유가 없는 사람들은 양질의 성 관련 공공의료서비스에 접근하고 비용을 마련하는 데 어려움을 겪을 수 있다고 보고했다.

한편 2016년 영국에서는 매독 발병률이 1949년 이후로 가장 높은 수치를 기록했으며 2012년 수치의 거의 2배에 이르렀다. 미국에서와 마찬가지로 이 사례들은 주로 다른 남성과 성관계를 가진 남성들 사이에서 발생했다.

2018년 초에는 호주의 사회, 경제적으로 지위가 낮은 두 소수자 집단이 이 병의 영향을 받았다. 퀸즐랜드에서는 한 어린이가 선천성 매독으로 사망했는데, 이 사례는 2011년 이후 이 감염을 갖고 태어난 13명의 아기 가운데 여섯 번째였다. 전염성 매독 역시 퀸즐랜드에서 호주의 북부와 서부, 남부를 거쳐 오스트레일리아 원주민과 토레스 해협 원주민에게 퍼졌으며 선천성 매독 역시 증가하는 추세다.

찾아보기

이미지 판권

showing opposing aspects of the life of colonialists in Jamaica – langorous noons and the hells of yellow fever', coloured aquatint by A.J., 1800, Wellcome Collection, CC BY; 154 Mary Evans Picture Library/Everett Collection; 155 'A yellow quarantine flag, signalling yellow fever, raised on a ship anchored at sea some distance from a port', watercolour by E. Schwarz, c. 1920/1950, Wellcome Collection, CC BY; 161 'Zika virus, illustration' by RCSB Protein Data Bank, Wellcome Collection, CC BY; 162 Cultura Creative (RF)/Alamy Stock Photo; 167 Konstantin Nechaev/ Alamy Stock Photo; 173; 'R.W.Lovett, Treatment of Infantile Paralysis', Wellcome Collection, CC BY; 175 Wikimedia Commons, URL: https://commons.wikimedia.org/wiki/File:Roosevelt_in_a_ wheelchair.jpg; 177 left 'Poster issued by the British Ministry of Health for the vaccination against Polio', colour lithograph, c 1940, Wellcome Collection, CC BY; 177 right 'CDC Symbol of Public Health, Wellbee', 1963, Science History Images/ Alamy Stock Photo; 178 Fox Photos/Stringer/Getty Images; 179 World History Archive/Alamy Stock Photo;
183 'Cross section through an ebola virus particle, illustration', by David S. Goodsell, RCSB Protein Data Bank, Wellcome Collection, CC BY; 184 Cultura RM/Alamy Stock Photo; 185 'The Ebola virus' by Odra Noel, Wellcome Collection, CC BY-NC; 188 Centers for Disease Control and Prevention; 195 'HIV assembly and budding, HIV viral life cycle', illustration by David S. Goodsell, The Scripps Research Institute, Wellcome Collection, CC BY; 196 Scott Camazine/Alamy Stock Photo; 197 Jeffrey Markowitz/Getty Images; 199 'The difficulty in spotting who carries the HIV virus', poster by UNICEF Uganda, Uganda Ministry of Education and Uganda Ministry of Health, Wellcome Collection, CC BY-NC; 200 'American Red Cross HIV/ AIDS program', American Red Cross, Wellcome Collection, CC BY-NC; 201 'Warning about the dangers of HIV and heterosexual people', colour lithograph by Positiv & Hetero, Wellcome Collection, CC BY-NC; 202 'Ways in which you cannot catch the HIV virus from working, living or looking after someone who has HIV', one of a series of fact sheets about AIDS and HIV, colour lithograph, c.1990–99, Wellcome Collection. CC BY-NC; 207 'Tab 59, Heridary syphilis, baby's feet', from Atlas of syphilis and the veneral diseases by Prof. Dr. Franz Mraček, Wellcome Collection, CC BY; 208 'Front of Job statue, showing syphilis ulcers', Wellcome Collection, CC BY; 209 'Syphilis', gouache by Richard Tennant Cooper, 1912, Wellcome Collection, CC BY; 212 Wikimedia Commons, URL: https://commons.wikimedia. org/wiki/File:William_Hogarth_027.jpg; 214 left 'A woman representing syphilis; advertising Dr Abreu's sanatorium for syphilitics in Barcelona', colour lithograph by R. Casas, Wellcome Collection, CC BY; 214 right 'Syphilis: the benefits of its medical treatment, contrasted', Wellcome Collection, CC BY; 215 'Syphilis: its symptoms, transmission and consequences in Turkey', colour lithograph by Refet Basokçu, Sihhat ve ʿIçtimai Muavenet Vekâleti, Wellcome Collection, CC BY.

While every effort has been made to credit contributors, White Lion Publishing would like to apologise should there have been any omissions or errors, and would be pleased to make the appropriate corrections to future editions of the book.

지도 판권

All maps created by Lovell Johns Ltd. Data has been referenced from the following sources: 16–17 *The Strangling Angel: Diphtheria in Hamilton*, ed. D. Ann Herring, Department of Anthropology, McMaster University, Ontario, Canada; 20–21 World Health Organization data, http://www.who.int/immunization/ monitoring_surveillance/data/en/; 26–27, 30–31 World Health Organization data, http://www.who.int/influenza/en/, *Textbook of Influenza*, ed. K.G. Nicholson, A.J. Hay, R.B. Webster, Blackwell Science, *World Atlas of Epidemic Diseases*, A. Cliff, P. Haggett, M. Smallman-Raynor, Taylor & Francis Group; 36–37 'Leprosy: Infectious Disease' by Susannah C. J. Kearns and June E. Nash, Britannica.com; 40–41 World Health Organization data, http:// apps.who.int/iris/bitstream/handle/10665/258841/WER9235. pdf; 48 *World Atlas of Epidemic Diseases*, A. Cliff, P. Haggett, M. Smallman-Raynor, Taylor & Francis Group; 50 Centers for Disease Control data, Statista; 56–57 World Health Organization data, http://apps.who.int/iris/handle/10665/237884; 64–65, 66–67 World Health Organization data, http://www.who.int/csr/ sars/country/2003_08_15/en/; 76 World Health Organization data, http://apps.who.int/iris/bitstream/handle/10665/219809/ WER4915.PDF; 78–79 *Smallpox and its Eradication*, F. Fenner, D.A. Henderson, I. Arita, Z. Jezek, I.D. Ladnyi, World Health Organization, 1998; 84–85, 86–87 World Health Organization data, Statista; 96 *On the Mode of Communication of Cholera*, John Snow, M.D., Wellcome Library; 100 World Health Organization data, Statista, Centers for Disease Control; 107 Report on Dysentery in Japan 1897 from US Consul archives; 114–155 'Typhoid fever and paratyphoid fever: Systematic review to estimate global morbidity and mortality for 2010', Geoffrey C. Buckle, Christa L. Fischer Walker, and Robert E. Black, © 2012 by the Journal of Global Health; 128–129, 130–131 World Health Organization data, Statista; 136–137 'Black Death', Encyclopedia Britannica, *World Atlas of Epidemic Diseases*, A. Cliff, P. Haggett, M. Smallman-Raynor, Taylor & Francis Group; 140 World Health Organization data, http://apps.who.int/iris/bitstream/ handle/10665/259556/Ex-PlagueMadagascar04122017.pdf; 148–149 World Health Organization data, http://apps.who.int/iris/ handle/10665/237185; 156–157 Centers for Disease Control data, Statista; 159 World Health Organization data, http://www.afro. who.int/sites/default/files/2017-06/angola_yf_sitrep_6june.2016. pdf; 164–165, 168–169 World Health Organization data, http:// www.who.int/emergencies/zika-virus/situation-report/6- october-2016/en/; 174 Statistics from the Official Reports of the Bureaus of the Department of Health of New York City, 1917; 180–181 World Health Organization data, Global Polio Eradication Initiative, 2017; 186, 190–191, 192–193 World Health Organization data, Statista; 198 Centers for Disease Control data, https://www. cdc.gov/mmwr/preview/mmwrhtml/mm5021a2.htm; 204–205 UNAIDS data, Statista; 210–211 'Syphilis – its early history and treatment until Penicillin and the debate on its origins', John Frith, *Journal of Military and Veteran's Health*, Volume 20, no. 4, November 2012.